1. 国家自然科学基金面上项目（81373529）
2. 国家自然科学基金项目（81560274）

中轴型脊柱关节炎磁共振检查

MRI imaging of axial spondyloarthritis

（第 2 版）

主　审　黄　烽　张江林
主　编　王炎焱　赵　征

科学出版社
北　京

内 容 简 介

本书共分为9章，从磁共振原理和人体解剖学特征入手，描述了脊柱、骶髂关节、髋关节及肌腱韧带附着点等部位正常和异常的MRI影像学特点，同时，还列入了骶髂关节炎的各种鉴别诊断。新版在第1版的章节结构基础上，对相应的知识点进行了更新，重点增加了大量的临床典型病例与诊断图片分析，尤其是鉴别诊断章节总结的骶髂关节退变、弥漫性特发性骨肥厚、致密性骨炎、SAPHO综合征、复发性多灶性骨髓炎、骶髂关节感染、肿瘤骨转移至骶髂关节、血液病累及骶髂关节等疑似脊柱关节炎的病例均具有代表性。这些病例来自我国不同地域、不同民族和不同年龄的患者，涵盖面广，更加突出了本书的实用性。

本书图片丰富，便于阅读理解，主要适合于风湿免疫学专业临床医师及医学生学习参考，也可供骨科、影像科及其他相关临床科室人员阅读。

图书在版编目（CIP）数据

中轴型脊柱关节炎磁共振检查/ 王炎焱，赵征主编.—2版.—北京：科学出版社，2021.2
　ISBN 978-7-03-067065-6

　Ⅰ.中…　Ⅱ.①王…②赵…　Ⅲ.脊柱病—关节炎—核磁共振成像—诊断学
Ⅳ. R681.504

中国版本图书馆CIP数据核字（2020）第241563号

责任编辑：肖　芳 / 责任校对：张　娟
责任印制：赵　博 / 封面设计：吴朝洪

科学出版社 出版
北京东黄城根北街16号
邮政编码：100717
http://www.sciencep.com

三河市春园印刷有限公司 印刷
科学出版社发行　各地新华书店经销

*

2021年2月第 一 版　开本：787×1092　1/16
2021年2月第一次印刷　印张：14
字数：287 000
定价：128.00 元
（如有印装质量问题，我社负责调换）

编者名单

主　审　黄　烽　张江林

主　编　王炎焱　赵　征

编　者　（按姓氏笔画排序）

王一雯　王炎焱　文琼芳　邓小虎　朱　剑

孙　飞　李　艳　杨　敏　杨金水　杨春花

张　洁　张庆猛　陈文姬　陈继营　罗　贵

赵　伟　赵　征　徐　贤　高　岱　郭军华

黄建华　梁东风　裴　蕾　樊立娜　冀肖健

脊柱关节炎（spondyloarthritis，SpA）是一组以脊柱和外周关节受累为特征的慢性炎性疾病，包括强直性脊柱炎（ankylosing spondylitis，AS）、反应性关节炎（reactive arthritis，ReA）、银屑病关节炎（psoriatic arthritis，PsA）、炎性肠病性关节炎、未分化脊柱关节炎和幼年慢性关节炎等。这些疾病具有共同的病理生理、临床、影像学和遗传特征，常常互相交叉重叠。有些患者虽未满足 AS 诊断标准，但具备 AS 的部分临床特征，在就诊时可能仅表现为中轴关节受累或整个病程中以中轴关节受累为主（尽管也有外周关节受累），这部分患者被归类为中轴型 SpA。

目前国内外通用的 AS 诊断标准是 1984 年纽约修订的诊断标准。由于该标准较严，使符合标准而确诊的患者往往因此而失去最佳治疗时机，有些患者甚至已经丧失部分功能，所以国际学术界公认的这一标准已不合时宜。因为 X 线只能识别晚期骶髂关节炎，其检测的是炎症导致的结构损伤而非炎症本身；MRI 检查的优势是可以对骨和软组织同时进行显像，其高分辨率可以评估各组织在疾病中的变化，因此，国际脊柱关节炎协会（ASAS）通过国际多中心协作研究，于 2009 年制订了中轴型 SpA 新的诊断标准。该标准在骶髂关节 X 线异常的基础上增加了提示急性骶髂关节炎的 MRI 影像学特征，使 SpA 的早期诊断成为可能，如果在这个阶段进行干预治疗，有可能改善患者的预后与生活质量。2019 年 ASAS-MRI 工作组将骶髂关节炎 MRI 的定义进行了更新，将急性炎症病变和慢性结构学改变进一步细化并增加了新的内容。新的骶髂关节炎 MRI 定义更全面地概括了疾病不同阶段的影像学表现，对了解中轴型 SpA 影像学特点有更好的指导作用。

本专著由解放军总医院风湿科、骨科和放射科磁共振室的临床专业人士编撰，侧重国内的临床资料，跨越不同专业、不同学科，从磁共振原理和解剖学入手，描述脊柱、骶髂关节、髋关节，以及部分肌腱、韧带附着点等的正常影像学特点和中轴型 SpA 疾病状态下的影像学特点。为了突出该书的临床实用性，书中对国际上常用的有关 SpA 的诊断标准和疾病活动性与功能状态评估方法也做了详细介绍，并列出了主要学术观点和数据的出处，以方便读者查询和进一步阅读。该书的最后部分，重点介绍了临床实践中经常遇到的与中轴型 SpA 较难鉴别的其他病例的 MRI 影像学特点，充分展示了国内与国外文献资料的共同点与不同点，是国内风湿病学领域难得一见的好参考书、工具书，希望能成为风湿免疫科医师的好帮手。

黄　烽

全军风湿病研究所主任

解放军总医院第一医学中心风湿科名誉主任

序 二

为新书写序是一件比看病更难的事，没有标准更没有指南，让我着实犹豫了好几天。细细地把此书读了一遍后，知道该怎么写了，就是写读后感啊，以便推荐给更多的同行和专家们更好地了解这本书。

自磁共振技术应用于医学领域以来，疾病的诊断得到飞速发展。在过去，磁共振技术几乎都应用于头颅、肝胆等实质器官的检查，阅片往往需要靠放射科专科医师的报告。然而，自 2009 年国际脊柱关节炎协会（ASAS）提出中轴型脊柱关节炎的诊断标准后，骶髂关节磁共振检查成为脊柱关节炎诊断的必要方法，能够更早地诊断脊柱关节炎范畴内的疾病。使该病的诊断可能提前了 5 ～ 7 年，早诊断、早治疗，加上生物制剂的应用，由此改善了此类疾病的预后。

骶髂关节磁共振检查成为诊断的要素，要求每一位风湿免疫科医师必须会读磁共振片。过去大部分风湿免疫科医师没有经过严格的影像读片训练，大学里开设的《解剖学》也是二维平面解剖图，用当时的知识来读水平轴位、冠状位、矢状位的磁共振片非常困难，因此重新学习是很有必要的。

读懂骶髂关节磁共振片已成为风湿免疫科医师的必备技能，想快速学会又可迅速进入临床实战就请读此书的每一章，细细读、反复读，在某一天你可能就会突然"开窍"，书中的一个个病例表现就在你的日常工作中，只是以往不认识或忽视罢了。

第 1 章讲解磁共振成像原理和各种术语，一定不要错过，这是基础知识，必须认真学习，掌握 T_1 和 T_2 加权像、脂肪抑制、短反转时间反转恢复序列及各种人体组织在磁共振中的信号，再读片就简单多了。

第 2 章详细阐述了强直性脊柱炎、脊柱关节病、中轴型脊柱关节炎诊断概念的演变及评价方法，非常有助于理解 ASAS 中轴型脊柱关节炎、周围型脊柱关节炎的概念，演变的核心是科学（磁共振）技术的进步，能让我们更早地看到各组织中的炎症，而不用等发展到用 X 线或 CT 才能看到的骨质结构破坏再观察。

第 3 ～ 5 章分别讲述骶髂关节、脊柱和髋关节的正常解剖结构和磁共振成像的表现与读片方法，只有正常的解剖结构了然于心后，才知道可能的病变发生在哪里。

第 6～8 章分别阐述骶髂关节、脊柱和髋关节的异常磁共振表现，为临床应用打下了坚实的基础。书中对每种病变都列举了多个临床病例资料、提供了相应磁共振图片及对应的注解，以便临床医师在工作中遇到不懂的磁共振片可以对照书中图谱寻找答案。

第 9 章是该书的重点，请大家反复仔细地阅读，掌握了这部分内容，依靠磁共振技术诊断和鉴别与强直性脊柱炎和脊柱关节炎易混淆的疾病就不会像从前那样困难，类似脊柱关节炎的疾病有很多，稍有不慎就可能误诊误治，如痛风性骶髂关节炎、布鲁氏菌病感染的骶髂关节炎、代谢性骨病导致的骨质异常等。腰背痛和类似脊柱关节炎的原因和疾病也非常多，能将之一一鉴别需要扎实的相关专业知识做后盾。

因此，这本书很值得大家认真地看、仔细地阅读！

张江林

解放军总医院第一医学中心风湿科前任主任

前　言

《中轴型脊柱关节炎磁共振检查》第 1 版于 2015 年出版，填补了国内关于强直性脊柱炎（AS）和脊柱关节炎（SpA）影像学专著的空白，并得到了国内风湿免疫科医师的认可，为 SpA 的临床诊断提供了帮助。时隔 5 年我们将第 1 版内容进行了更新，保留了第 1 版的章节结构，并从磁共振原理和解剖学，以及骶髂关节、脊柱、髋关节及肌腱、韧带附着点炎的 MRI 影像学特点和鉴别诊断等方面分别阐述，增加了临床典型病例，尤其是鉴别诊断章节中的病例均具有代表性，更加突出了本书的临床实用性。

2009 年国际脊柱关节炎协会（ASAS）制定了中轴型脊柱关节炎的诊断标准，将骶髂关节的影像学改变作为疾病的诊断依据。ASAS-MRI 工作组中定义骶髂关节的 MRI 影像改变中包括急性炎症改变和慢性结构学改变，急性炎症改变包括骨髓水肿、滑囊炎和滑膜炎、肌腱端炎；慢性结构学改变包括骨硬化、脂肪沉积、骨侵蚀和骨性强直。其中，骨髓水肿在脊柱关节炎的 MRI 影像学表现中占据着最重要的地位。但随着 MRI 在临床中的广泛应用，我们发现诊断中轴型 SpA，急性炎症改变的骨髓水肿固然重要，但结构学损伤的意义也非常大。尤其是近年来越来越多的研究也发现，在健康者、产后女性、休闲运动或剧烈运动后、军训的军人中都可以检查到骨髓水肿。2019 年 ASAS-MRI 工作组将骶髂关节 MRI 的定义进行了更新，将急性炎症病变更新为包括骨髓水肿、滑囊炎和关节间隙强化、侵蚀部位炎症、肌腱端炎、关节间隙液；慢性结构学改变包括骨侵蚀、脂肪沉积、侵蚀腔内脂肪化生、硬化、强直、没有形成骨桥的骨芽。新的骶髂关节 MRI 定义更全面地概括了疾病不同阶段的影像学表现，对了解中轴型 SpA 影像学特点具有更好的指导意义。

临床中有 15% ～ 24% 的患者临床症状高度疑似 SpA，但骶髂关节影像学并未见典型的表现，通过脊柱 MRI 发现有椎角炎、椎间盘炎或椎小关节炎症，将其诊断为 SpA。本书详细描述了中轴型 SpA 各种脊柱病变的特点，结合典型病例深入浅出，希望对新入门的风湿免疫科医师起到较好的指导作用。

MRI 可以监控 SpA 疾病的发展，并且跟踪疾病的治疗效果，判断患者的预后。MRI 在鉴别诊断方面具有较大的优势，尤其是在鉴别骶髂关节感染、骶髂关节肿瘤及其他退行性病变方面还具有较高的诊断价值。本书在鉴别诊断章节浓彩重笔，列举了临床上须与 SpA 相鉴别的各种病例，帮助临床医师进一步了解 SpA 疾病的 MRI 特点，以达到早期诊断和鉴别诊断的目的。

　　本书由解放军总医院风湿科、骨科和放射科磁共振室的知名专业人士共同撰写，他们在完成日常繁重临床工作的同时笔耕不辍，为本书的完成付出了巨大的努力，谨致以诚挚的谢意！

　　因学术水平与经验有限，书中的疏漏之处，欢迎广大同行与读者不吝赐教，惠予匡正！

王炎焱　赵　征

解放军总医院第一医学中心风湿科主任医师

目　　录

第 1 章

磁共振成像原理

第一节 磁共振成像的基本原理

随着科学技术的发展，磁共振成像（magnetic resonance imaging，MRI）在临床中的应用日益广泛。临床医师要想学好 MRI 诊断，必须先清楚 MRI 的基本原理。简单来讲，MRI 是利用人体组织中的氢原子核（质子）在磁场中受到射频脉冲（radiofrequency，RF）的激发而发生磁共振现象，产生磁共振信号，经过对信号采集和计算机处理而获得重建断层图像的成像技术。人体内含有非常丰富的水分，不同组织水的含量也各不相同，磁共振成像技术就是通过识别水分子中氢原子核信号的分布来推测水分子在人体内的分布，进而探测人体内部结构的技术。

一、原子的结构及用于人体磁共振成像的原子核

原子非常小，以碳（C）原子为例，其直径约为 140pm（皮米），但通常以半径记录，在以毫米（mm）为单位的情况下，直径为 1.4×10^{-7}mm。原子由原子核及位于周围轨道中的电子构成，电子带有负电荷。原子核中有两种粒子，即质子和中子，质子带有正电荷，中子不带电荷。通常我们将能够自旋产生核磁的原子核称为磁性原子核，磁性原子核的中子数和质子数至少要有一项是奇数。理论上讲，人体组织中所有的磁性原子核均可以作为磁共振成像的对象，但一般用于人体磁共振成像的原子核主要为氢原子核，氢原子核仅有一个质子而没有中子，因此也被称为氢质子或直接简称为质子。

二、自旋与核磁

原子核具有一定大小和质量，可以视作一个球体，所有磁性原子核总是以一定的频率绕着自己的轴进行高速旋转，磁性原子核的这一特性称为自旋（spin）。由于原子核表面带有正电荷，磁性原子核的自旋形成电流环路，产生具有一定大小和方向的磁化矢量，这种由带有正电荷的磁性原子核自旋产生的磁场称为核磁。

三、纵向磁化与质子进动

人体组织中的氢质子不计其数，每个氢质子均能自旋产生 1 个小磁场，这种小磁场的排列是杂乱无章的，每个质子产生的磁化矢量相互抵消（图 1-1-1A）。

当进入强外磁场后，氢质子自旋产生的小磁场与外磁场磁力线方向平行排列，平行同向者与平行反向者相互抵消后产生一个与主磁场方向一致的宏观纵向磁化矢量（图 1-1-1B）。

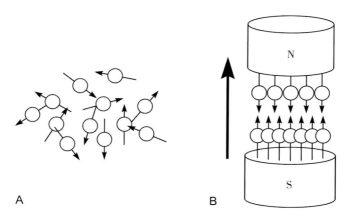

图 1-1-1　人体组织中的氢质子进入强外磁场前后的排列状态

A. 进入强外磁场前，尽管每个氢质子自旋产生一个小磁场，但排列杂乱无章，磁化矢量相互抵消；B. 进入强外磁场后，氢质子自旋产生的小磁场与主磁场平行排列，平行同向者略多于平行反向者，相互抵消，出现纵向磁化

需要说明的是，磁化矢量并非完全与主磁场方向平行，而是与主磁场有一定角度，氢质子在自旋的同时，其自旋轴围绕主磁场轴做快速锥形的旋转运动，这种运动称为进动（precession），每秒旋转的次数为进动频率，与外磁场强度成正比。

四、磁共振现象

如果我们向人体发射与质子进动频率相同的射频脉冲，射频脉冲的能量将传递给处于低能级的质子，处于低能级的质子获得能量后跃迁到高能级，这种现象称为磁共振现象，产生两种效应，即纵向磁化减小和出现一个横向磁化（图 1-1-2）。

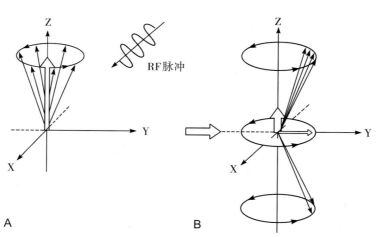

图 1-1-2　磁共振现象

A. 人体组织进入强外磁场后，组织中处于低能级的质子略多于处于高能级的质子（图中 6 个向上绕着强外磁场进动的细箭头所示），这部分多出来的质子的纵向磁化分矢量相互叠加，形成与主磁场方向一致的宏观纵向磁化矢量（向上粗空心箭头）；B. 给予组织一个射频脉冲后，低能级的氢质子将获得能量跃迁到高能级状态，图中所示原有的 6 个低能级质子中有 2 个跃迁到高能级（图中向下并绕着主磁场进动的细箭头所示），这时宏观纵向磁化矢量将因部分被抵消而减小（向上粗空心箭头）而产生一个横向磁化（向右粗空心箭头）

五、核磁弛豫

在磁共振现象中，弛豫是指原子核发生共振且处在高能状态时，当射频脉冲停止后，将迅速恢复到原来低能状态的现象。恢复的过程即称为弛豫过程，它是一个能量转换过程，需要有一定的时间反映质子系统中质子之间和质子周围环境之间的相互作用。纵向磁化减小与横向磁化是不稳定状态，终止射频脉冲，在主磁场的作用下，组织中的宏观纵向磁化矢量将从零逐渐恢复到激发前的状态即平衡状态，此过程称为纵向弛豫（longitudinal relaxation），即 T_1 弛豫。组织中的宏观横向磁化矢量逐渐减小直至完全衰减，此过程称为横向弛豫（transverse relaxation），即 T_2 弛豫。T_1 弛豫与 T_2 弛豫是同时开始但独立完成的。

六、磁共振信号的产生

磁共振接收线圈只能采集到旋转的宏观横向磁化矢量，宏观横向磁化矢量切割接收线圈而产生的电信号就是原始的磁共振信号。在信号采集时刻，如果甲组织的宏观横向磁化矢量大于乙组织，则线圈探测到的甲组织信号幅度大于乙组织，在图像上甲组织的信号强度将高于乙组织，这是所有磁共振成像序列的共同规则。

七、T 值与加权像

我们分别用 T_1 值与 T_2 值来描述组织的纵向弛豫与横向弛豫的快慢，T_1 值与 T_2 值是人体组织的固有属性。在同一弛豫时间点上不同 T_1 值的组织产生的信号不同，形成对比而构成的图像，称为 T_1 加权像（T_1 weighted imaging，T_1WI），T_1 加权像的信号高低对应的是某一固定时间点的组织信号强度，反映不同组织 T_1 值的差别。T_2 值反映组织磁环境的特征，利用不同 T_2 值的组织产生信号的不同形成对比而构成的图像，称为 T_2 加权像（T_2 weighted imaging，T_2WI），T_2 加权像亦反映不同组织 T_2 值的差别。

为了获取不同的加权像，需要施加不同的射频脉冲组合，其中两个射频脉冲组合间的间隔时间，称为重复时间（repetition time，TR），而开始施加射频脉冲组合至信号收集的时间，称为回波时间（echo time，TE）。MRI 过程中，通过调节参数 TR 和 TE 即可获得 T_1WI 和 T_2WI。

八、脂肪抑制技术

脂肪组织的 T_1 值很短（在 1.5T 场强下为 200～250ms）、T_2 值较长，在 T_1WI 上呈现很高信号，在 T_2WI 上呈现较高信号。脂肪组织的这些特性可能会降低 MR 图像质量，从而影响病变的检出，具体表现在：①脂肪组织的存在降低了病灶图像对比，如骨髓腔中的病变在 T_2WI 上呈现高信号，而由于骨髓富含脂肪组织也呈现高信号，两者之间因此缺乏对比，从而掩盖病变。②脂肪组织的存在降低了增强扫描的效果。在 T_1WI 上脂肪组织呈现高信号，而注射对比剂后被增强的组织或病变也呈现高信号，两者之间的对比降低，脂肪组织有可能掩盖病变。因此，MRI 中脂肪抑制的主要意义在于：①抑制脂肪组织信号，增加图像的组织对比；②增加增强扫描的效果；③判断病灶内是否含有脂肪，因为在 T_1WI 上除脂肪外，含蛋白的液体、出血等均可表现为高信号，脂肪抑制技术可以判断组织中是否含有脂肪，为鉴别诊断提供信息。

常用的脂肪抑制技术主要包括：①频率选择饱和法，也被称为化学位移选择饱和（chemical shift selective saturation，CHESS）技术，是最常用的脂肪抑制技术之一。其优点主要为高选择性或特异性，该技术利用的是脂肪和水的化学位移效应，因此信号抑制的特异性较高，主要抑制脂肪组织信号，对其他组织的信号影响较小。可用于多种序列，如自旋回波（spin echo，SE）T_1WI 或 T_2WI 序列、快速自旋回波（fast spin echo，FSE）T_1WI 或 T_2WI 序列等。②短反转时间反转恢复（short TI inversion recovery，STIR）序列，该技术的优点在于磁场强依赖性低，对磁场的均匀度要求较低，但同时该技术信号抑制的选择性也较低，如果某种组织（如血肿等）的 T_1 值接近脂肪，其信号也被抑制，可用反转恢复（inversion recovery，IR）或快速反转恢复（fast inversion recovery，FIR）序列完成。

（罗 贵 徐 贤）

第二节　人体组织在磁共振中的信号

磁共振成像为多方位断层、多参数灰阶图像，可直接获取人体横断位、冠状位、矢状位和任意斜位的断层图像，并可获得同一解剖部位、同一层面的 T_1WI 和 T_2WI 序列图像。图像是由黑到白的不同灰度的灰阶图像。在表述上，不论哪种加权像，白影都表述为高信号，黑影都表述为低信号，灰影都表述为中等信号，如黑白影混合存在则表述为混杂信号。T_1 长的组织在 T_1WI 上呈低信号（长 T_1），反之在 T_1WI 上呈高信号（短 T_1）；而 T_2 长的组织在 T_2WI 上呈高信号（长 T_2），反之在 T_2WI 上呈低信号（短 T_2）。人体常见几种组织的信号强度与影像灰度见表 1-2-1。

表 1-2-1　正常组织的信号强度与影像灰度

		水和脑脊液	脂肪	肌肉	骨皮质	骨髓
T_1WI	信号强度	低	高	中等	低	高
	影像灰度	黑	白	灰	黑	白
T_2WI	信号强度	高	较高	中等	低	中等
	影像灰度	白	白灰	灰	黑	灰
STIR	信号强度	高	低	中等	低	中等
（T_2FS）	影像灰度	白	黑	灰	黑	灰

一、水和脑脊液

形成 MRI 的氢原子大部分存在于生物组织的水和脂肪中，其氢原子占人体组织原子数量的 2/3。正常人体组织中 MR 信号的 80% 来自细胞内，20% 来源于细胞外间隙。组织中的水对磁共振信号的形成贡献最大，具有大量水分子的组织都有较长的 T_1WI 及 T_2WI 值，如脑脊液、水肿区、囊性变、囊腔、脓肿、炎症坏死组织及肿瘤等，但对 T_1 值长的组织纵向磁矩较 T_1 值短的组织要小，磁共振信号就低，在 MRI 上表现为低信号的暗影。而 T_2 值长的组织横向磁矩较大，信号较强，在 T_2 加权上呈高信号的亮白色；短 T_2 组织横向磁矩小，呈暗色（长 T_1 为低信号，长 T_2 为高信号）。

二、脂肪与骨髓

脂肪与骨髓组织具有较高的质子密度和非常短的 T_1 值，信号强度高。其 T_1 加权像表现为高信号，呈白色；T_2 加权像表现为较高信号，脂肪抑制序列（STIR）上呈低信号。

三、肌肉

肌肉组织所含质子密度明显少于脂肪组织，它具有较长的 T_1 值和较短的 T_2 值。根据信号强度公式，T_1 的增强和 T_2 的减少，均使磁共振信号减弱。所以，T_1 加权像呈较低信号，T_2 加权像呈中等灰黑信号。韧带和肌腱的质子密度低于肌肉组织，也具有长 T_1、短 T_2 弛豫特点，其 T_1 加权像和 T_2 加权像均呈中低信号。

四、骨骼

骨皮质所含质子密度很低，磁共振信号强度非常低，无论是短 TR 的 T_1 加权像，还是长 TR 的 T_2 加权像，均表现为低信号（黑色），钙化软骨的质子密度特点与骨骼相同。骨松质为中等信号，如椎体，T_1 和 T_2 加权像均呈中等偏高信号；骨密质呈长 T_1、短 T_2 低信号。纤维软骨组织内的质子密度明显高于骨皮质，T_1、T_2 加权像呈中低信号。透明软骨内所含水分较多，具有较大质子密度，并且有较长 T_1 和长 T_2 弛豫特征，T_1 加权像呈低信号，T_2 加权像信号强度明显增加。

五、淋巴

淋巴组织质子密度高，且具有较长的 T_1 值和较短的 T_2 值，根据长 T_1 弛豫特点，组织 T_1 加权像呈中等信号，而 T_2 加权像因 T_2 不长也呈中等信号。

六、气体

因气体的质子密度趋于零，故表现为黑色无信号区。因此，在任何脉冲序列，改变 TR、TE 值都不会改变信号。

STIR 序列和 T_2WI 脂肪抑制序列（T_2FS）对含水的脑脊液、脂肪、肌肉、骨皮质、骨髓的信号强度和影像灰度基本一致，不同的医院设定参数不同，扫描序列不同，但对诊断疾病的意义相似。

（罗　贵　徐　贤）

第 2 章

磁共振在脊柱关节炎诊断中的应用

第一节　脊柱关节炎的分类标准

脊柱关节炎（spodyloarthritis，SpA）是一组互相关联、以关节病变为主的免疫性炎性疾病，通常侵犯脊柱、外周关节、关节周围结构，同时可伴有多系统受累。该组疾病有以下几个共同特点：①有家族聚集倾向；②该组疾病与人类白细胞抗原（human leukocyte antigen，HLA）B27 有不同程度的相关性；③在临床表现上有很多相似和重叠的地方；④起止点（肌腱、韧带附着于骨的部位）周围炎症是其特征的病理表现。

脊柱关节炎包括强直性脊柱炎（ankylosing spondylitis，AS）、放射学阴性中轴型脊柱关节炎（non-radiographic axial spondyloarthritis，nr-axSpA）、未分化脊柱关节炎（undifferentiated spondyloarthritis，uSpA）、反应性关节炎 [reactive arthritis，ReA，以前称为赖特（Reiter）综合征]、与银屑病（psoriasis）或银屑病关节炎（psoriatic arthritis，PsA）相关的 SpA、与克罗恩病（Crohn's disease）和溃疡性结肠炎（ulcerative colitis）相关的SpA、幼年发病的脊柱关节炎。

另一种分类方式是依据国际脊柱关节炎协会（Assessment of Spondyloarthritis International Society，ASAS）的一项 SpA 多国研究，该研究根据关节受累主要是中轴还是外周分为以下两类。①中轴型 SpA：主要是中轴关节受累的 SpA，包括通过 X 线平片可见骶髂关节炎放射学改变的 AS，以及 X 线平片未见骶髂关节炎放射学改变的 axSpA（即 nr-axSpA）。目前尚不明确它们是互有重叠的不同疾病，还是仅表示单一疾病在发展进程或严重程度上的不同阶段。②外周型 SpA：主要是外周关节受累的 SpA，其症状主要为外周关节炎、外周附着点炎和（或）指（趾）炎。

随着对疾病认识的加深，其诊断 / 分类标准也在逐渐的更新。但无论是 1984 年 AS 的修订版纽约标准、1990 年 SpA 的 Amor 标准、1991 年 SpA 的欧洲脊柱关节病研究组（European Spondyloarthritis Study Group，ESSG）标准，还是 2009/2011 年 SpA 的 ASAS 分类标准，其制订目的都是用于研究，如用于流行病学研究或治疗试验。这些标准都存在缺点，限制了它们用于实际诊断，故诊断通常需要临床医师根据患者的症状、体征及实验室和影像学检查结果进行综合判断。现将各个标准分列如下。

一、罗马 AS 标准

1961 年国际医学科学组织协会在罗马召开的研讨会上，首次提出了强直性脊柱炎的分类标准。该标准包括 5 项临床指标和 1 项影像学指标。

1. 临床指标　①下腰部疼痛伴僵硬至少持续 3 个月以上，休息后不缓解；②胸部疼痛、僵硬；③腰椎活动受限；④胸廓扩张受限；⑤有虹膜炎或其后遗症的病史或证据。

2. 影像学指标　X 线显示强直性脊柱炎双侧骶髂关节变化特点（这需要排除双侧骶髂关节骨关节炎）。

3. 肯定的强直性脊柱炎　满足 X 线双侧 3 ～ 4 级骶髂关节炎，加上至少 1 项临床指标；或至少 4 项临床指标。

二、纽约 AS 标准

1966 年在纽约召开的国际研讨会上，国际医学科学组织协会对罗马标准进行了修改，由于胸部疼痛的低特异性和葡萄膜炎的低敏感性而删减了这 2 项临床指标，同时对其他 3 项临床指标及骶髂关节 X 线分级进行了更详尽的描述，使之更加具有客观性。

1. 临床指标　①腰椎前屈、后伸、侧弯 3 个方向活动受限；②腰背结合部或腰椎疼痛；③胸廓活动度（第 4 肋间隙水平）小于 2.5cm。

2. 骶髂关节 X 线分级（0 ～ 4 级，见图 2-1-1）　0 级：正常骶髂关节；1 级：可疑的改变；2 级：微小异常，局限性的侵蚀、硬化，关节间隙无改变；3 级：肯定异常，重度或进展性骶髂关节炎，伴有以下 1 项（或以上）变化，即侵蚀、硬化、关节间隙增宽 / 狭窄或部分强直；4 级：严重异常，完全性关节强直。同时在诊断方面，将 X 线骶髂关节炎放到了一个更加重要的位置。

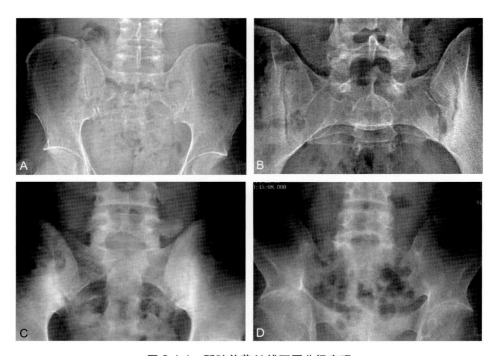

图 2-1-1　骶髂关节 X 线不同分级表现
A. 骶髂关节 1 级改变；B. 左侧骶髂关节 2 级改变；C. 双侧骶髂关节 3 级改变；D. 双侧骶髂关节 4 级改变

3. 诊断

（1）肯定的 AS：双侧 3～4 级骶髂关节炎伴 1 项及以上临床指标；单侧 3～4 级或双侧 2 级骶髂关节炎伴第①项或第②＋③项临床指标。

（2）可能的 AS：双侧 3～4 级骶髂关节炎而不伴临床指标。

三、修订的纽约 AS 标准

随着对疾病研究的深入及腰背痛关注的增加，逐渐发现应该区分强直性脊柱炎的慢性腰背痛与其他疾病引起的慢性腰背痛（如机械性腰背痛）的不同。

1977 年 Calin 等提出了炎性腰背痛的标准：①发病年龄＜40 岁；②背痛时间＞3 个月；③隐匿起病；④伴晨僵；⑤活动后改善。满足 5 项中至少 4 项可诊断炎性腰背痛。

1984 年对纽约标准进行了修改，突出了炎性腰背痛与其他腰背痛的区别，修改了胸廓活动度减少的定义，很好地平衡了主观和客观的临床指标。

1. 临床指标　①下腰痛至少持续 3 个月，活动后减轻，休息后不缓解；②腰椎前屈、侧弯和后伸活动受限；③胸廓活动度范围较健康同年龄和同性别者减少。

2. 影像学骶髂关节炎指标　①单侧骶髂关节炎 3～4 级；②双侧骶髂关节炎 2～4 级。

3. 诊断　在诊断方面重新调整了 X 线骶髂关节炎的地位，对其诊断进行了改良，形成了沿用至今的 AS 诊断标准。①肯定 AS：满足任意一个影像学骶髂关节炎指标和 3 项临床指标中的任意 1 项；②可能 AS：符合 3 项临床指标，或符合任意一项影像学骶髂关节炎指标而不具备任何临床指标，除外其他原因所致的骶髂关节炎。

四、Amor 和 ESSG 分类标准

在 20 世纪七八十年代，欧洲学者们提出了脊柱关节病及血清阴性脊柱关节病等词，用来表示临床上出现的具有强直性脊柱炎的部分特征，但不能满足 1984 年修订的纽约标准中不同于类风湿关节炎的患者。在此背景之下，法国的 Amor 和欧洲脊柱关节病研究组（ESSG）均提出了 SpA 的分类标准，这两个标准首次全面地纳入了脊柱关节炎的多系统表现。Amor 标准首次以积分权重的方式来评估诊断，并首次将 HLA-B27 及治疗反应纳入诊断标准，肯定了 HLA-B27 在脊柱关节炎中的重要性，从侧面反映了脊柱关节炎是以炎症为主要表现的疾病。

1. Amor 标准

（1）评分指标：①夜间或早晨腰背痛伴晨僵（1 分）；②非对称性的少数关节炎（2 分）；③臀区痛，相互影响到右侧或左侧（1 分或 2 分）；④腊肠指（趾）（2 分）；⑤足跟痛（2 分）；⑥虹膜炎（2 分）；⑦在关节炎发作前 1 个月伴有非淋菌性尿道或盆腔炎（1 分）；⑧在关节炎发作前 1 个月有急性腹泻（1 分）；⑨有银屑病病史、阴茎头炎或（和）炎性肠炎（溃疡性结肠炎或克罗恩病）（2 分）；⑩影像学的发现：骶髂关节炎（双侧大于 2 级或单侧大于 3 级）（3 分）；⑪遗传学背景：HLA-B27 阳性和（或）AS、赖特综合征、虹膜炎、银屑病或慢性病家族史（2 分）；⑫非甾体抗炎药（NSAID）治疗后 48h，风湿病的症状明显消除或改善，停药后 48h 疼痛复发（2 分）。

（2）诊断：上述 12 项指标中，达到 6 分可归类为 SpA。

2. ESSG 标准

（1）主要指标：①炎性脊柱疼痛；②不对称性或以下肢关节受累为主的滑膜炎。

（2）其他指标：①阳性家族史；②银屑病；③炎性肠病；④在关节炎发作以前有尿道炎、盆腔炎或急性腹泻；⑤臀区两侧交替性疼痛；⑥肌腱端病；⑦骶髂关节炎。

（3）诊断：满足 1 项或 2 项主要指标，再加上其他指标的 1 项，即可考虑为 SpA。

五、ASAS 分类标准

1. 中轴型脊柱关节炎分类标准　随着影像技术的发展，对疾病的认识有了质的飞跃，尤其是骶髂关节 MRI 在脊柱关节炎中的应用，让早期发现骶髂关节的炎症有了极大的突破。基于早期诊断、早期治疗，以及系统评价脊柱关节炎的目的，2003 年 ESSG 成员及全球各国 AS 专家组成了国际脊柱关节炎协会，并于 2009 年公布了 ASAS 推荐的中轴型脊柱关节炎分类标准。

（1）SpA 的特征：①炎性腰背痛；②关节炎；③肌腱端炎（足跟炎）；④葡萄膜炎；⑤指（趾）炎；⑥银屑病；⑦克罗恩病 / 溃疡性结肠炎；⑧对 NSAID 治疗反应好；⑨有 SpA 家族史；⑩ HLA-B27 阳性；⑪ C 反应蛋白（CRP）升高。

（2）诊断：影像学提示骶髂关节炎加上 ≥ 1 项 SpA 特征；或 HLA-B27 阳性加上 ≥ 2 项其他 SpA 特征。

该标准首次纳入 CRP 这一客观的炎症指标，进一步强调了脊柱关节炎炎性疾病的本质。

2. 修改后的炎性腰背痛标准　ASAS 同时对炎性腰背痛的标准进行了修改：①发病年龄 < 40 岁；②隐匿起病；③活动后改善；④休息后不能改善；⑤夜间痛（起床后改善）。满足以上 5 项指标中的 4 项考虑存在炎性腰背痛。相比于以往的标准，删减了发病时间大于 3 个月，同时增加了夜间痛，使得静息痛更加突出，同时对于小于 3 个月的炎性腰背痛能更早地诊断，进一步推进了 SpA 的早期诊断。

3. 外周型脊柱关节炎分类标准　ASAS 于 2010 年发布了外周型脊柱关节炎的分类标准：关节炎或附着点炎，或趾炎；加上 ≥ 1 项 SpA 表现，即葡萄膜炎、银屑病、炎性肠病、前期感染史、HLA-B27 阳性、影像学骶髂关节炎（X 线或 MRI）；或加上 ≥ 2 项 SpA 表现，即关节炎、附着点炎、趾炎、炎性下腰痛病史、SpA 家族史。

以上是目前脊柱关节炎的分类标准，正如前文所述，标准的制订是为了更好地研究疾病。这些标准都存在不足，在敏感性增加的同时降低了特异性。脊柱关节炎的本质是炎性疾病，临床医师需根据患者的症状、体征及实验室和影像学检查结果进行综合分析，排除其他疾病，减少误诊误治。

（杨金水　邓小虎）

第二节　脊柱关节炎的病情评估

一、疾病活动度评估

了解脊柱关节炎的各种分类标准，在评估疾病活动度时，需要根据疾病临床表现及实验室、影像学检查综合评价，目前常用的是强直性脊柱炎疾病活动度的相关评估方法。

强直性脊柱炎的疾病活动度可以用 Bath 强直性脊柱炎疾病活动指数（Bath ankylosing spondylitis disease activity index，BASDAI）来评估。评估内容包括 6 个问题，由患者根据过去 1 周的症状回答。前 5 个问题用 10cm 视觉模拟评分法（VAS）评分完成，最后 1 个问题根据晨僵时间长短得分。计算公式为 BASDAI 评分 =0.2[① + ② + ③ + ④ +0.5(⑤ + ⑥)]。总分为 0 ～ 10 分，得分越高，疾病活动度越高，一般 ＞ 4 分提示病情活动。BASDAI 评分见表 2-2-1。

表 2-2-1　BASDAI 评分

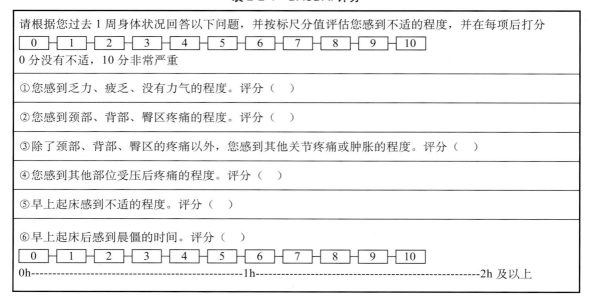

二、功能状况评估

强直性脊柱炎的功能状况可用 Bath 功能指数（Bath ankylosing spondylitis fuctional index，BASFI）来评分。采用 10cm VAS 评分方法，共 10 个问题，得分范围为 0 ～ 100，总分得分越高功能越差。BASFI 评分见表 2-2-2。

表 2-2-2　BASFI 评分

以下是测试您在过去 1 个月里的关节功能情况，请根据您的感受按标尺分值评估，并在每项后打分
0 1 2 3 4 5 6 7 8 9 10
0 分是容易，10 分是困难
①穿袜子、穿鞋（比如用鞋拔子）。评分（　　）
②弯腰捡起一支笔。评分（　　）
③触到衣柜的上层。评分（　　）
④从椅子上站起。评分（　　）

续表

⑤躺在地板上起来。评分（　　）
⑥站立 10min 没有任何不适。评分（　　）
⑦爬 12 ～ 15 层楼梯不需要用拐杖或扶手（一阶一阶地走）。评分（　　）
⑧看到您的肩膀不需要转动您的身体。评分（　　）
⑨能否做比较强的体育锻炼、家庭劳动。评分（　　）
⑩能否坚持一整天的工作。评分（　　）

三、其他病情评估

1. ASAS 工作组推荐的其他病情评估包括患者整体评估、夜间脊柱痛情况及疲乏程度评估，均采用 10cmVAS 评分方法。患者其他病情评估指标见表 2-2-3。

表 2-2-3　ASAS 推荐的其他病情评估方法

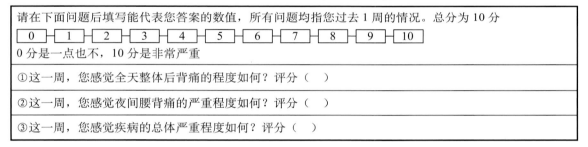

请在下面问题后填写能代表您答案的数值，所有问题均指您过去 1 周的情况。总分为 10 分 0─1─2─3─4─5─6─7─8─9─10 0 分是一点也不，10 分是非常严重
①这一周，您感觉全天整体后背痛的程度如何？评分（　　）
②这一周，您感觉夜间腰背痛的严重程度如何？评分（　　）
③这一周，您感觉疾病的总体严重程度如何？评分（　　）

2. 患者整体病情常用强直性脊柱炎疾病活动评分 -C 反应蛋白指标（ASDAS-CRP）评估，根据 ASAS 建议分为非活动性（ASDAS-CRP ≤ 1.3 分）、中活动性（1.3 分＜ ASDAS-CRP ≤ 2.1 分）、高活动性（2.1 分＜ ASDAS-CRP ≤ 3.5 分）、极高活动性（ASDAS ＞ 3.5 分），具体评估方法见表 2-2-4。

表 2-2-4　患者整体病情 ASDAS-CRP 评估法

①腰背痛	BASDAI 第 2 个问题
②外周关节疼痛 / 肿胀	BASDAI 第 3 个问题
③晨僵持续时间	BASDAI 第 6 个问题
④患者总体评估	整体评估的问题 3
⑤ CRP（mg/L）	
ASDAS = 0.121× ① +0.073× ② +0.058× ③ +0.11× ④ + 0.579×ln（⑤ +1） 注：ln 为自然对数，ln X = 2.3×log X	

四、治疗反应评估

ASAS 疗效评估包括：ASAS20、ASAS40、ASAS 部分缓解或 ASAS 5/6。

1. ASAS 20　　与基线期相比，①～④项中至少 3 项指标的改善程度≥ 20%，且改善幅度至少≥ 1 分，没能达到 20% 改善程度的 1 项与基线期相比无恶化。

2. ASAS 40　　与基线期相比，①～④项中至少 3 项指标的改善程度≥ 40%，且改善幅度至少≥ 2 分，没能达到 40% 改善程度的 1 项与基线期相比无恶化。

3. ASAS 部分缓解标准　　①～④项得分均≤ 2 分。

4. ASAS 5/6　　与基线期相比，①～⑥项中至少 5 项指标的改善程度≥ 20%。

其中各项指标分别表示：①患者总体评价；②夜间背痛和整体背痛；③ BASFI；④炎症反应；⑤ CRP（mg/L）；⑥脊柱活动度（脊柱侧弯）。

（杨金水　邓小虎）

第三节　磁共振对脊柱关节炎诊断的意义

脊柱关节炎（SpA）是一类互相关联但又各具特点的炎性疾病，在年轻男性中多发，强直性脊柱炎（AS）是该类疾病的原型。在该病的早期，骶髂关节常受累，晚期可累及中轴骨，同时亦可出现外周关节的受累。该病也可出现关节外的表现，包括急性前葡萄膜炎、肺上叶纤维化、心脏传导阻滞、主动脉瓣关闭不全、神经系统受累、肾淀粉样变。关节、关节外表现及相关的合并症都给患者本人和社会带来了相当大的负担，疾病的晚期脊柱形成韧带骨赘呈"竹节样变"，进一步影响了患者的生活质量。

考虑到晚期患者巨大的疾病负担，早诊断、早治疗显得尤为重要。但有许多因素制约着 AS 的早期诊断：① X 线可以显示骶髂关节及脊柱的结构改变，但 AS 患者从出现症状到 X 线上看到改变通常需要 5～10 年的时间，以骶髂关节 X 线的改变作为 AS 的诊断标准之一，极大地延迟了 AS 的诊断；②慢性腰背痛是较为常见的症状，但在慢性腰背痛的患者中只有 5% 的患者是 AS，缺乏特异性；③临床医师对 AS 的认识参差不齐，极大地影响了 AS 的诊断与评估；④目前沿用的 1984 年的 AS 诊断标准对于疾病的早期诊断缺乏敏感性。

对疾病研究的深入及治疗药物的研发，如生物制剂（肿瘤坏死因子抑制剂等）的临床应用，使疾病可以得到有效地控制，极大地改善了脊柱关节炎患者的预后，进一步增加了早诊断、早治疗、改善预后的需求。

科技的进步带动了医学进展，新型影像技术的应用使对疾病的认识有了新的飞跃，尤其是骶髂关节 MRI 在脊柱关节炎中的应用，让早期发现骶髂关节的炎症有了极大的突破。基于早诊断、早治疗，以及系统评价脊柱关节炎的目的，2003 年 ESSG 成员及全球各国 AS 专家组成了国际脊柱关节炎协会，并于 2009 年公布了 ASAS 推荐的中轴型脊柱关节炎分类标准。

2009 年国际脊柱关节炎协会（ASAS）提出了 SpA 的分类标准，将磁共振成像（MRI）纳入其中。MRI 可以检测到骶髂关节与脊柱的炎症和结构破坏的早期证据，是诊断中轴型 SpA 的有力工具，其特异性可达 88%～98.5%，但对于轻微的炎症敏感性较低，仅 32%～50%。常用的 MRI 有 4 个序列：评估慢性结构破坏的 T_1 序列；评估急性炎症的 STIR 序列、T_2 压脂序列与 T_1 增强序列。骶髂关节 MRI 阳性定义为：骨髓水肿在 1 个层面上至少有 2 个骶髂关节象限出现或至少在 2 个连续层面的 1 个象限出现（图 2-3-1）。

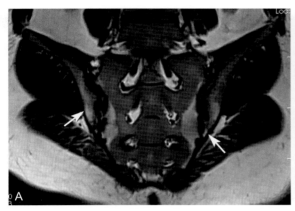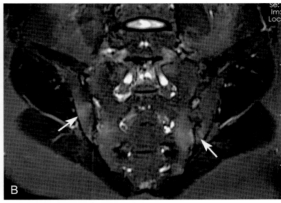

图 2-3-1　骶髂关节 MRI

A. T_1WI 序列显示双侧骶髂关节高信号的脂肪沉积影（箭头所示）；B. T_2FS 序列显示双侧骶髂关节高信号的骨髓水肿影（箭头所示）

　　活动性骶髂关节炎定义为：①骶髂关节的活动性炎症病变，在 STIR 序列或 T_2 加权脂肪抑制序列上，应该表现为"骨炎"或"骨髓水肿"，并且明显见于典型部位，包括软骨下或关节周围骨髓，这些病变在 T_1 加权像上呈黑色低信号。②应在同一层面上显示至少 2 个骨髓水肿病变，或者至少在 2 个连续层面上显示同一象限中存在一个病变。如果病变不止一个，则 axSpA 骶髂关节炎的概率更大。

　　在 ASAS 将 MRI 纳入 SpA 分类标准前后，许多学者做了相关的研究，以评估 MRI 诊断 SpA 的敏感性与特异性。一项关于 350 名慢性下腰痛患者的队列研究发现，MRI 检测骶髂关节炎的敏感性可达 88%，检测脊柱炎症的敏感性为 41%；同时 MRI 具有很好的特异性，只在 1.5% 的非 SpA 患者中发现了炎症。另一项研究是对炎性腰背痛平均时间为 19 个月的 34 名患者进行观察，发现有 32 名（95%）患者的骶髂关节 MRI 出现了炎症或结构破坏。从以上两项研究中可以发现，对于存在炎性腰背痛的患者，利用 MRI 对骶髂关节炎症显示敏感这一影像学特点，能更好地发现骶髂关节炎症，从而协助临床做出诊断。

　　但是对于非炎性腰背痛患者，尤其是部分无骶髂关节受累的患者，骶髂关节 MRI 也能发现潜在地骶髂关节炎症，对诊断起到帮助作用。一项研究观察了 81 名出现中轴或外周症状、考虑为新发 SpA 的患者，其中有 39 名患者最后证实为 SpA，结果显示骶髂关节与脊柱 MRI 对于诊断 SpA 的敏感性仅为 44%，特异性为 95.6%。

　　2008 年美国风湿病学会（ACR）会议上的一项研究显示，75% 的 SpA 患者出现骶髂关节炎，只有 46% 的患者出现脊柱炎症；有 5% ～ 10% 的患者仅在脊柱上出现炎性损伤，而无骶髂关节炎症。由此可见，SpA 患者仍以骶髂关节炎症为主要受累表现，骶髂关节 MRI 能及早地发现关节炎症，对 SpA 的诊断具有重要意义，尤其对早期 SpA 患者的敏感性较高，同时对于仅有脊柱受累的 SpA 患者也有很好的敏感性。

（杨金水　杨春花）

第四节　磁共振对脊柱关节炎病情监控的意义

脊柱关节炎的治疗在近10年内有了巨大的变化，目前主要的治疗目标是保持患者脊柱的结构及关节功能，同时根据患者的病情调整治疗策略。通过治疗来控制患者的症状和体征，防止关节破坏，以保持患者的生活质量和关节功能。目前脊柱关节炎（强直性脊柱炎、反应性关节炎、银屑病关节炎、炎性肠病性关节炎、未分化脊柱关节炎）的治疗包括非药物治疗、药物治疗和手术治疗。

非甾体抗炎药（NSAID）是治疗脊柱关节炎的一线用药，能够改善活动性AS患者的疼痛、晨僵及日常功能，甚至有报道称其能够延缓影像学进展。目前存有一个假说，AS的新骨形成呈急性炎症、慢性炎症，而后出现韧带骨赘的模式。Wanders等进行了为期2年的随机对照试验，对2组AS患者进行开放性治疗，一组长期使用NSAID（主要是塞来昔布），一组按需使用NSAID，评价基线期及2年后患者的X线改良斯托克强直性脊柱炎脊柱评分（mSASSS）。结果显示，在长期使用NSAID组2年后mSASSS评分进展为0.4±1.7，而按需使用组为1.5±2.5，两组间存在统计学差异。但对于临床症状及其他参数而言，两组间并无统计学差异。Wanders等认为，长期使用NSAID将会减少AS患者的影像学进展，同时并不增加其药物毒性。

此外，肿瘤坏死因子（TNF）抑制剂作为新型的生物类药物，与NSAID一样，能快速地控制患者的炎症，改善症状，同样能够延缓影像学进展。一项随机对照安慰剂试验，纳入了356名AS患者，分为安慰剂组、50mg戈利木单抗组和100mg戈利木单抗组进行为期4年的研究。接受每月50mg戈利木单抗治疗的AS患者，4年后的平均mSASSS改变为1.6，而100mg组的改变为2.0，两组间无统计学差异。由于该试验是上阶梯治疗，即对反应不好的患者进行调整治疗，安慰剂组调整至50mg戈利木单抗组，50mg戈利木单抗组调整至100mg戈利木单抗组，所以4年后没有安慰剂组的mSASSS改变数据。作者发现，在2年及4年时影像学进展的速率相对平稳，并没有因时间的推移而加速，同时在基线期没有韧带骨赘，在炎症较轻接受戈利木单抗治疗的AS患者出现了更小的影像学进展。

对于有症状的患者长期使用安慰剂不符合伦理，所以，探索AS影像学进展的研究多基于观察性研究。同时许多学者认为，更长时间的观察可能会看到短期临床研究未看到的结果。Baraliakos等对比了持续接受肿瘤坏死因子α（TNF-α）抑制剂（英夫利西单抗）治疗8年的22名AS患者与8年来从未接受过TNF-α抑制剂治疗的34名AS患者的mSASSS评分，结果显示，在第4年的时候两组间的mSASSS评分改变相似，但在第8年的时候出现了差异，8年时间里两组患者都有新骨形成，但英夫利西单抗组出现了更少的韧带骨赘。

另一项由Haroon等发起的前瞻性队列研究，纳入了334名AS患者，每名患者至少有两组最少间隔1.5年以上的脊柱X线资料，mSASSS评分进展大于1被认为存在影像学进展。60%的患者接受了TNF-α抑制剂治疗，这部分患者有更低的mSASSS进展。对骨赘形成的危险度进行分析发现，接受TNF-α抑制剂治疗的患者风险较低，同时从疾病发生到接受治疗时间较短的患者其风险也较低。本研究的结果显示，长期接受TNF-α抑制剂治疗的患者，其新骨形成得到了延缓。

此外，一些二线药物即改善病情的抗风湿药，包括柳氮磺吡啶、甲氨蝶呤、沙利度胺等，对脊柱关节炎患者也显示出了很好的疗效。

　　通过磁共振成像（MRI）监测关节炎症来评估病情，从而监测这些药物的疗效，MRI 在检测脊柱及骶髂关节的早期炎症损伤和治疗后随访有很高的敏感性。MRI 的 T_2 脂肪抑制和 STIR 序列能够很好地显示活动性的炎症，临床上常用来评估患者的疾病活动度，监测和评估治疗的反应。

　　【病例 1】患者，男性，21 岁。下腰痛 4 个月，晨僵 1h。患者无 AS 家族史。化验检查：HLA-B27 阳性，红细胞沉降率（ESR）2mm/h（正常参考值为 0 ～ 20mm/h），C 反应蛋白（CRP）12mg/L（正常参考值为 0 ～ 8mg/L）。MRI 检查见图 2-4-1 及图 2-4-2。诊断：脊柱关节炎。

　　【病例 2】患者，男性，17 岁。腰骶部疼痛 1 年，右侧髋关节疼痛 4 个月。患者无外周关节肿痛，无 AS 家族史。化验检查：HLA-B27 阳性，ESR 86mm/h，CRP 43.7mg/L。MRI 检查见图 2-4-3 及图 2-4-4。诊断：脊柱关节炎。

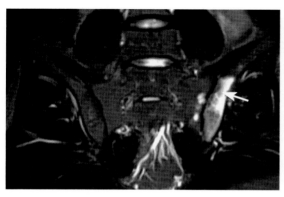

图 2-4-1　治疗前骶髂关节 MRI

T_2FS 序列显示左侧骶骨及髂骨侧高信号影，以髂骨侧为重（箭头所示）

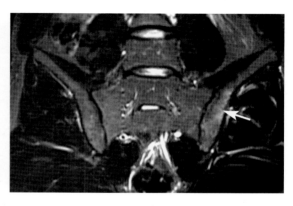

图 2-4-2　NSAID 及柳氮磺吡啶治疗 2 个月后骶髂关节 MRI

T_2FS 序列显示左侧髂骨侧高信号影明显变小，骶骨侧高信号影消失（箭头所示）

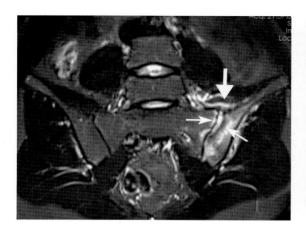

图 2-4-3　治疗前骶髂关节 MRI

T_2FS 序列显示左侧骶骨及髂骨侧高信号影，以髂骨侧为重（细箭头所示），左侧骶髂关节前韧带附着点炎（粗箭头所示）

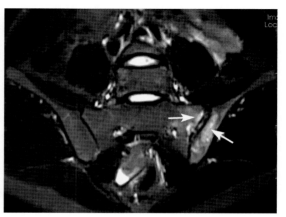

图 2-4-4　NSAID 及柳氮磺吡啶治疗 3 个月后骶髂关节 MRI

T_2FS 序列显示左侧髂骨及骶骨侧高信号范围明显变小，左侧肌腱附着点炎症消失（箭头所示）

目前对脊柱炎症的评估有 3 种评分方法，分别为柏林评分（Berlin score）、强直性脊柱炎脊柱 MRI 评分（ASspiMRIa score）和加拿大脊柱关节炎研究协会评分（SPARCC score），这 3 种方法均选取脊柱矢状面 MRI 的 STIR 序列进行评分。Berlin 评分与 ASspiMRIa 评分均选用单个层面进行评分，而 SPARCC 评分选取的是连续的矢状面进行立体的评估病变。通过评估 3 种方法的可行性及分辨率，发现 SPARCC 评分可靠度最高。

一项关于 MRI 预测 TNF 抑制剂治疗强直性脊柱炎患者疗效的研究结果显示，在接受 TNF 抑制剂治疗的强直性脊柱炎患者中，能达到 BASDAI 改善 > 50%（BASDAI 50）的预测因素是高的脊柱 MRI 评分和短的病程。在病程 < 10 年、CRP > 40mg/L、Berlin 脊柱评分 > 11 的患者中，有 99.1% 的患者达到了 BASDAI 50；而病程 > 20 年、CRP 阴性、MRI 脊柱评分阴性的患者中，只有 3.7% 达到 BASDAI 50。双侧骶髂关节与脊柱无活动性炎症的患者均未达到 BASDAI 50。

MRI 能够显示活动性的炎症，如骨髓水肿 / 骨炎、滑膜炎、滑囊炎、肌腱端炎，也能够显示慢性的炎症表现，如脂肪沉积、骨侵蚀、关节硬化和关节强直，能够很好地监测患者对治疗的反应。需要善于运用这一工具，更好地服务于临床。

（杨金水　杨春花）

参 考 文 献

邓小虎，黄烽. 2011. 关注脊柱关节炎的关节外表现. 中华内科杂志,50(11): 910-913.

黄烽. 2011. 强直性脊柱炎. 北京：人民卫生出版社.

黄烽. 脊柱关节病总论 // 蒋明,David Yu, 林孝义, 等.2004. 中华风湿病学. 北京：华夏出版社,980-989.

杨金水，张江林. 2014. 脊柱关节炎分类标准的演变. 中国骨与关节杂志,3(10):767-769.

Amor B,Dougados M,Mijiyawa M. 1990.[Criteria of the classification of spondylarthropathies]. Revue du rhumatisme et des maladies osteo-articulaires, 57(2): 85-89.

Baraliakos X,Haibel H,Listing J,et al. 2013.Continuous long-term anti-TNF therapy does not lead to an increase in the rate of new bone formation over 8 years in patients with ankylosing spondylitis. Annals of the rheumatic diseases.

Bennett P,Burch T. 1968.Population studies of the rheumatic diseases. Amsterdam,The Netherlands: Excerpta Medica Foundation,456-457.

Brandt H C,Spiller I,Song I H,et al. 2007.Performance of referral recommendations in patients with chronic back pain and suspected axial spondyloarthritis. Annals of the rheumatic diseases,66(11): 1479-1484.

Braun J,Baraliakos X,Hermann KGA,et al.2013. The effect of two golimumab doses on radiographic progression in ankylosing spondylitis: results through 4 years of the GO-RAISE trial. Annals of the rheumatic diseases.

Calin A,Porta J,Fries JF,et al.1977. Clinical history as a screening test for ankylosing spondylitis. JAMA,237:2613-2614.

Dougados M,Linden SVD,Juhlin R,et al.1991.The European Spondylarthropathy Study Group preliminary criteria for the classification of spondylarthropathy. Arthritis & Rheumatism,34(10): 1218-1227.

Haroon N,Inman RD,Learch TJ,et al. 2013.The impact of TNF a inhibitors on radiographic progression in ankylosing spondylitis. Arthritis Rheum,65:2645-2654.

Heuft-Dorenbosch L,Landewé R,Weijers R,et al. 2007.Performance of various criteria sets in patients with inflammatory back pain of short duration;the Maastricht early spondyloarthritis clinic. Annals of the rheumatic diseases,66(1): 92-98.

Kellgren JH,Jeffrey MR,Ball J.1963. The epidemiology of chronic rheumatism. Vol. I. Oxford: Blackwell Scientific Publications,326-327.

Lambert RGW,Salonen D,Rahman P,et al.2007. Adalimumab significantly reduces both spinal and sacroiliac joint inflammation in patients with ankylosing spondylitis: A multicenter,randomized,double-blind,placebo-controlled study. Arthritis & Rheumatism,56(12): 4005-4014.

Lukas C,Braun J,van der Heijde D,et al. 2007.Scoring inflammatory activity of the spine by magnetic resonance imaging in ankylosing spondylitis: a multireader experiment. The Journal of rheumatology,34(4): 862-870.

Mau W,Zeidler H,Mau R,et al. 1988.Clinical features and prognosis of patients with possible ankylosing spondylitis. Results of a 10-year followup. The Journal of rheumatology,15(7): 1109-1114.

Moll IMH.1973.New York clinical criteria for ankylosing spondylitis:a statistical evaluation.Ann Rheum Dis,32(4): 354-363.

Puhakka K B,Jurik A G,Schiottz-Christensen B,et al. 2004.MRI abnormalities of sacroiliac joints in early spondylarthropathy: a 1-year follow-up study. Scandinavian journal of rheumatology,33(5): 332-338.

Rostom S,Dougados M,Gossec L. 2010.New tools for diagnosing spondyloarthropathy. Joint Bone Spine,77(2): 108-114.

Rudwaleit M,Schwarzlose S,Hilgert ES,et al.2008. MRI in predicting a major clinical response to anti-tumour necrosis factor treatment in ankylosing spondylitis. Annals of the rheumatic diseases,67(9): 1276-1281.

Rudwaleit M,van der Heijde D,et al.2011.The Assessment of SpondyloArthritis International Society classification criteria for peripheral spondyloarthritisand for spondyloarthritis in general.Ann Rheum Dis,70(1):25-31.

Rudwaleit M,van der Heijde D,Landewe R,et al. 2009.The development of Assessment of SpondyloArthritis international Society classification criteria for axial spondyloarthritis (part Ⅱ): validation and final selection. Ann Rheum Dis,68:777-783.

Sieper J,Rudwaleit M,Baraliakos X,et al.2009. The Assessment of SpondyloArthritis international Society (ASAS) handbook: a guide to assess spondyloarthritis. Annals of the Rheumatic Diseases,68(Suppl 2): ii1-44.

Song IH,Hilgert E,Brandt HC,et al.2008.Inflammatory lesions on magnetic resonance imaging in the spine and sacroiliac joints. Arthritis Rheum,58(suppl):519.

Underwood M R,Dawes P.1995. Inflammatory back pain in primary care. Rheumatology,　34(11): 1074-1077.

van der Linden S,Valkenburg HA,Cats A.1984. Evaluation of diagnostic criteria for ankylosing spondylitis. A proposal for modification of the New York criteria.　Arthritis Rheum,27:361-368.

Wanders A,Heijde D,Landewé R,et al. 2005.Nonsteroidal antiinflammatory drugs reduce radiographic progression in patients with ankylosing spondylitis: a randomized clinical trial. Arthritis & Rheumatism,52(6): 1756-1765.

Weber U,Lambert RGW,Pedersen SJ,et al.2010.Assessment of structural lesions in sacroiliac joints enhances diagnostic utility of magnetic resonance imaging in early spondylarthritis. Arthritis care & research,62(12): 1763-1771.

Zochling J,van der Heijde D,Burgos-Vargas R,et al. 2006.ASAS/EULAR recommendations for the management of ankylosing spondylitis. Ann Rheum Dis,65:442-452.

第 3 章

骶髂关节的解剖和磁共振表现

第一节　正常骶髂关节的解剖与磁共振影像

一、骶髂关节的解剖

骶髂关节（SIJ）是中轴骨骼中最大的关节，当人体处于直立位时，上部躯体的负载主要由骶骨承受，并经其自双侧骶髂关节迅速分散至双下肢。骶髂关节需要传递很大的力，而骶髂关节由不规则的关节表面和强大的支撑韧带组成，这些韧带使其能够抵抗垂直压力，并承受整个躯干的重量。从解剖上看，骶髂关节具有关节的所有结构，它是活动关节，但活动度小，可以适应活动中减少某些应力的需要；从功能上看，它是微动关节，活动有限，从而有助于保持骶骨必要的稳定性，减轻了 $L_5 \sim S_1$ 椎间盘的压力。因此，人类的骶髂关节承担着重要的角色，包括节省步态、适应冲击和缓冲的作用、适应怀孕和分娩的特殊和独特的需求。

（一）骶髂关节的结构特殊性

骶髂关节可分为关节部和韧带部两部分。关节部占前下的 1/3 ～ 1/2，为滑膜关节，其中骶骨面覆盖有较厚的透明软骨，而髂骨面由较薄的透明软骨和纤维软骨共同组成（图 3-1-1），骶骨关节面上的关节软骨为 2 ～ 3mm，髂骨关节面上的关节软骨为 0.6 ～ 1mm，二者厚度比为 3 ：1，这可能是强直性脊柱炎髂骨常首先受累的解剖学基础。韧带部是指骶髂后韧带，其中主要的韧带是骶髂骨间韧带，位于关节面的后上方，连结于相对的骶粗隆和髂粗隆之间。

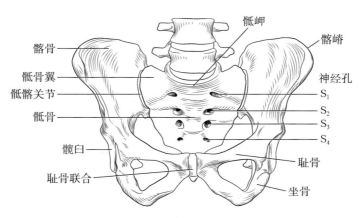

图 3-1-1　骨盆的解剖结构

（二）骶髂关节间隙

骶髂关节本身具有其独特的解剖结构，解剖形态不规则，同一个人或每一个体关节软骨的前后、上下厚薄不一样，因此，单侧或双侧骶髂关节间隙的上下，或双侧宽度就不一样（图 3-1-2）。有研究表明，我国 16 ～ 78 岁年龄段的人正常骶髂关节各平面、各区域骶髂关节间隙的宽度为 1.5 ～ 3mm。骶髂关节间隙各部分的宽度在左、右之间无明显差异。关节间隙随年龄的增长逐渐增宽，女性关节间隙较男性关节间隙宽。一般骶髂关节间隙＜ 1mm 考虑为间隙变窄，＞ 3mm 考虑为间隙变宽。

（三）骶髂关节特殊的骨性解剖结构

在胚胎发育过程中，5 个骶骨融合为一体以承受体重的机械应力。从进化的角度看，下肢承担的应力越大，参与构成关节的骶骨数就越多。骶髂关节由髂骨和骶骨的耳状面构成，它的关节表面覆盖着相互交错的不规则隆起和凹陷。骶侧耳状面一般为凹形，髂侧耳状面一般为凸形（图 3-1-3）。足月胎儿的骶髂关节光滑、平整，且两侧关节面相互反向成形，而非相互吻合。随着年龄的增长，关节内凸起与凹陷增加并发生相互交锁，男性比女性更明显。30 岁以后关节开始强硬并影响运动，使骶髂关节活动受限。骶骨面凸起主要位于头侧和尾侧，最大平均高度为 2（足月胎儿）～ 11mm（50 岁以上）。髂骨结节楔形突入骶骨侧，骶髂关节骨间韧带附着于此，使此处牢固固定，而女性骶骨的凹陷和髂骨的凸出皆呈以此结节为圆

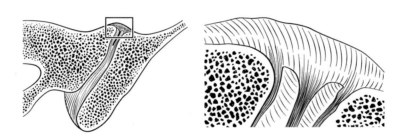

图 3-1-2　骶髂关节间隙
放大后可见软骨与软骨下骨，髂骨侧软骨较骶骨侧软骨略薄

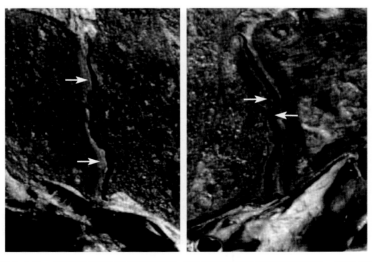

图 3-1-3　骶髂关节骨性解剖结构（髂骨和骶骨的耳状面结构，箭头所示）

心的圆弧形分布，提示骶髂关节沿此轴旋转运动。这种凹凸不平究竟是正常生理表现，还是病理变化的结果，争议较大。有学者认为，它是骶髂关节适应非病理性应力的结果，男性与女性的差异可能是由于妇女怀孕的重负和重心的不同造成的，借此增强关节的稳定性。

（四）骶髂关节特殊的韧带解剖结构

骶髂关节的韧带结构适应于强大或长期作用的应力，是固定和限制关节活动的重要因素。髂腰韧带连接骨盆和脊柱。骶髂骨间韧带为众多短而强韧的纤维束，位于关节软骨之后，被骶髂后韧带所覆盖，纤维的方向杂乱，充填于关节后方与上方不规则间隙，是两骨之间主要连接结构，骨间韧带和背侧韧带均紧密附着于关节。骶髂后韧带为强韧的纤维束，从骶外侧嵴向外斜至髂骨，加强关节后部，分为长、短两种韧带，短韧带的纤维近乎水平，长韧带斜行，在短韧带的浅面向下与骶结节韧带融合。骶髂前韧带为宽薄的纤维束，是关节囊前方增厚的部分，内侧起自骶骨盆面的外侧，向外止于髂骨耳状面的前缘和耳前沟，仅在关节上部存在，具有防止骶骨相对于髂骨下沉并向腹侧旋转运动的作用。骶结节韧带为一强韧的纤维束，起点较宽，一部分与骶髂后韧带相融合，由髂后上棘和髂嵴的后部向下止于坐骨结节，其附着处由坐骨结节沿坐骨支前延为镰状突。部分臀大肌起于骶结节韧带下部的纤维，一部分与股二头肌的起点相混，该韧带作为骨盆出口的后外侧界，亦作为坐骨小孔的下界。骶棘韧带呈扇形，甚为坚韧，韧带的基底由骶尾骨的侧面向外止于坐骨棘，其后部为阴部神经所越过；此韧带介于坐骨大孔、坐小孔之间，作为二孔之界；由臀部观察，位于骶结节韧带的深面。骶棘韧带前部为肌性，与尾骨肌相连，通常认为是尾骨肌退化的部分。骶结节韧带和骶棘韧带具有阻止骶骨向腹部倒倾斜的作用。有研究表明，所有邻近骶髂关节的肌肉均有纤维扩张折入其前、后的韧带，加强关节囊及韧带的力量，共同维持关节的稳定性，筋膜在其后方进一步加强力量（图 3-1-4）。

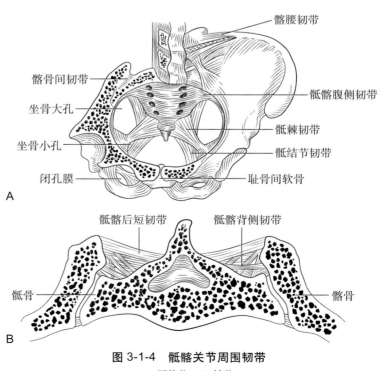

图 3-1-4　骶髂关节周围韧带

A. 冠状位；B. 轴位

二、正常骶髂关节的 MRI 表现

MRI 的轴位和平行于骶骨的斜冠状位是显示骶髂关节的主要体位。

1. 轴位　MRI 在轴位扫描上可以看到骶骨及髂骨翼的横截面（图 3-1-5 至图 3-1-7）。

2. 斜冠状位　MRI 常规扫描可以部分显示骶髂关节，但是为了能够充分显示骶髂关节，往往需要平行于骶骨长轴的斜冠状位扫描，斜冠状位扫描是判断强直性脊柱炎骶髂关节早期改变的重要参考（图 3-1-8 至图 3-1-10）。

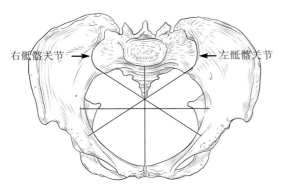

图 3-1-5　骶髂关节轴位解剖

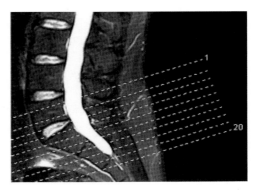

图 3-1-6　骶髂关节 MRI 斜轴位扫描方位

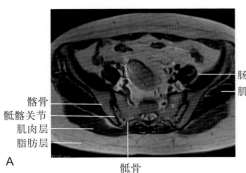

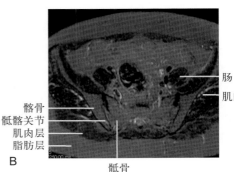

图 3-1-7　骶髂关节 MRI 斜轴位

A.MRI 的 T_1WI 序列；B. MRI 的 STIR 序列

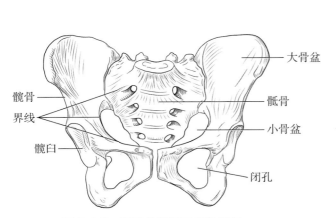

图 3-1-8　骶髂关节斜冠状位解剖

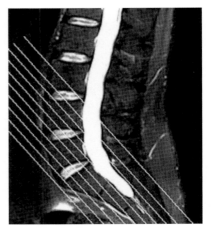

图 3-1-9　骶髂关节 MRI 斜冠状位扫描方位

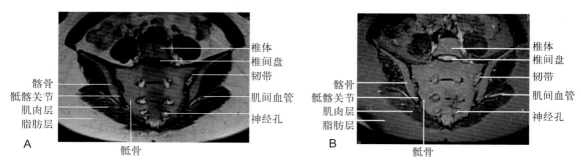

图 3-1-10　骶髂关节 MRI 斜冠状位

A.MRI 的 T_1WI 序列；B.MRI 的 STIR 序列

三、正常骶髂关节 MRI 的其他信号

1.血管影　骶髂关节的动脉供给主要包括臀上动脉、髂腰动脉和骶外侧动脉，其静脉包括骶前静脉丛、骶正中静脉丛，以及骶外侧静脉丛。这些丰富的血管支表现为纵线样、横线样或点状的信号，在 T_1WI 序列为低信号，在 STIR 序列为高信号，并在多个层面连续出现（图 3-1-11，图 3-1-12）。

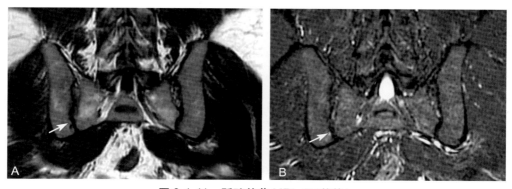

图 3-1-11　骶髂关节 MRI（冠状位）

A. 箭头所示为髂骨侧血管，T_1WI 序列显示为低信号影；B. 箭头所示为髂骨侧血管，在 STIR 序列显示为高信号影

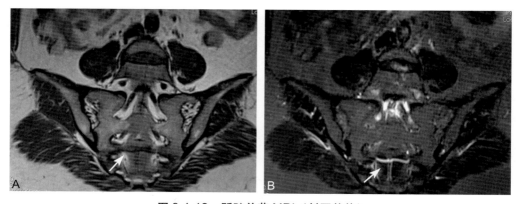

图 3-1-12　骶髂关节 MRI（斜冠状位）

A. 箭头所示为骶前静脉，T_1WI 序列显示为低信号影；B. 箭头所示为骶前静脉，STIR 序列显示为高信号影

2. *血管瘤*　血管瘤 MRI（图 3-1-13）。

3. *脂肪影*　正常成年人的骶髂关节骨面下也可以出现脂肪沉积，这是由于成年人的骶骨为扁骨，常含有大量的黄骨髓，在 T_1WI 序列层面上表现为可见的高信号影像，正常的脂肪沉积多对称分布且边缘模糊（图 3-1-14）。

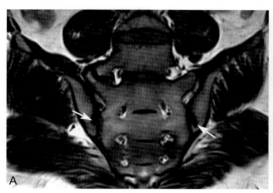
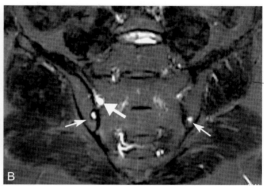

图 3-1-13　骶髂关节 MRI（斜冠状位）

A. T_1WI 序列显示双侧髂骨侧低信号的血管影（箭头所示）；B. STIR 序列显示双侧髂骨侧高信号的血管影（细箭头所示），右侧骶骨侧高信号血管瘤影（粗箭头所示）

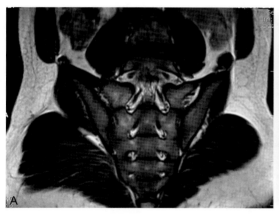
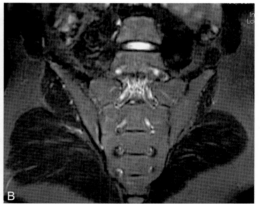

图 3-1-14　正常的脂肪沉积，骶髂关节 MRI（斜冠状位）

A. T_1WI 序列显示为高信号影，分布均匀，边缘模糊正常脂肪沉积影；B. STIR 序列显示脂肪信号被抑制，显示为低信号正常脂肪沉积影

4. *韧带穿行*　骶髂关节关节面后部粗糙，成为很多韧带的附着部位，以维持关节稳定，包括骶髂前韧带、骶髂后韧带、骶结节韧带，以及骶棘韧带等，这些附有韧带的关节面可能表现为骨侵蚀样影像，需连续几个层面综合判断（图 3-1-15）。

四、其他损伤

在 MRI 上骶髂关节异常信号可能为外伤、侵入性检查等原因造成，对于这部分患者要结合既往史仔细分析。

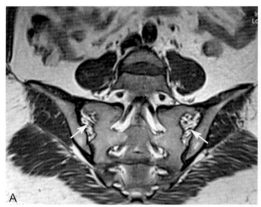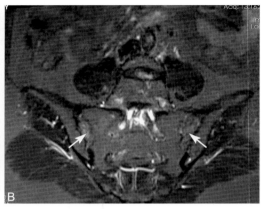

图 3-1-15 骶髂关节 MRI（斜冠状位）

A. 箭头所示为骶髂关节韧带，T_1WI 序列表现信号高低不等，可见韧带排列；B. 箭头所示为骶髂关节韧带，STIR 序列表现为信号高低不等的结构

【病例 1】患者，男性，34 岁。腰背痛 1 年余。患者无明显晨僵及夜间痛，但久坐后有腰背痛，无关节肿胀、疼痛，无虹膜炎及银屑病皮疹，无 SpA 家族史。化验检查：HLA-B27 阴性。因患者血常规淋巴细胞比例明显增高，为排除血液系统疾病行骨髓穿刺检查，之后行骶髂关节 MRI 检查，在骶髂关节 MRI 上可见骨髓穿刺后进针损伤的影像（图 3-1-16）。

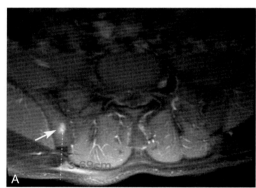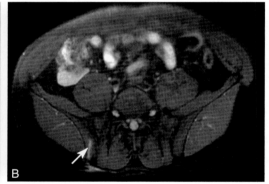

图 3-1-16 骶髂关节 MRI（轴位）

A、B. STIR 序列显示右侧骶髂关节髂骨侧小片状异常强化区（箭头所示，系骨髓穿刺后进针损伤所致）

【病例 2】患者，男性，18 岁。下腰痛，伴有轻度晨僵。患者活动多后膝关节轻度疼痛，无关节肿，在当地查 HLA-B27 阴性，非甾体抗炎药治疗效果欠佳，为进一步诊治入院。为进一步排除血液系统疾病行骨髓穿刺检查，之后行骶髂关节 MRI 及骶髂关节 CT 检查，在骶髂关节 MRI 上可见骨髓穿刺后进针损伤的影像，同时在骶髂关节 CT 上可见右侧髂骨骨破坏，也考虑与骨髓穿刺有关（图 3-1-17，图 3-1-18）。

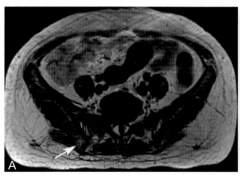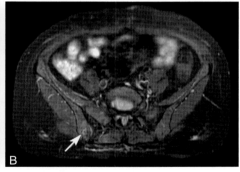

图 3-1-17　骶髂关节 MRI（轴位）

A. T$_1$WI 序列显示右侧骶髂关节髂骨侧小片状低信号影（箭头所示）；B. STIR 序列显示右侧骶髂关节髂骨侧小片状高信号影（箭头所示，系骨髓穿刺后进针损伤所致）

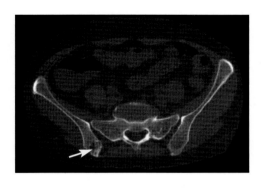

图 3-1-18　骶髂关节 CT

显示双侧骶髂关节间隙尚可，右侧髂骨可见骨质破坏（箭头所示，考虑系穿刺所致）

（王炎焱　冀肖健）

第二节　磁共振设备的调试

受试者取平卧位，根据骶骨长轴取斜轴位及斜冠状位进行扫描（图 3-2-1）。采用序列为 T$_1$WI、脂肪抑制 T$_2$WI 或短反转时间反转恢复（short TI inversion recovery，STIR）序列。根据临床需要进行 Gd-DTPA 增强扫描。

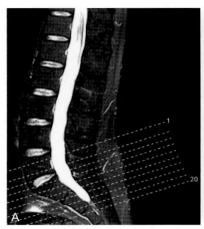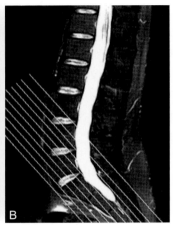

图 3-2-1　骶髂关节扫描方位

A. 斜轴位；B. 斜冠状位

以 1.5T 磁共振成像仪（Siemens, Erlangen, Germany）为例，常用扫描参数：FOV 30cm×30cm，层厚 4.0mm，层间距 1.0mm。T_1WI：TR 423ms，TE 13ms；STIR：TR 3700ms，TE 50ms，TI 145ms；T_2WI：TR 4500 ms，TE 80ms。

（罗　贵　朱　剑）

第三节　影响磁共振图像的几个因素

MRI 的原理比较复杂，所涉及的技术较多，很多因素都会影响 MRI 的质量。

一、信噪比

信噪比（signal to noise ratio，SNR）是指图像信号强度与背景随机噪声强度之比，SNR 与图像质量成正比。所谓信号强度是指图像中代表某组织的一感兴趣区内各像素信号强度的平均值；噪声是指同一感兴趣区等量像素信号强度的标准差。图像的 SNR 与很多因素有关：① SNR 与主磁场的强度成正比。②多数序列中 TR 延长，导致组织的纵向磁化倾向最大限度增加。与此同时，信号强度也增加，使 SNR 增加，但增加是有限的。③多数序列中 TE 延长，由于 T_2 衰减导致回波信号减弱，引起 SNR 相应减低。④ SNR 与扫描野（FOV）的平方成正比，FOV 增大，SNR 升高。⑤层厚增加，SNR 成比例增加；SNR 与回波信号总数的平方根成正比。⑥采集带宽越宽，SNR 越低。提高图像 SNR 的基本原则是提高受检组织的信号强度和降低背景噪声。⑦平均次数。当平均次数增加时，导致扫描时间增加，而 SNR 的增加只与平均次数的平方根成正比。

二、对比噪声比

尽管 SNR 是一项比较重要的技术指标，但 SNR 很高也不能保证两个相邻结构能有效地被区分开来，因此，有价值的诊断图像必须在特性组织和周围正常组织间表现出足够的对比噪声比（contrast to noise ratio，CNR）。图像的 CNR 反映了两组织间的相对信号差，它取决于组织本身的特性。当病灶与周围组织的图像对比度较小时，在 MRI 中使用顺磁性造影剂，SNR 则与设备性能有关，对比度和 SNR 共同决定了图像的质量。CNR 是指两种组织信号强度差值的绝对值与背景噪声之比，代表两种组织信号强度的相对差别，差别越大则图像对比越好。图像 CNR 受 3 个方面的影响：①组织间的固有差别，即两种组织的 T_1 值、T_2 值、质子密度等的差别，差别大者则 CNR 越大，对比越好。②成像技术，包括场强、所用序列、成像参数。脉冲序列和决定图像信号加权的成像参数，以及 TE、TR、TI 和翻转角均对 CNR 有直接影响。此外，CNR 也受 NEX（激励次数）、体素容积、接收带宽及线圈类型的影响，这些因素对 CNR 的影响与对 SNR 的影响相同。③人工对比，有的组织间的固有差别很小，可以利用对比剂的方法增加两者间的 CNR。

三、空间分辨率

决定 MR 图像质量的另一个重要因素是空间分辨率。它是指图像中可辨认的邻接物体空间几何长度的最小极限，它反映了图像对细微结构的可分辨能力。显然，空间分辨率取决于体素的大小。当体素容积大时，其中包含的各细胞组织产生的 MR 信号经过平均后，即产生体素的 MR 信号。就是说，这个 MR 信号不是一个体素中一种组织产生的信号，而是体素中各组织产生的 MR 信号的平均信号强度。体素容积大则空间分辨率低，是因为部分容积效应的结果；而体素容积小时，能分辨出细微结构，空间分辨率高。

体素的大小是由 3 个因素决定的，即 FOV、矩阵的大小和层面厚度。这些都可由操作者根据需要来选择。成像层面越薄，空间分辨率越高；成像层面越厚，部分容积效应的影响越显著，空间分辨率就越低。当 FOV 一定时，像素矩阵越大，则像素数越多，像素越小，图像越细腻，因而空间分辨率越高；反之矩阵越小，空间分辨率越低。当像素矩阵一定时，FOV 越小，像素越小，空间分辨率越高；反之，FOV 越大，空间分辨率越低。

综上所述，选择薄的成像层面、大的像素矩阵、小的 FOV，将会提高空间分辨率。但必须注意到，当其他成像参数不变时，空间分辨率的提高总是伴随着 SNR 的下降。

四、均匀度

均匀度是指图像上均匀物质信号强度的偏差，偏差越大说明均匀度越低。

五、伪影

伪影是指在 MRI 成像过程中，由于某种或某些因素而出现了人体组织原来并不存在的影像。当出现伪影时，应仔细分析伪影出现的原因，以有效的方法来防止、抑制，甚至消除伪影，提高图像质量。常见伪影有设备伪影、化学位移伪影、摺积伪影、截断伪影、部分容积效应、运动伪影及金属异物伪影等。

（罗　贵　邓小虎）

第四节　磁共振读片标准化

读片标准化的目的是使磁共振这一诊断方法可以普遍的应用于临床实践，同时由于骶髂关节及脊柱的磁共振显像具有复杂的解剖结构和排列的不一致性，这也要求我们必须制订一个简单的规则来提高不同读片者的一致性。

一、磁共振读片速度

磁共振读片应以中速进行，磁共振内容较多，过快读片会导致漏诊。由于磁共振敏感性较强，故通常认为不能肯定的异常表现没有诊断意义，而过慢读片，却会将有疑问的地方误认为有诊断意义，导致误诊。

二、磁共振读片顺序

对于骶髂关节，应按从前向后的顺序读片。通常斜冠状位的骶髂关节是从身体正前方向后扫描，因此，可在第一个层面上看到肠道、膀胱等内脏器官（图 3-4-1），而最后的几个层面则可见马尾、脑脊液表现（图 3-4-2）。

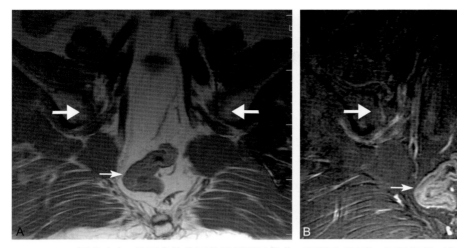

图 3-4-1　位于身体前面的双侧骶髂关节（粗箭头所示），可见肠道（细箭头所示）
A. T_1WI 序列；B. STIR 序列

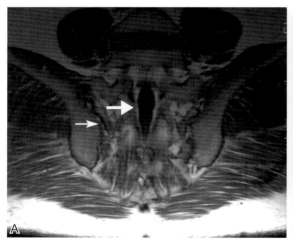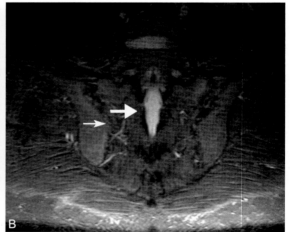

图 3-4-2　位于身体后面的双侧骶髂关节（细箭头所示），可见脑脊液（粗箭头所示）
A. T_1WI 序列；B. STIR 序列

三、磁共振读片部位

在 STIR 序列上观察到骨髓高信号影，意味着骨髓损伤，对于我们这里特指"骨髓水肿"。对于炎性损伤，仅评估 STIR 序列上显示的骨髓水肿信号，主要评估关节周围炎性损伤的部位、大小及严重程度。

脂肪沉积定义为在 T_1WI 序列层面上可见的高信号影，亦常见于健康人的骶髂关节。正常的脂肪影双侧骶髂关节对称，逐渐从骶骨边缘向骶骨正中放射，边界不清楚。异常的脂肪沉积双侧骶髂关节不对称，边界清楚。对于 SpA 患者，脂肪沉积多位于紧邻软骨下骨的部位，边界清楚，常可见于强直和其他损害，如水肿和硬化附近。而骨侵蚀是在 T_1 自回旋波（SE）像上的骶髂关节髂骨面或骶骨面骨皮质的全层缺失，同时伴有相邻部位骨髓信号的消失（图 3-4-3）。

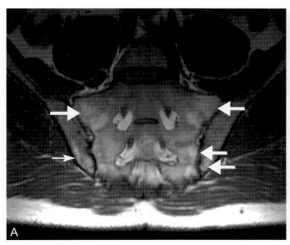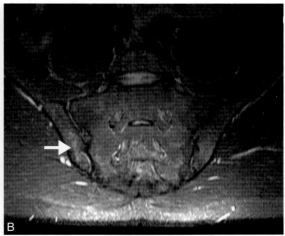

图 3-4-3　骶髂关节 MRI（斜冠状位）

A. T_1WI 序列显示双侧骶髂关节周围高信号影，提示脂肪沉积（粗箭头所示）；远离骶髂关节处高信号，与脊柱关节炎无相关（细箭头所示）。B. STIR 序列显示右侧骶髂关节髂骨侧近关节处稍高信号影，提示骨髓水肿可能（粗箭头所示）

（赵　征　罗　贵）

参 考 文 献

柏树令, 应大君 .2013. 系统解剖学 . 北京：人民卫生出版社 .

黄烽 .2011. 强直性脊柱炎 . 北京：人民卫生出版社 .

黄烽 . 脊柱关节病总论 // 蒋明, David Yu, 林孝义, 等 .2004. 中华风湿病学 . 北京：华夏出版社 ,980-989.

刘树伟, 李瑞锡 .2013. 局部解剖学 . 北京：人民卫生出版社 .

洛树东, 高振平 .2011. 医用局部解剖学 . 北京：人民卫生出版社 .

钱齐荣 .1997. 骶髂关节的解剖及生物力学研究进展 . 中国临床解剖学杂志 ,15(3):235-237.

杨正汉, 冯逢, 王霄英 .2011. 磁共振成像技术指南 .2 版 . 北京：人民军医出版社 ,424-429.

张少群, 冯梓誉, 陈燕萍, 等 .2019. 成年人正常骶髂关节间隙的 CT 影像解剖学观测及其临床意义 . 中国临床解剖学杂志 ,37(1):14-19.

Hendrick RE,Russ PD,Simon JH. 1993.MRI: Priciples and Artifacts. New York: Raven Press: 2-293.

Young SW. 1984.Magnetic Resonance Imaging(Basic Priciples). New York: Raven Press: 117-179.

第 4 章

脊柱的解剖和磁共振表现

第一节　正常脊柱的解剖与磁共振成像

　　脊柱为人体的中轴，共 33 节，其中颈椎（C）7 节、胸椎（T）12 节、腰椎（L）5 节、骶椎（S）5 节、尾椎 4 节，骶椎和尾椎呈融合状，故实际参与活动的仅 26 块椎骨。脊柱对于保护脊髓、维持人体活动和承载负荷具有重要的作用。正常脊柱的解剖见图 4-1-1。

　　脊柱 MRI 多以矢状位观察，其中，T_1WI 序列可以清楚显示骨与软组织的解剖细节。在 T_1WI 序列上，椎体、椎弓根、椎板、横突、棘突显示为高信号影，神经根显示为中等信号影，骨皮质、椎体终板、血管及脑脊液显示为低信号影。在脂肪抑制 T_2WI 序列上，脑脊液显示为高信号影，神经根及椎小关节软骨显示为中等信号影，骨皮质、椎体终板、椎体及横突等显示为低信号影。

　　典型的椎骨由前方的椎体和后部的椎弓构成，椎体和椎弓围成椎孔。椎孔相连成椎管，容纳脊髓和神经根及其被膜。椎弓呈弓形，由 1 对椎弓根、1 对椎弓板、4 个关节突、2 个

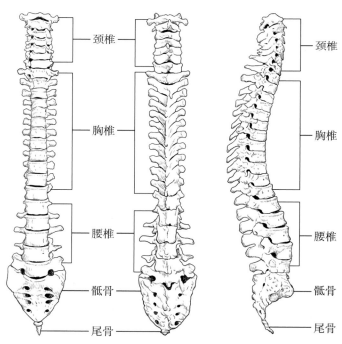

图 4-1-1　全脊柱解剖正面、背面及侧面观

横突和 1 个棘突构成。椎弓根的上下缘为椎骨上切迹和椎骨下切迹，相邻椎骨的椎骨上下切迹围成椎间孔，见图 4-1-2。

一、正常颈椎的解剖与磁共振成像

1. **颈椎的解剖**　颈椎由 7 块颈椎骨组成，除第 1 颈椎和第 2 颈椎外，其他颈椎之间有椎间盘。每块颈椎都由椎体和椎弓两部分组成（图 4-1-3）。

（1）寰椎：第 1 颈椎又叫寰椎，它没有椎体和棘突，由前后弓和侧块组成。前弓中部有关节面与第 2 颈椎的齿状突构成寰齿关节。侧块上方有椭圆形凹陷的关节面与枕骨髁构成寰枕关节，侧块下方有较平坦的关节面与第 2 颈椎的上关节面构成寰枢关节，见图 4-1-4。

（2）枢椎：第 2 颈椎又叫枢椎，它和一般的颈椎相似，但椎体上方有齿状的隆突称为齿突，此齿突可视为寰椎的椎体（图 4-1-5）。

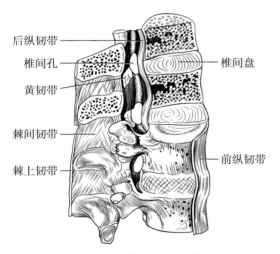

图 4-1-2　椎骨间的连接（正中矢状面）

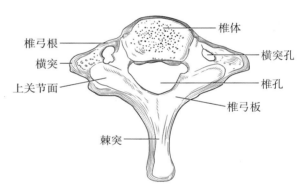

图 4-1-3　颈椎骨

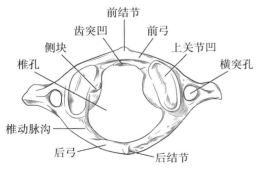

图 4-1-4　寰椎（上面观）

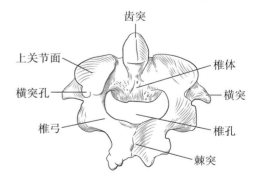

图 4-1-5　枢椎（上面观）

2. **正常颈椎的 MRI 表现**　正常颈椎在矢状位图像上，可以看到向前的生理弯曲。正常成年人的椎体因为以黄骨髓成分为主，其内富含脂肪组织，因此，在 T_1WI 序列呈高信号，在脂肪抑制 T_2WI 序列呈低信号。椎间盘因其髓核组织富含水分，因此，在 T_1WI 序列呈低信号，在 T_2WI 序列呈高信号（图 4-1-6）。

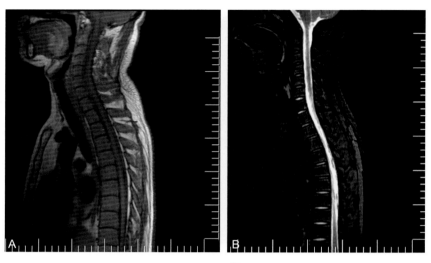

图 4-1-6　颈椎 MRI

A. T_1WI 序列，显示正常椎体、椎间盘；B. 脂肪抑制 T_2WI 序列，显示正常椎体、椎间盘

　　椎体如果出现病灶，则表现为在 T_1WI 序列高信号背景上出现异常低信号，在脂肪抑制 T_2WI 序列低信号背景上出现异常高信号。椎间盘出现变性时，首先会出现髓核含水量的减少，因此，表现为椎间盘在 T_2WI 序列上的信号减低。

二、正常胸椎的解剖与磁共振成像

　　1. 胸椎的解剖　椎体从上向下逐渐增大，横断面呈心形，其两个侧面的上、下缘分别有上、下肋凹，与肋骨头相关节。横突末端前面，有横突肋凹与肋结节相关节。第 1 胸椎、第 9 胸椎、第 11 胸椎及第 12 胸椎的肋凹不典型（第 1 胸椎有一个圆形的全肋凹和一个半圆形的下肋凹；第 10 胸椎只有一个上肋凹；第 11 和第 12 胸椎各有一个全肋凹，横突无肋凹）。关节突的关节面几乎呈冠状位，上关节突的关节面朝向后，下关节突的关节面朝向前。棘突较长，向后下方倾斜，各相邻棘突呈叠瓦状排列。胸椎结构见图 4-1-7。

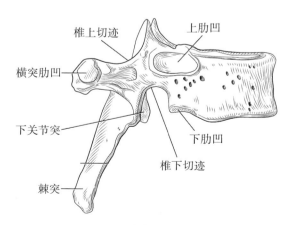

图 4-1-7　胸椎（右侧面观）

　　2. 胸椎的 MRI 表现　正常胸椎在矢状位图像上，可以看到稍向后的生理弯曲。正

常椎体及椎间盘的信号特征与颈椎一致，其中椎体在 T_1WI 序列呈高信号，在脂肪抑制 T_2WI 序列呈低信号；椎间盘在 T_1WI 序列呈低信号，在 T_2WI 序列呈高信号，见图 4-1-8。

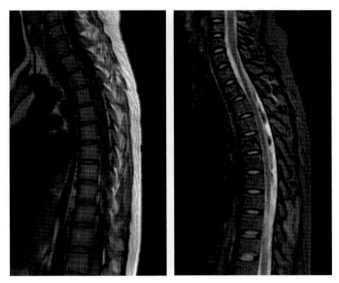

图 4-1-8　胸椎 MRI

A.T_1WI 序列，显示正常胸椎椎体、椎间盘；B.脂肪抑制 T_2WI 序列，显示正常胸椎椎体、椎间盘

三、正常腰椎的解剖与磁共振的表现

1.腰椎的解剖　腰椎基本上都由椎体、椎弓及从椎弓上发出的凸起（包括上、下关节突及横突、棘突等）组成。腰椎的椎体较颈椎和胸椎大而厚，主要由骨松质组成，外层的骨密质较薄。从侧面看，椎体略呈楔状，横径大于前后径，并从上到下逐渐增大，见图 4-1-9。

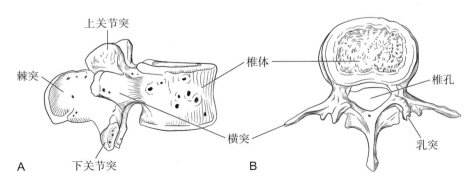

图 4-1-9　腰椎

A.腰椎右侧面观；B.腰椎上面观

2.腰椎的 MRI 表现　正常腰椎在矢状位图像上，可以看到稍向前的生理弯曲。正常椎体及椎间盘的信号特征与颈椎一致，其中椎体在 T_1WI 序列呈高信号，在脂肪抑制 T_2WI 序列呈低信号，椎间盘在 T_1WI 序列呈低信号，在 T_2WI 序列呈高信号，见图 4-1-10。

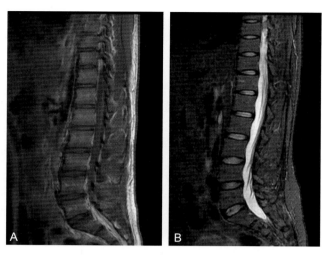

图 4-1-10　腰椎 MRI

A. T$_1$WI 序列，显示正常腰椎椎体、椎间盘；B. 脂肪抑制 T$_2$WI 序列，显示正常腰椎椎体、椎间盘

四、正常骶尾骨的解剖与磁共振的表现

1. 骶尾骨的解剖　骶骨呈三角形，由 5 块骶椎融合而成，它是脊柱中最为发达的部分。人类的尾骨一般是由 4 块尾椎合并退化而构成的一块骨性结构，在上面与骶骨形成关节，见图 4-1-11。

2. 骶尾骨的 MRI 表现　见图 4-1-12。

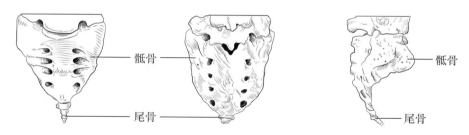

图 4-1-11　骶尾骨正面、背面及侧面观

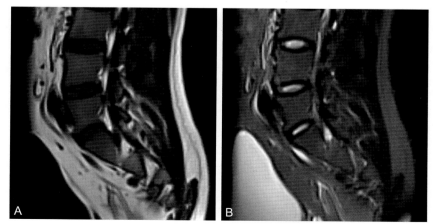

图 4-1-12　正常骶尾骨 MRI

A. T$_1$WI 序列；B. 脂肪抑制 T$_2$WI 序列

五、正常脊柱磁共振的其他信号

血管影　椎骨的血液供应主要来自椎间动脉。这些丰富的血管支表现为纵线样、横线样或点状的信号，在 T_1WI 序列为低信号，在 STIR 序列为高信号，并在多个层面连续出现（图 4-1-13）。

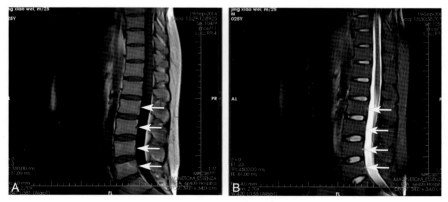

图 4-1-13　腰椎 MRI

A. T_1WI 序列显示正常血管影，表现为低信号影（箭头所示）；B. 脂肪抑制 T_2WI 序列显示正常血管影，表现为高信号影（箭头所示）

（徐　贤　裴　蕾）

第二节　椎小关节的解剖与磁共振成像

脊柱 MRI 多以矢状位观察，椎小关节在旁矢状层面上显示较清晰，其中，T_1WI 序列可以清楚显示骨与软组织的解剖细节。在 T_1WI 序列上，椎体、椎弓根、椎板、横突、棘突显示为高信号，神经根显示为中等信号，骨皮质、椎体终板、血管及脑脊液显示为低信号。在 STIR 加权像上，脑脊液显示为高信号，神经根及椎小关节软骨显示为中等信号，骨皮质、椎体终板、椎体及横突等显示为低信号（图 4-2-1）。

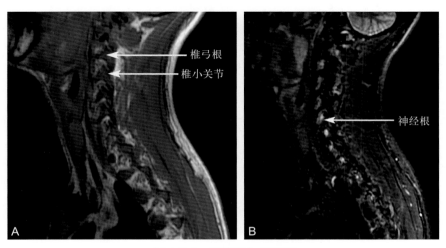

图 4-2-1　颈椎旁矢状层面

A. T_1WI 序列；B. 脂肪抑制 T_2WI 序列

一、关节突关节

每个椎体均有上、下两对关节突，位于椎弓根、椎弓板的移行处。相邻的上、下关节突关节面构成关节突关节，关节面覆以透明软骨，属于滑膜关节。颈椎关节面比较平，向上45°倾斜，关节囊较松弛，易脱位；胸椎的关节突呈冠状位，与其横轴的倾斜度大于45°，较颈椎大，但较腰椎小，其关节囊较紧密；腰椎的关节突关节与其横轴倾斜度多大于60°，其关节囊腰段紧而厚。这些解剖结构决定了该部位脊柱运动的范围，见图4-2-2。

关节突关节在矢状位MRI的旁矢状层面可以清晰显示（图4-2-3）。

二、椎弓根

椎弓根是椎弓的一部分，起于椎体后上部，短而厚，与椎体方向垂直向后方凸起，其外形呈弧形，与椎体、关节突和椎板融合在一起。椎弓根是组成椎间孔的组成部分，其上方有一较浅的切迹构成椎间孔的下壁，椎弓根下方有一较深的椎弓根下切迹构成椎间孔的上壁。

同样，观察椎弓根的结构一般选择矢状位MRI的旁矢状层面，该层面 T_1 序列可以同时清楚地显示椎弓根及关节突关节的结构，而在STIR序列上可以观察到椎间孔内穿行的神经根（图4-2-3，图4-2-4）。

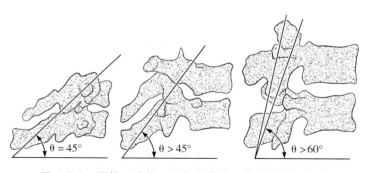

图 4-2-2　颈椎、胸椎、腰椎关节突关节与横轴倾斜度

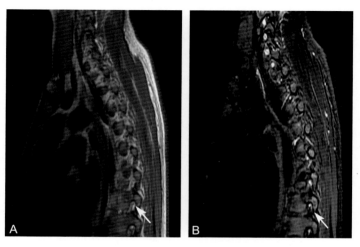

图 4-2-3　胸椎旁矢状层面（正常）
A. T_1WI 序列箭头所示为关节突关节（面关节）；B. 脂肪抑制 T_2WI 序列箭头所示为关节突关节（面关节）

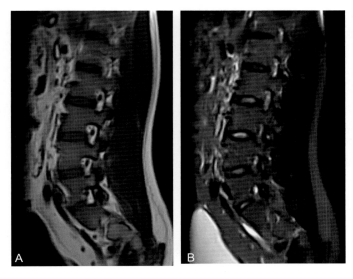

图 4-2-4　腰骶椎旁矢状层面（正常）
A. T_1WI 序列；B. 脂肪抑制 T_2WI 序列

三、肋椎关节

　　肋骨后端与胸椎之间有两处关节。一个是肋头关节，由肋骨头与椎体肋凹组成；另一个是肋横突关节，由肋骨结节关节面与横突肋凹组成。肋头关节与肋横突关节都是平面关节，两个关节同时运动（联合关节），见图 4-2-5。

　　在脊柱 MRI 的旁矢状位及轴位扫描中可以观察到肋椎关节，见图 4-2-6。

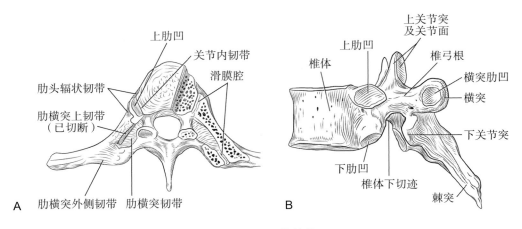

图 4-2-5　肋椎关节
A. 横断面；B. 横断面侧面观

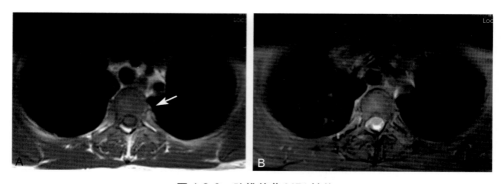

图 4-2-6　肋椎关节 MRI 轴位

A. T_1WI 序列，箭头所示部位可见肋头关节与肋横突关节；B. 脂肪抑制 T_2WI 序列

（徐　贤　裴　蕾）

第三节　脊柱磁共振的读片顺序

一、磁共振设备调试

患者取平卧位，分 2 段完成全脊柱覆盖检查，上段从颅底至第 8 胸椎水平，下段从第 7 胸椎至第 2 骶椎水平。取矢状位及横轴位（必要时）进行扫描，采用序列为 T_1WI 序列、脂肪抑制 T_2WI 序列或 STIR 序列（图 4-3-1）。根据临床需要进行 Gd-DTPA 增强扫描。

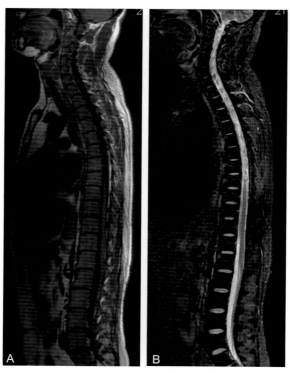

图 4-3-1　全脊柱 MRI 成像

A. T_1WI 序列；B. STIR 序列

二、脊柱 MRI 读片顺序

　　脊柱的磁共振，通常是按照从右向左的顺序进行矢状位扫描，读片亦可按从右向左的顺序逐层阅读，同时要注意包括左右两侧的旁矢状位（图 4-3-2 至图 4-3-4）。

　　评估的部位主要是椎角及椎板附近炎性损伤的大小及严重程度，同时要评估椎小关节的炎性损伤。

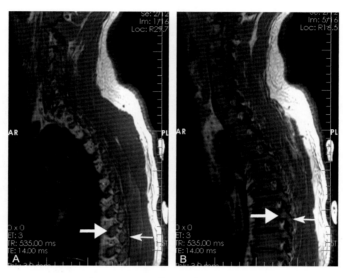

图 4-3-2　右侧 - 旁矢状位
A. 可见肋椎（粗箭头所示）及肋横突关节（细箭头所示）；B. 可见椎弓根（粗箭头所示）及棘突（细箭头所示）

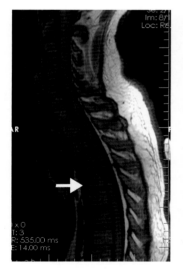

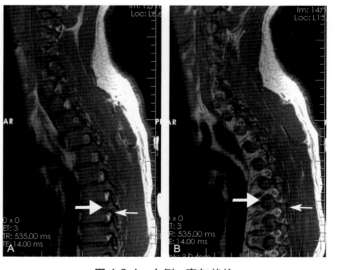

图 4-3-3　矢状位
可见完整的椎体（粗箭头所示）

图 4-3-4　左侧 - 旁矢状位
A. 可见椎弓根（粗箭头所示）及棘突（细箭头所示）；B. 可见肋椎（粗箭头所示）及肋横突关节（细箭头所示）

（赵　征　梁东风）

第四节 磁共振伪影

磁共振伪影产生的原因多种多样，其机制非常复杂，常见的 MRI 伪影包括设备伪影、运动伪影及磁化率伪影。

一、MRI 设备伪影

所谓设备伪影是指与 MRI 设备及 MRI 固有技术相关的伪影，常见的有化学位移伪影、勾边伪影、卷褶伪影、截断伪影（环状伪影）、部分容积效应、层间干扰、近线圈效应（图 4-4-1）。

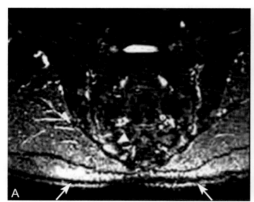
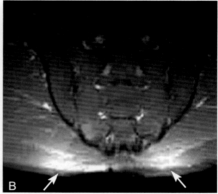

图 4-4-1　近线圈效应（箭头所示）

二、运动伪影

运动伪影通常是指由于受检者的宏观运动引起的伪影。这些运动可以是非自主运动（如心跳、血管搏动等），也可以是自主运动（如肢体运动、吞咽等）；可以是随机的运动（如胃肠道蠕动等），也可以是周期性运动（如心跳、血管搏动等），见图 4-4-2。

三、磁化率伪影

两种磁化率差别较大的组织界面上出现的伪影称为磁化率伪影，如脑脊液与颅骨间、空气与组织之间。体内或体外的金属物质特别是铁磁性物质可造成局部磁化率发生显著变化，出现严重的磁化率伪影（图 4-4-3）。

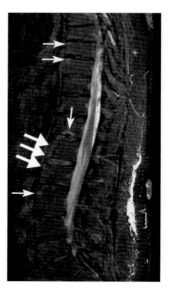

图 4-4-2　腰椎 MRI

粗箭头为前方搏动对主动脉造成的伪影；细短箭头为椎角炎；细长箭头为椎间盘炎

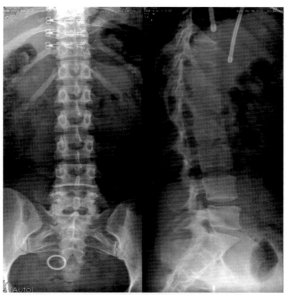

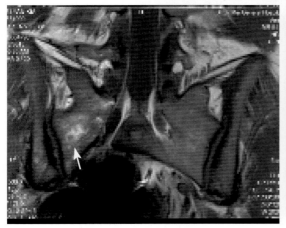 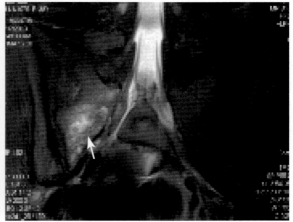

图 4-4-3　腰椎正侧位片可见节育环，对应的骶髂关节 MRI 左侧 T_1WI 序列与右侧的 STIR 序列在右侧骶骨侧可见磁化率伪影（箭头所示）

（赵　征　罗　贵）

参 考 文 献

柏树令，应大君．2013．系统解剖学．北京：人民卫生出版社．

刘树伟，李瑞锡．2013．局部解剖学．北京：人民卫生出版社．

洛树东，高振平．2011．医用局部解剖学．北京：人民卫生出版社．

孙吉林，赵文清，吴育锦．2012．神经疾病影像学快速定位诊断．北京：化学工业出版社．

杰弗里 .S. 罗斯 . 美国磁共振成像教学丛书 脊柱 . 2 版 . 史大鹏，毛晓明，译 . 2006. 郑州：河南科学技术出版社 .

杨正汉，冯逢，王霄英 .2011. 磁共振成像技术指南 . 2 版 . 北京：人民军医出版社 ,429-450.

Haacke EM,Lenz GW. 1987. Improving MR imaging quality in the presence of motion by using rephaseing gradients. Am J Roentgenol,148: 1251-1258.

Wood ML,Henkelman MR. 1999. Artifacts in magnetic resonance imaging. St. Louis: Mosby.

第 5 章
髋关节的解剖和磁共振表现

第一节 髋关节的解剖

髋关节是人体最大、最稳定的关节之一，属于典型的球臼关节，由股骨头、髋臼和股骨颈组成，下方与股骨相连。髋臼是髋关节球臼结构中的凹形结构，由髂骨、坐骨和耻骨3部分组成。骨性髋臼中央为髋臼窝，内有弹性的纤维脂肪垫；髋臼窝周围是鞍形软骨覆盖的关节面，外围增厚。在髋臼的内下方软骨缺如，形成髋臼切迹，切迹由横韧带封闭，两者之间留有间隙，神经血管经韧带下出入关节。股骨头除顶部稍显扁平外，整体膨大呈球形，与髋臼相关节（图5-1-1）。

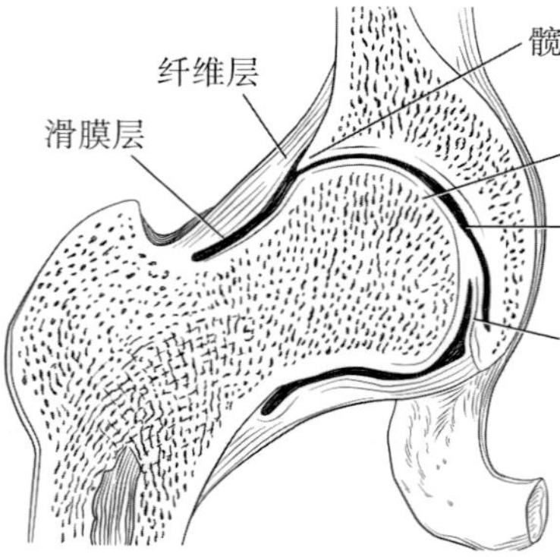

图 5-1-1 髋关节冠状面

股骨关节面占头面积的2/3，嵌入髋臼内。臼的月状面围绕髋臼窝，窝内充填脂肪；髋臼唇附着于臼缘增加臼的深度。髋臼凹陷与股骨头关节面之间的间隙为髋关节间隙，正常成年人此间隙宽为4～5mm。间隙的上半部分较窄，显示两个相对骨性关节面的距离；下半部分较宽，显示股骨头与髋臼窝底之间的距离。

髋关节周围由关节囊和韧带包绕。关节囊内衬滑膜，附着于髋臼边缘刚刚超过髋臼唇的范围，并附着于髋臼横韧带，向下包绕股骨头和股骨颈，前面止于股骨颈基底部，后面止于转子间棘之上1cm处。髋关节囊内外有4条主要的韧带加强，其中位于关节囊前方的髂股韧带最强大，起自髂前下棘，呈扇形向下跨越关节囊前方，分两股分别止于转子间线和小转子前方。关节囊下方的耻股韧带和后方的坐股韧带较为薄弱。圆韧带位于关节腔内，起自髋臼横韧带和髋臼切迹，止于股骨头凹，外覆滑膜，内含血管，是连接股骨头和髋臼的强力韧带，呈束状锥形外观，在股骨头陷窝内形成小的切迹，周围被脂肪充垫。滑膜为关节囊内层，于股骨颈基底部反折，而关节囊纤维层的一些最内面的纤维也在股骨颈部反折，并向内层延伸，被反折的滑膜被覆后形成上、下支持带（图5-1-2至图5-1-4）。

髋臼由髂骨、耻骨、坐骨组成，髋臼的面积大于股骨头的50%，上1/3是主要负重区。在站立时，髋臼外展角为40°～47°，前倾角为4°～20°。股骨上端包括股骨头、股骨颈、大小转子（粗隆）、股骨干的上部。股骨头呈圆形纳入臼内，股骨颈长平均3.0cm，分头下、颈中、基底3个部分。颈干之间成一角度，为颈干角（内倾角），可增加下肢的运动范围。髋关节可做多轴的运动，但因股骨头深深嵌入髋臼内，且有各种韧带的限制，其运动幅度

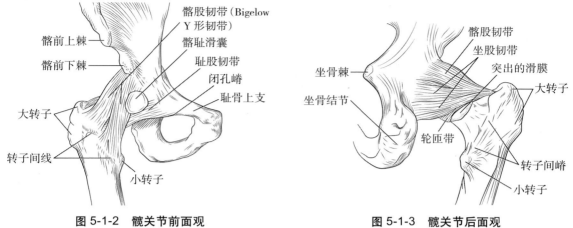

图 5-1-2 髋关节前面观

图 5-1-3 髋关节后面观

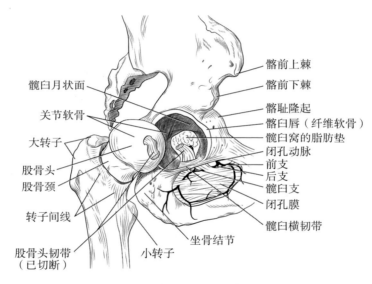

图 5-1-4 髋关节侧面观（关节已打开）

远逊于肩关节。膝关节在伸位时，髋关节的屈曲仅达 80°；膝关节在屈位时，髋关节的屈曲可达 110°。后伸，受髂股韧带的限制，活动仅约 30°；外展，受耻股韧带、髂股韧带及大转子的限制；内收，受髂股韧带外侧部分的限制。因此，髋关节外展与内收的运动范围约为 45°。股骨旋转运动的垂直轴是通过股骨头与髋臼的接触处至内外侧髁之间的连线（不是股骨体的纵轴），在直立时旋转的总幅度为 40°～50°。

髋关节周围由丰富的肌肉群包绕，这些肌肉大多数起自骨盆止于股骨或胫腓骨，它们对髋关节的稳定性和活动起着重要作用。根据不同生理作用分为屈、伸、外展、内收、外旋和内旋肌群。其中外展肌群包括臀中肌、臀小肌和阔筋膜张肌；内收肌群主要由大收肌、长收肌、短收肌、耻骨肌、股薄肌等组成；屈髋肌群主要是髂腰肌；伸髋肌群主要是臀大肌；外旋肌群主要是臀大肌和股外旋短肌（包括闭孔外肌、股方肌、闭孔内肌、梨状肌和上下孖肌）；内旋肌群主要是阔筋膜张肌。臀小肌的前部由纤维组成。另外一种肌群分类方法符合影像观察的习惯，是按照解剖区域划分，包括髂区、臀区、股前区、股内侧区和股后区肌群，结合起止点可以理解和记忆肌肉的功能。髂区肌群是指骨盆腹侧肌群，包括腰大肌、髂腰肌等；臀区肌群是指骨盆背侧的肌群，包括臀大肌、臀小肌、阔筋膜张肌、梨状肌、闭孔内肌、上下孖肌和股方肌；股前肌群包括缝匠肌和股四头肌；股内侧肌群包括股薄肌、耻骨肌、闭孔外肌和长收肌、短收肌、大收肌肌群，主要作用是内收髋关节；股后肌群，即 Hamstring 肌群，包括股二头肌、半腱肌、半膜肌，主要作用是屈膝关节、伸髋关节。见图 5-1-5。

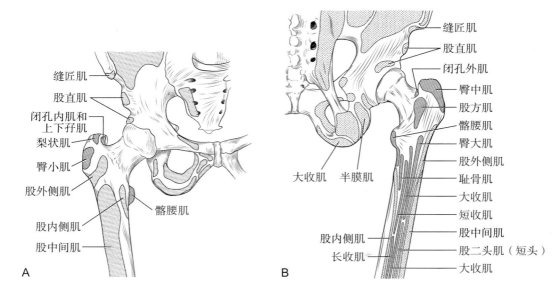

图 5-1-5　髋关节周围肌肉

A. 前面观；B. 后面观

第二节　髋关节 MRI 的检查和表现

　　髋关节进行 MRI 检查时，平扫至少包括 4 个序列，即分别在横轴位和冠状位行 SE T_1WI 序列，以及在横轴位上行脂肪抑制的 FSE T_2WI 序列或 PDWI 序列。冠状位行脂肪抑制的 FSE T_2WI 序列时，一般使用抑制脂肪 STIR 序列。当需要造影剂增强扫描时，在横轴位、矢状位和冠状位使用脂肪抑制的 SE T_1WI 序列，并且在显示病变特征的层面做相同序列的平扫，以对比分辨强化程度。各个脉冲序列在显示髋关节特征时各不相同，在 SE T_1WI 序列主要显示肌肉和骨骼的解剖形态，并可鉴别骨髓替代性疾病。一般情况下，正常的红骨髓信号要高于肌肉的信号，而骨髓水肿和肿瘤浸润时低于肌肉的信号。脂肪抑制的 SE T_1WI 序列上，关节液和脂肪抑制后均呈低信号，突出显示盂唇和软骨，有利于软骨的评价。脂肪抑制的 FSE T_2WI 序列或 PDWI 序列均可显示骨髓水肿和软组织病变，PDWI 序列对软骨、盂唇和肌腱显示更加清晰，特别适用于髋关节检查，在显示滑膜增厚、髋臼盂唇、软骨损伤和软骨下骨质水肿方面具有优势。选用 STIR 进行脂肪抑制的 FSE T_2WI 序列，更适合显示骨髓和软组织水肿。

　　进行髋关节 MRI 阅片是在系统了解髋关节的结构特征后需要在横轴位、矢状位和冠状

位的 T_1WI、T_2WI 序列进行重点的针对性观察。①在冠状位上评价髋臼、盂唇、关节间隙、髋臼和股骨头下软骨下的骨髓。盂唇由纤维软骨构成，位于股骨头的外上方、髋臼的外下方，各序列均呈三角形的低信号。关节囊是紧贴股骨颈的低信号结构，发生积液时其内侧和外侧突出可以被显示；关节内的脂肪垫在股骨头内侧和髋臼之间，呈脂肪信号。股骨头圆韧带水平可以显示股直肌折返附着在髂股韧带的外侧；髂股韧带呈低信号，在股骨颈的外侧，靠近股骨大转子。②在横轴位上，可以充分显示股骨头、髋臼和肌肉的空间位置关系。股骨头的软骨呈中等信号，盂唇的前缘和后缘呈三角形，尖端向外；肌肉组织呈中等的 T_1 信号。髂股韧带呈低信号，与股骨头前部的骨皮质融合；耻股韧带在股方肌前面、坐骨内侧，附着于关节囊。髋臼顶部层面可能和股骨头有部分容积效应的干扰。髋臼内信号不均匀很大程度是由于红骨髓的分布差别造成的。③在矢状位上可以显示前后盂唇、股骨头和髋臼的透明软骨，纵向显示臀肌、股内侧肌、股后和股前肌群。股骨头和髋臼的软骨呈中等信号，中间可以有细线样液体信号分割；股骨头骺线呈前后走行的水平低信号。见图 5-2-1 至图 5-2-6。

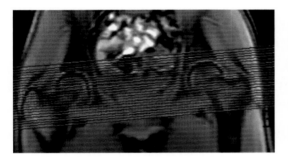

图 5-2-1　横轴位图像定位线

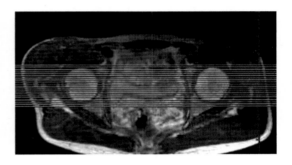

图 5-2-2　冠状位图像定位线

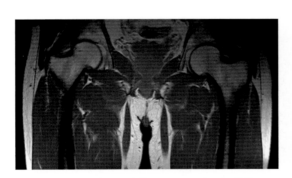

图 5-2-3　正常髋关节 T_1WI 序列（冠状位）

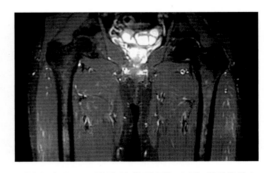

图 5-2-4　正常髋关节 T_2FS 序列（冠状位）

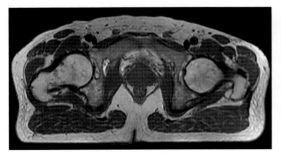

图 5-2-5　正常髋关节 T_1WI 序列（横轴位）

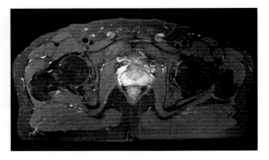

图 5-2-6　正常髋关节 T_2FS 序列（横轴位）

髋关节磁共振扫描时，患者取仰卧舒适体位，足先进，双腿轻度内旋。采用多通道相控阵体部线圈（Q-BODY），线圈定位槽与髂前上棘和耻骨联合连线的中点对齐，进入磁体中心，根据对象的大小调整 FOV 大小，在充分覆盖的前提下尽量缩小 FOV，以便得到最大图像分辨率，一般以髋关节为中心，兼顾骨盆和大腿上段。

磁共振对诊断髋关节部位的骨、软骨、韧带，以及周围肌肉、肌腱等组织的病变具有非常重要的作用，熟练掌握髋关节的解剖、病理、病变的影像学表现是充分发挥磁共振诊断优势的基础，也是充分发挥磁共振诊断优势的必要保障。

（赵　征　张庆猛）

第三节　髋关节磁共振的读片顺序

文献报道，约 70% 的强直性脊柱炎患者可以在 MRI 上发现髋关节早期炎症的相关征象，而早期髋关节的改变并不能通过临床症状和普通 X 线平片或 CT 发现。因此，MRI 在强直性脊柱炎合并髋关节受累早期、中期诊断中有着不可比拟的优势。目前对髋关节 MRI 的读片以急性期的表现为主，既在 T_2FS 序列上观察是否有骨髓水肿及关节积液。

在读片时，首先要确认读片的层面，才能尽量避免误诊和漏诊，对于髋关节磁共振，读片一般选取冠状位层面。对骨髓水肿来说，自开始看到股骨头或髋臼至完全不能看到为止（一般有髋臼的层面会略多于有股骨头的层面），既通常所说的骨相关部位，而骨相关部位又定义为距关节面半径 2cm 的股骨头或髋臼部位的骨组织。

【病例】患者，男性，47 岁。腰背痛伴外周关节肿痛 16 年，皮疹 4 年。患者无 AS 家族史，化验检查：HLA-B27 阳性，ESR 70mm/h，CRP 6.4mg/L。髋关节 MRI 见图 5-3-1。诊断：银屑病关节炎。

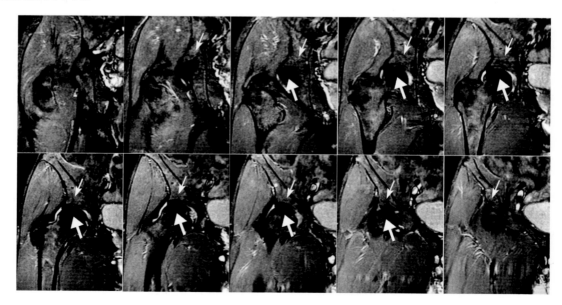

图 5-3-1　髋关节 MRI 连续层面（冠状位）
可观察到的髋臼部位（细箭头所示）多于股骨头（粗箭头所示）部位

（赵　征　郭军华）

参 考 文 献

柏树令，应大君. 2013. 系统解剖学. 北京：人民卫生出版社.

毛宾尧，庞清江，吕厚山，等. 2010. 人工髋关节外科学. 北京：人民卫生出版社.

陈启明，梁国穗，秦岭，等译. 2001. 骨科基础学. 北京：人民卫生出版社.

余修贵，王琦. 2002, 髋关节断层解剖学研究. 九江医学，17(4): 195-196.

韩鸿宾，余家阔，王福生，等译. 2009. 骨科肌肉 MRI/CT 断层解剖. 北京：北京大学医学出版社：227-303.

余勉，马兆龙，杨广夫. 2003. 髋关节的矢状断层影像解剖学. 解剖学杂志. 26.

董建东，王友，朱振安，等. 2005. 成人髋臼骨计算机三维重建及形态学测量. 中华外科杂志,43(24):1583-1586.

郁冰冰，丁娟，朱明，等. 2011. 髋关节磁共振造影及扫描技术的研究. 中华临床医师杂志,5(10):2930-2934.

Botser I,Safran MR. 2013. MR imaging of the hip: pathologies and morphologies of the hip joint,what the surgeon wants to know. Magn Reson Imaging Clin N Am,21(1): 169-182.

Totty WG,M urphy WA,Ganz WI,et al. 1984. Magnetic resonance imaging of the normal and ischemic femoral head. AJR,143:1273-1278.

Kubo T,Horii M,Harada Y,et al. 1999. Radial-sequence magnetic resonance imaging in evaluation of acetabular labrum. J Orthop Sci,4(5):328-332.

第 6 章

骶髂关节磁共振的异常表现

骶髂关节是脊柱关节炎最易受累、最早累及的部位，无论是 1984 年修订的强直性脊柱炎纽约分类标准，还是 2009 年的国际脊柱关节炎协会（ASAS）中轴型脊柱关节炎分类标准，均将骶髂关节的影像学改变作为疾病的诊断依据。

2009 年 ASAS-MRI 工作组定义骶髂关节的 MRI 影像改变中，包括急性炎症改变和慢性结构学改变。急性炎症改变包括骨髓水肿（BME）、滑囊炎和滑膜炎、肌腱端炎；慢性结构学改变包括骨硬化、脂肪沉积、骨侵蚀和骨性强直。其中，骨髓水肿在脊柱关节炎的 MRI 影像学表现中占据着最重要的地位。2009 年的 ASAS 中轴型脊柱关节炎分类（SpA）标准中，将骶髂关节 MRI 中出现的单个层面的多处 BME，或单个 BME 累及多个层面，作为中轴型 SpA 分类标准的影像学诊断标准。但随着 MRI 在临床的广泛使用后我们也发现，诊断中轴型 SpA，急性炎症改变的 BME 固然重要，但结构学损伤的意义也非常大。尤其是近年来越来越多的研究也发现，在健康的正常人、产后女性、休闲运动或剧烈运动后、军训的军人都可以见到 BME，因此，我们需了解 SpA 的影像学特点，并结合患者的临床资料才能防止误诊的发生。2019 年 ASAS-MRI 工作组将骶髂关节 MRI 的定义又进行了更新，将急性炎症病变更新包括骨髓水肿（BME）、滑囊炎和关节间隙强化、侵蚀部位炎症、肌腱端炎、关节间隙液；慢性结构学改变包括骨侵蚀、脂肪沉积、侵蚀腔内脂肪化生、硬化、强直、没有形成骨桥的骨芽。下面就新的定义进行详细的阐述。

骶髂关节 MRI 病变的总体评估原则：①骶髂关节 MRI 以诊断或分类 SpA 为目的，所有扫描序列应该同时检查，因为不同的扫描方向或序列可能提供额外的重要信息，可以正确解释扫描发现的异常。② MRI 发现的与 SpA 相关（或高度提示）的骶髂关节炎，如活动性病变和结构损伤，应同时在所有的方向或序列背景下解释。③骶髂关节病变须清楚位于典型的解剖位置，其表现必须高度提示 SpA，任何小的孤立性病变的存在都应谨慎解释。小的孤立性病变却有明显的提示作用的情况比较少见。如果病变似乎存在，但很难确定病变是否"高度提示 SpA"，应根据其他伴随存在的损伤决定。④骶髂关节 MRI 的解释应该客观。科研研究中，通常会在没有患者资料的情况下进行解释，但是临床医师应该在患者的人口统计学、临床和实验室信息背景下解释 MRI，尽管骶髂关节的 MRI 可能提示 SpA，但有可能最终的判断仍然不是 SpA。骶髂关节的其他情况，如骨折、骨关节炎、败血症、损伤、肿瘤和伪影都有可能在 MRI 上观察到与 SpA 相似的病变。

第一节　骶髂关节急性炎症表现

MRI 序列，如 $T_2FS/STIR/T_1WFS$ post-Gd 对活动性病变的检测很敏感。骶髂关节 MRI 急性活动性病变主要表现为：①骨髓水肿（BME）：也称为骨炎，BME 在 $T_2FS/STIR$ 序列上表现为高信号，在 T_1WI 序列上表现为低信号，在 T_1WFS post-Gd 序列上表现为高信号，反映了血管增生。判断是否有 BME 是以骶椎间孔骨髓信号为正常参考，高于骶椎间孔骨髓信号即为高信号。BME 炎症范围必须存在于骶髂关节典型解剖区（软骨下骨），MRI 表现一定高度提示 SpA。②滑囊炎：$T_2FS/STIR$ 和（或）T_1WFS post-Gd 序列信号增强，可见于关节周围（轴位为前侧或后侧，斜冠状位为头侧或尾侧）。③关节间隙增强：增强序列中，关节间隙的骶髂关节软骨部分信号增强。④侵蚀部位炎症：侵蚀部位 $STIR/T_1WFS$ post-Gd 序列信号增强。⑤肌腱端炎：$T_2FS/STIR/T_1WFS$ post-Gd 序列在韧带和肌腱与骨相连的部位（但不包括骶髂关节的骨间韧带）骨髓和（或）软组织中的高信号。⑥关节间隙液：$T_2FS/STIR$ 序列发现关节间隙的高信号影，相当于脑脊液信号。

一、骨髓水肿

BME 是以骨基质水肿、纤维组织增生及炎性细胞浸润为主要病理表现的一种征象。其主要由病变组织血管过多、灌注过度、水的外渗作用等造成。其信号强度与血流和脊髓的信号强度相近，信号强度越高，为急性炎症的可能性越大。MRI 影像学表现为 T_1WI 序列上的低信号影，$T_2FS/STIR/T_1WFS$ post-Gd 和 DWI 序列上的高信号影。水敏感性序列，如 $T_2FS/STIR$ 序列对于检测骨髓水肿非常敏感。T_1WFS post-Gd 序列在静脉注射钆对比剂后，BME 可见轻度延迟增强，特别是在血管形成期。骨髓水肿常出现于骶髂关节附近，可与骨侵蚀等结构性改变同时存在。

2019 年 ASAS-MRI 工作组关于软骨下 BME 定义与之前的定义一样，未做修改。特点为：如果一个层面仅有一个病变异常信号，该信号至少要存在于 2 张图片上，但如果一个层面多个部位有异常信号影，即可定义为 SpA 相关的 BME。急性骶髂关节炎可出现 BME，但 BME 并不仅见于骶髂关节炎。骶髂关节附近的骨髓水肿亦可见于结核、布氏杆菌等感染，以及肿瘤、创伤、骨折等疾病。如果某些时候出现无明确原因的原发性骨髓水肿，需要进行鉴别（将在本书最后一章举例说明）。

【病例 1】患者，女性，23 岁。腰背痛 1 年，膝关节疼痛 3 个月。患者无明显的关节肿胀，无足跟痛、虹膜炎、银屑病，无 AS 家族史。查体：腰部前屈、后仰不受限，膝关节无肿胀、压痛。化验检查：HLA-B27 阳性，ESR、CRP 正常。骶髂关节 MRI 见图 6-1-1。诊断：脊柱关节炎。

【病例 2】患者，男性，58 岁。胸腰痛 10 年，近 1 年加重。患者曾在当地按腰椎间盘突出治疗，症状无明显好转。夜间痛，翻身困难，无痛醒，伴晨僵，活动 30min 后好转；病程中无明显关节肿胀、疼痛，无足跟痛、腊肠趾，无眼炎、银屑病皮疹及肠病病史，无 AS 家族史。化验检查：HLA-B27 阳性，ESR 32mm/h，CRP13.3mg/L，血、尿常规及肝、肾功能正常，骨代谢指标正常。骶髂关节 MRI 见图 6-1-2。诊断：脊柱关节炎。

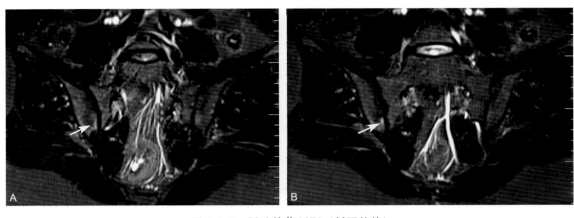

图 6-1-1 骶髂关节 MRI（斜冠状位）

T$_2$FS 序列显示，右侧髂骨侧连续两个层面可见小片状高信号的骨髓水肿影（箭头所示）

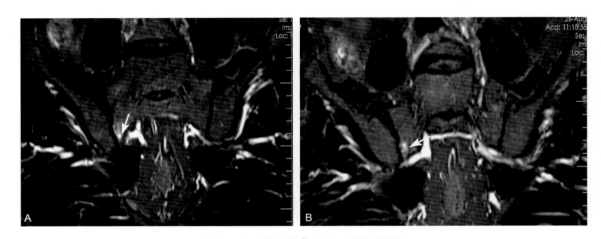

图 6-1-2 骶髂关节 MRI（斜冠状位）

T$_2$FS 序列显示，右侧骶骨侧连续两个层面可见小片状高信号的骨髓水肿影（箭头所示）

【病例 3】患者，女性，24 岁。下腰痛半年，晨僵大于 1h。患者无明显夜间痛，无翻身困难；病程中无关节肿胀、疼痛，无足跟痛，无眼炎、银屑病皮疹及肠病病史，无 AS 家族史，服用 NSAID 症状可以好转。查体：弯腰轻度受限，指地距 8cm，后仰不受限，外周关节无肿胀、压痛。化验检查：HLA-B27 阳性，ESR、CRP 正常。骶髂关节 MRI 见图 6-1-3。诊断：脊柱关节炎。

【病例 4】患者，男性，44 岁。关节肿痛 26 年，腰背痛 19 年。26 年前患者曾有右侧膝关节反复肿痛，对症治疗后（具体不详）关节症状消失，未再出现关节肿。19 年前出现腰背痛，间断发作，严重时夜间疼醒，翻身困难，未正规诊治，逐渐出现驼背。病程中无虹膜炎、银屑病及炎性肠病，其子有 AS 病史。化验检查：HLA-B27 阳性，ESR 66mm/h，CRP34.4mg/L。骶髂关节 MRI 见图 6-1-4。诊断：强直性脊柱炎。给予非甾体抗炎药、柳氮磺吡啶、沙利度胺治疗后症状好转。

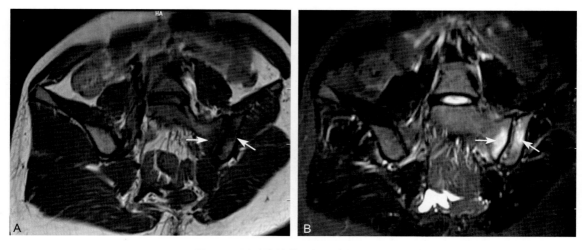

图 6-1-3 骶髂关节 MRI（斜冠状位）

A. T_1WI 序列显示左侧骶骨和髂骨侧大片状低信号的骨髓水肿影（箭头所示）；B. T_2FS 序列显示左侧骶骨和髂骨侧大片状高信号的骨髓水肿影（箭头所示）

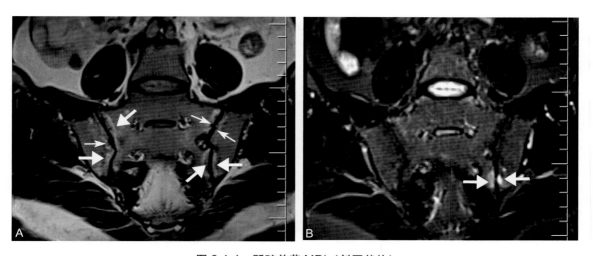

图 6-1-4 骶髂关节 MRI（斜冠状位）

A. T_1WI 序列显示双侧骶骨和髂骨侧高信号的脂肪沉积影（粗箭头所示），同时可见双侧髂骨和左侧骶骨侧不连续的骨侵蚀影（细箭头所示）；B. T_2FS 序列显示左侧骶骨和髂骨侧片状高信号的骨髓水肿影（粗箭头所示）

【病例 5】患者，男性，19 岁。关节肿痛 9 年，晨起颈部僵硬感 2 年。9 年前患者无诱因出现左侧膝关节及右侧踝关节肿胀、疼痛，伴有足跟痛，当地给予非甾体抗炎药治疗，症状逐渐好转。2 年前出现晨起颈部僵硬感，伴有腰背部酸困不适，但无夜间痛醒及翻身困难，近 3 个月颈部不适症状明显加重。病程中无虹膜炎、银屑病及炎性肠病，无明确 AS 家族史，但舅舅驼背。查体：弯腰、后仰均受限，指地距 25cm，Schober 试验 4cm，四肢关节无肿胀、压痛。化验检查：HLA-B27 阳性，CRP 200mg/L，ESR 74mm/h。骶髂关节 MRI 见图 6-1-5。诊断：强直性脊柱炎。给予非甾体抗炎药、柳氮磺吡啶、来氟米特治疗。

【病例6】患者，男性，25岁。腰背痛半年。患者有晨僵，活动10min后好转，无夜间翻身困难，无外周关节肿胀、疼痛；无虹膜炎、银屑病，无AS家族史。查体：弯腰、后仰不受限，无关节肿胀、压痛。化验检查：HLA-B27阴性，ESR、CRP正常。骶髂关节MRI见图6-1-6。诊断：脊柱关节炎。

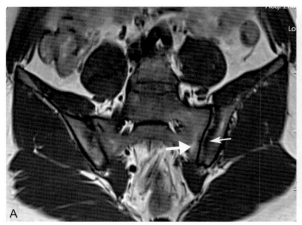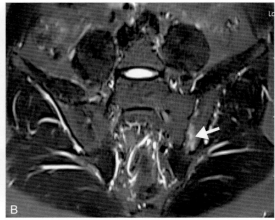

图6-1-5 骶髂关节MRI（斜冠状位）

A. T$_1$WI序列显示左侧骶骨高信号的脂肪沉积影（粗箭头所示）和左侧髂骨侧低信号的骨髓水肿影（细箭头所示）；B. T$_2$FS序列显示左侧髂骨侧片状高信号的骨髓水肿影（粗箭头所示）

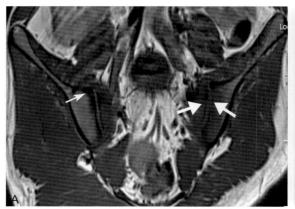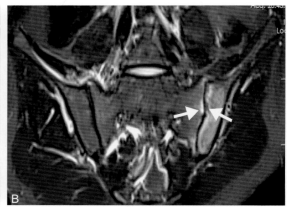

图6-1-6 骶髂关节MRI（斜冠状位）

A. T$_1$WI序列显示左侧骶骨及髂骨低信号的骨髓水肿影（粗箭头所示）和右侧髂骨侧低信号的硬化影（细箭头所示）；B. T$_2$FS序列显示左侧骶骨和髂骨侧高信号的骨髓水肿影（粗箭头所示）

【病例7】患者，男性，18岁。腰背痛1年半。患者交替性臀区疼痛，无明显晨僵及夜间翻身困难，无外周关节炎，服用非甾体抗炎药后症状可部分改善；无虹膜炎、银屑病，无AS家族史。查体：弯腰、后仰不受限，无关节肿胀、压痛。化验检查：HLA-B27阳性，ESR 86mm/h，CRP 48mg/L。骶髂关节MRI见图6-1-7。诊断：强直性脊柱炎。

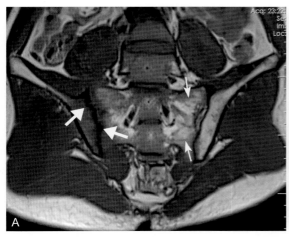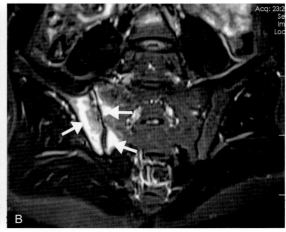

图 6-1-7　骶髂关节 MRI（斜冠状位）

A. T₁WI 序列显示右侧骶骨低信号的骨髓水肿影伴右侧髂骨侧低信号的骨侵蚀影（粗箭头所示），左侧骶骨侧高信号的脂肪沉积影（细箭头所示）；B. T₂FS 序列显示右侧骶骨和髂骨侧多发大片状高信号的骨髓水肿影（粗箭头所示）

【病例 8】患者，女性，42 岁。腰背痛伴关节肿痛 2 个月。2 个月前患者无明显诱因出现腰背痛，左侧膝关节及右侧踝关节肿胀、疼痛，无足跟痛；病程中无虹膜炎、银屑病，无 AS 家族史。查体：左侧膝关节肿胀、压痛，浮髌试验弱阳性，右侧踝关节肿胀、压痛。化验检查：HLA-B27 阳性，ESR 102mm/h，CRP 86mg/L。骶髂关节 MRI 见图 6-1-8。诊断：脊柱关节炎。

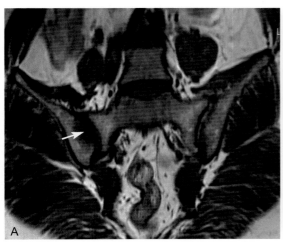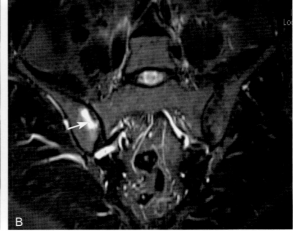

图 6-1-8　骶髂关节 MRI（斜冠状位）

A. T₁WI 序列显示右侧骶骨低信号的骨髓水肿影（箭头所示）；B. T₂FS 序列显示右侧骶骨片状高信号的骨髓水肿影（箭头所示）

【病例 9】患者，男性，27 岁。腰背痛 4 个月。患者有晨僵，夜间翻身困难，夜间 3 ～ 4 时痛醒，需起床活动后改善，无关节肿胀、疼痛，无肌腱附着点疼痛；病程中无虹膜炎、银屑病，无 AS 家族史。化验检查：HLA-B27 阳性，ESR 25mm/h，CRP 16mg/L。骶髂关节 MRI 见图 6-1-9。诊断：脊柱关节炎。

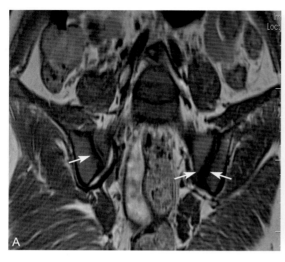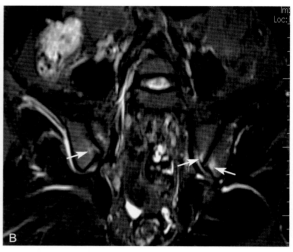

图 6-1-9 骶髂关节 MRI（斜冠状位）

A. T$_1$WI 序列显示双侧骶骨及左侧髂骨侧低信号的骨髓水肿影（箭头所示）；B. T$_2$FS 序列显示双侧髂骨及左侧骶骨高信号的骨髓水肿影（箭头所示）

【病例 10】患者，男性，30 岁。腰背痛 8 年。患者夜间痛，翻身困难，偶有颈部不适，无关节肿胀、疼痛；无虹膜炎、银屑病，无 AS 家族史。查体：脊柱侧凸，脊柱无明显压痛，弯腰、后仰均受限，指地距 15cm，Schober 试验 4cm。化验检查：HLA-B27 阳性，ESR 44mm/h，CRP 32.4mg/L。骶髂关节 MRI 见图 6-1-10。诊断：强直性脊柱炎。

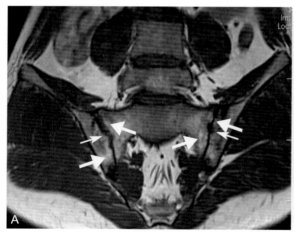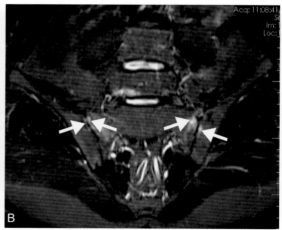

图 6-1-10 骶髂关节 MRI（斜冠状位）

A. T$_1$WI 序列显示双侧骶骨及髂骨侧高信号的脂肪沉积影（粗箭头所示），双侧髂骨侧骨侵蚀影（细箭头所示）；B. T$_2$FS 序列显示双侧骶骨及髂骨侧高信号的骨髓水肿影（粗箭头所示）

【病例 11】患者，男性，31 岁。腰背痛 12 年。患者有晨僵，无夜间痛醒及翻身困难，无关节肿胀、疼痛，曾有双足跟行走多时疼痛病史；无虹膜炎、银屑病及反复的腹痛、腹泻，无 AS 家族史。查体：弯腰受限，后仰尚可，指地距 20cm，外周关节无肿胀、压痛，足跟无压痛。化验检查：HLA-B27 阳性，ESR 35mm/h，CRP 28.6mg/L。骶髂关节 MRI 见图 6-1-11。诊断：强直性脊柱炎。

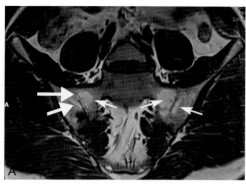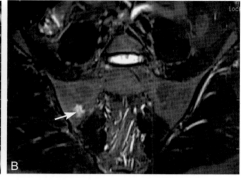

图 6-1-11　骶髂关节 MRI（斜冠状位）

A. T₁WI 序列显示双侧骶骨及髂骨侧高信号的脂肪沉积影（细箭头所示），右侧髂骨侧低信号的骨髓水肿影（短粗箭头所示），右侧骶髂关节强直（长粗箭头所示）；B. T₂FS 序列示右侧髂骨侧高信号的骨髓水肿影（箭头所示）

【病例 12】患者，男性，35 岁。腰背痛 5 年，足跟痛 3 个月。患者有晨僵，夜间痛明显，偶有夜间痛醒。近 3 个月出现左侧足跟痛，走路时疼痛明显，但无关节肿胀、疼痛，曾在 3 年前诊断为 AS，未正规服用药物。病程中无虹膜炎、银屑病，无 AS 家族史。查体：HLA-B27 阳性，ESR 40mm/h，CRP 34.5mg/L。骶髂关节 MRI 见图 6-1-12。诊断：强直性脊柱炎。

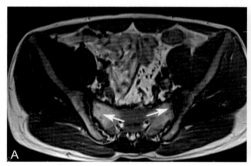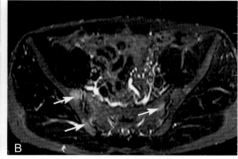

图 6-1-12　骶髂关节 MRI（斜冠状位）

A. T₁WI 序列显示双侧骶骨侧高信号的脂肪沉积影（箭头所示）；B. T₂FS 序列显示右侧髂骨及左侧骶骨侧高信号的骨髓水肿影（箭头所示）

【病例 13】患者，女性，40 岁。下腰痛 2 年。患者夜间痛及久坐后疼痛，活动后好转，无明显晨僵，无关节肿胀、疼痛；无虹膜炎、银屑病，无反复腹痛、腹泻，无 AS 家族史。查体：腰部前屈轻度受限，后仰尚可，指地距 5cm，外周关节无肿胀、压痛。化验检查：HLA-B27 阳性，ESR 8mm/h，CRP 5.2mg/L。2017 年骨盆 X 线平片见图 6-1-13，2018 年骶髂关节 MRI 见图 6-1-14。诊断：脊柱关节炎。给予美洛昔康 7.5mg，每晚 1 次；柳氮磺吡啶 1.0g，每日 2 次。治疗 5 个月后复查

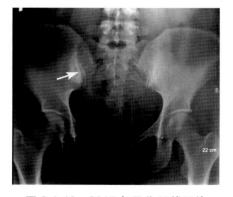

图 6-1-13　2017 年骨盆 X 线平片

显示右侧骶髂关节关节面欠光滑，未见明显骨侵蚀（箭头所示）

腰背痛明显好转，无夜间痛，仅有劳累时轻度腰背痛。复查骶髂关节 MRI 见图 6-1-15。

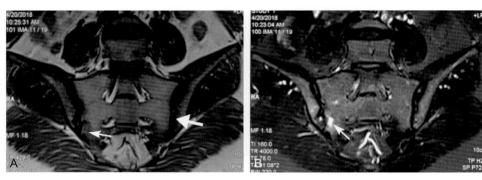

图 6-1-14 2018 年骶髂关节 MRI（斜冠状位）

A. T_1WI 序列显示左侧髂骨面骨侵蚀（粗箭头所示），右侧骶骨侧低信号的骨髓水肿影（细箭头
所示）；B. T_2FS 序列显示右侧骶骨侧高信号的骨髓水肿影（细箭头所示）

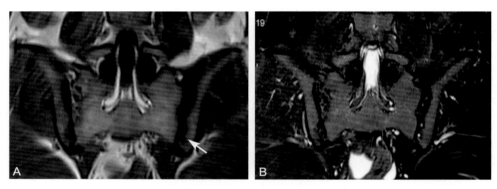

图 6-1-15 治疗 5 个月后骶髂关节 MRI（斜冠状位）

A. T_1WI 序列显示左侧骶髂关节骨侵蚀（箭头所示）；B. T_2FS 序列显示未见明显骨髓水肿影

【病例 14】患者，男性，17 岁。右侧臀区痛 3 个月。患者有轻度晨僵，活动 10min 后
缓解，但无夜间痛及翻身困难，无关节肿胀、疼痛；无足跟痛、眼炎、银屑病，无 AS 家族史。
查体：弯腰、后仰不受限，下蹲轻度受限，外周关节无肿胀、压痛，右侧"4"字试验阳性，
化验检查：HLA-B27 阳性，ESR 34mm/h，CRP 27.1mg/L。骶髂关节 MRI 见图 6-1-16。诊断：
脊柱关节炎。治疗：给予美洛昔康 7.5mg，每日 2 次；柳氮磺吡啶 1.0g，每日 2 次；来氟
米特 10mg，每日 1 次。治疗 4 个月后患者自觉右臀区痛症状略改善，但出现腰背痛，伴晨
僵明显加重，需活动 30min 以上改善，伴有夜间痛及翻身困难，无关节肿胀、疼痛。查体：
弯腰、后仰尚可，无外周关节肿胀、压痛，双侧"4"字试验阳性。化验检查：ESR 28mm/
h，CRP 34.5mg/L。复查骶髂关节 MRI 见图 6-1-17。调整治疗：加用肿瘤坏死因子 α 抑制
剂治疗；柳氮磺吡啶加至 1.5g，每日 2 次；美洛昔康继续用 7.5mg，每日 2 次。继续治疗 4
个月后复查，患者无明显腰背痛及臀区痛，无明显晨僵及夜间痛，无关节肿胀、疼痛。查体：
弯腰、后仰自如，无外周关节肿胀、压痛，双侧"4"字试验阴性。化验检查：ESR 2mm/h，
CRP 3.2mg/L。骶髂关节 MRI 见图 6-1-18。调整治疗：美洛昔康改为 7.5mg，每日 1 次；
柳氮磺吡啶 1.5g，每日 2 次。由于患者在外地上大学不方便注射药物，建议患者停用肿瘤
坏死因子 α 抑制剂，加用来氟米特 10mg，每日 1 次。

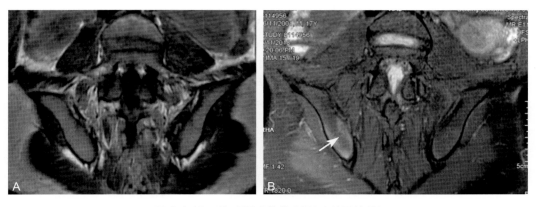

图 6-1-16　诊时骶髂关节 MRI（斜冠状位）

A. T$_1$WI 序列未见明显异常；B. STIR 序列显示右侧髂骨侧明显高信号的骨髓水肿影（箭头所示）

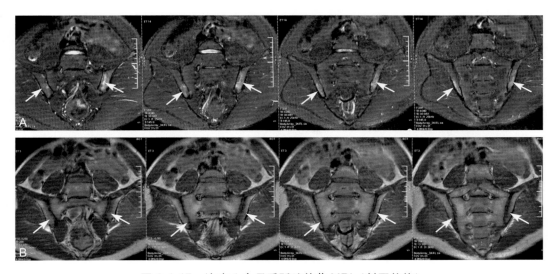

图 6-1-17　治疗 4 个月后骶髂关节 MRI（斜冠状位）

A. T$_2$FS 序列显示，双侧骶髂关节髂骨连续层面可见高信号的骨髓水肿影（箭头所示）；B. T$_1$WI 序列显示双侧骶髂关节髂骨连续层面可见低信号的骨髓水肿影（箭头所示），提示疾病有进展

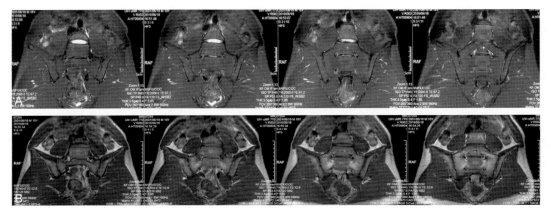

图 6-1-18　再治疗 4 个月后骶髂关节 MRI（斜冠状位）

A. T$_2$FS 序列双侧骶髂关节未见异常；B. T$_1$WI 序列双侧骶髂关节未见异常

【病例 15】患儿，男，13 岁。下腰痛 1 年。患者有晨僵，劳累时及久坐后疼痛，无关节肿，运动多时下肢肌肉疼痛；无眼炎、银屑病，无 AS 家族史。查体：弯腰、后仰不受限，外周关节无肿胀、压痛，下蹲不受限。化验检查：HLA-B27 阳性，ESR 12mm/h，CRP 0.9mg/L，PLT 312×10^9/L，尿酸 528 μ mol/L。骶髂关节 MRI 见图 6-1-19。诊断：幼年脊柱关节炎。

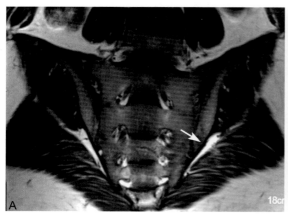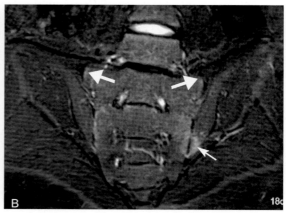

图 6-1-19　骶髂关节 MRI（斜冠状位）

A. T_1WI 序列显示左侧髂骨低信号的骨髓水肿（细箭头所示）；B. STIR 序列显示左侧髂骨侧高信号的骨髓水肿影（细箭头所示），双侧骶髂关节髂骨边缘高信号影，提示红骨髓（粗箭头所示）

【病例 16】患者，男性，21 岁。下腰痛 4 个月。患者有晨僵，活动 1h 后好转，白天活动无异常，夜间翻身困难，偶有痛醒，需起床活动；无关节肿胀、疼痛，无肌腱附着点炎症，无虹膜炎、银屑病，无 AS 家族史。查体：腰前屈轻度受限，后仰不受限，指地距 7cm，Schober 试验 5cm，四肢关节无肿胀、压痛。化验检查：HLA-B27 阳性，ESR 21mm/h，CRP 10.2mg/L。骶髂关节 MRI：显示左侧骶髂关节骨髓水肿伴有明显骨侵蚀，见图 6-1-20。诊断：强直性脊柱炎。治疗：给予非甾体抗炎药；柳氮磺吡啶 1.0g，每日 2 次。治疗 2 个月后复查，患者下腰痛症状明显好转，无明显晨僵及夜间痛。化验检查：ESR 8mm/h，CRP 3.2mg/L。骶髂关节 MRI：显示左侧骶髂关节骨髓水肿基本消退，见图 6-1-21。

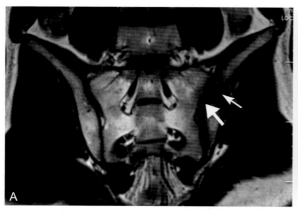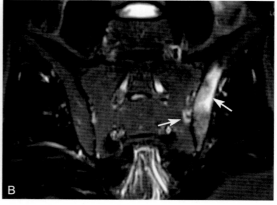

图 6-1-20　初诊时骶髂关节 MRI（斜冠状位）

A. T_1WI 序列显示左侧骶髂关节低信号的骨髓水肿影（细箭头所示），左侧髂骨面骨侵蚀（粗箭头所示）；B. STIR 序列显示左侧髂骨弥漫性和左侧骶骨高信号的骨髓水肿影（箭头所示）

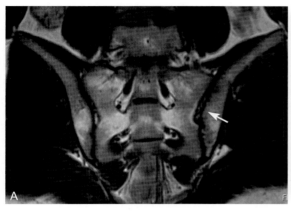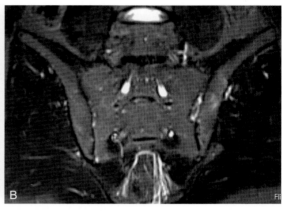

图 6-1-21　治疗 2 个月后骶髂关节 MRI（斜冠状位）

A. T$_1$WI 序列显示左侧骶髂关节髂骨面骨侵蚀（箭头所示）；B. STIR 序列显示左侧髂骨和骶骨毗邻关节面未见骨髓水肿

【病例 17】患者，男性，17 岁。左侧臀区痛及下腰痛 4 年。患者夜间痛，翻身困难，行走疼痛明显，无关节肿；无虹膜炎、银屑病，无 SpA 家族史。查体：走路跛行，弯腰、后仰受限，指地距 40cm，左侧臀区压痛，左侧"4"字试验阳性，外周关节无肿胀、压痛，膝关节浮髌试验阴性。化验检查：HLA-B27 阳性，ESR 89mm/h，CRP 109.8mg/L。骶髂关节 MRI：显示左侧骶髂关节明显骨髓水肿伴有滑囊炎，见图 6-1-22。诊断：脊柱关节炎。治疗：给予洛索洛芬钠 60mg，每日 3 次；柳氮磺吡啶 1.0g，每日 2 次。治疗 3 个月后患者自觉症状较前好转，但仍有左侧臀区痛，复查 ESR 34mm/h，CRP 32.4mg/L。骶髂关节 MRI：显示左侧骶髂关节骨髓水肿较前有部分吸收，见图 6-1-23。之后加用重组人 Ⅱ 型肿瘤坏死因子受体 - 抗体融合蛋白 50mg，皮下注射，每周 1 次。3 个月后再复查，ESR 2mm/h，CRP < 3.2mg/L。骶髂关节 MRI：显示左侧骶髂关节骨髓水肿完全吸收，见图 6-1-24。

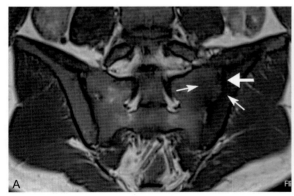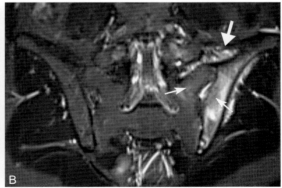

图 6-1-22　初诊时骶髂关节 MRI（斜冠状位）

A. T$_1$WI 序列显示左侧骶骨及髂骨低信号的骨髓水肿影（细箭头所示），左侧髂骨面骨侵蚀（粗箭头所示）；B. T$_2$FS 序列显示左侧骶骨及髂骨高信号的骨髓水肿影（细箭头所示），左侧骶髂关节明显附着点炎（粗箭头所示）

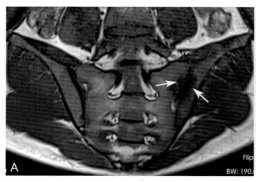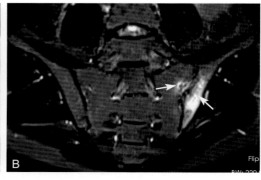

图 6-1-23　治疗 3 个月后骶髂关节 MRI（斜冠状位）

A. T_1WI 序列显示左侧骶骨及髂骨低信号的骨髓水肿影，伴有关节面不光滑（箭头所示）；B. T_2FS 序列显示左侧骶骨及髂骨高信号的骨髓水肿影（箭头所示）

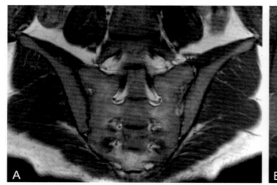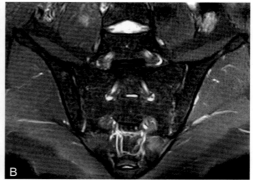

图 6-1-24　再治疗 3 个月后骶髂关节 MRI（斜冠状位）

A. T_1WI 序列未见明显异常；B. T_2FS 序列未见明显异常

【病例 18】患者，女性，18 岁。腰痛 4 年。患者有晨僵，活动 20min 后好转，夜间翻身无痛醒，无关节肿胀、疼痛；无虹膜炎、银屑病，无 SpA 家族史。2015 年诊断为 AS，曾注射肿瘤坏死因子 α 抑制剂治疗后症状好转，之后仅间断服用非甾体抗炎药治疗。1 个月前出现下腰痛加重，夜间有痛醒，服用非甾体抗炎药症状改善不理想。查体：弯腰轻度受限，指地距 8cm，后仰尚可，外周关节无肿胀、压痛。化验检查：HLA-B27 阳性，ESR 21mm/h，CRP 9.8mg/L。骶髂关节 MRI：显示双侧骶髂关节骨髓水肿伴有右侧骶髂关节骨侵蚀（图6-1-25）。治疗：给予非甾体抗炎药及重组人 II 型肿瘤坏死因子受体 - 抗体融合蛋白。治疗 1 个月后复查，ESR 10mm/h，CRP 7.8mg/L。骶髂关节 MRI：显示右侧骶髂关节轻度骨髓水肿，较前明显好转，右侧髂骨骨侵蚀（图 6-1-26）。

【病例 19】患者，女性，18 岁。腰背痛，夜间翻身困难、痛醒，有晨僵，久坐后腰痛明显，活动后好转，无关节肿胀、疼痛；无虹膜炎、银屑病，无 SpA 家族史。服用非甾体抗炎药症状可以改善。查体：弯腰、后仰不受限，指地距 0cm，Schober 试验 4cm，四肢关节无肿胀、压痛，双侧"4"字试验阴性。化验检查：HLA-B27 阳性，ESR 36mm/h，CRP 10.2mg/L，血尿常规及肝、肾功能均正常。骶髂关节 MRI 见图 6-1-27 及图 6-1-28。诊断：脊柱关节炎。治疗：给予非甾体抗炎药、柳氮磺吡啶及注射阿达木单抗，后症状好转。

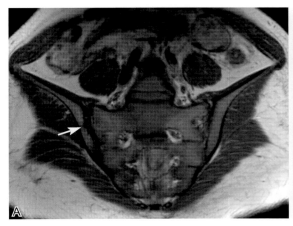
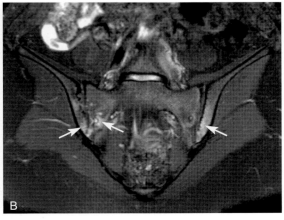

图 6-1-25 初诊时骶髂关节 MRI（斜冠状位）

A. T_1WI 序列显示右侧骶髂关节髂骨面侵蚀（箭头所示）；B. T_2FS 序列显示右侧骶骨、髂骨及左侧髂骨高信号的骨髓水肿影（箭头所示）

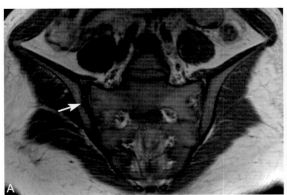
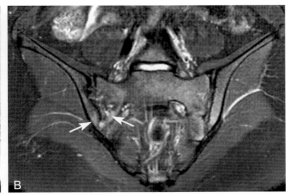

图 6-1-26 治疗 1 个月后骶髂关节 MRI（斜冠状位）

A. T_1WI 序列显示右侧骶髂关节髂骨面侵蚀（箭头所示）；B. T_2FS 序列显示右侧骶骨、髂骨高信号的骨髓水肿影（箭头所示），较治疗前有改善

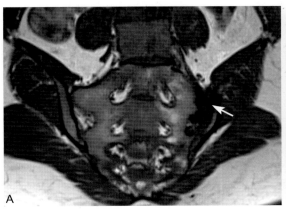
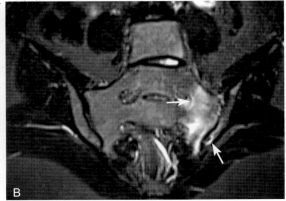

图 6-1-27 骶髂关节 MRI（斜冠状位）

A. T_1WI 序列显示左侧骶髂关节髂骨面低信号的骨侵蚀影（箭头所示）；B. T_2FS 序列显示左侧骶骨、髂骨高信号的骨髓水肿影（箭头所示）

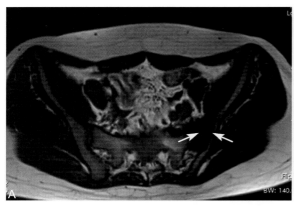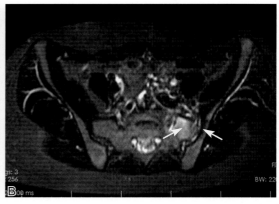

图 6-1-28 骶髂关节 MRI（轴位）

A. T$_1$WI 序列显示左侧骶髂关节髂骨面低信号的骨侵蚀影（箭头所示）；B. T$_2$FS 序列显示左侧骶骨、髂骨高信号的骨髓水肿影（箭头所示）

【病例 20】患者，男性，21 岁。交替性臀区痛 1 年余。患者伴有右侧膝关节疼痛，间断发作，未正规诊治，之后出现活动受限，在当地诊断为 SpA，服用非甾体抗炎药好转后停用；近 1 个月再次出现右侧臀区痛，伴走路跛行。病程中无明显足跟痛、虹膜炎、银屑病，无 AS 家族史。查体：走路跛行，脊柱轻度侧凸，脊柱无压痛，弯腰、后仰轻度受限，膝关节无肿胀、压痛，浮髌试验阴性，四肢肌肉无压痛，肌力正常。化验检查：HLA-B27 阳性，ESR 23mm/h，CRP 16.2mg/L。骶髂关节 CT 见图 6-1-29，骶髂关节 MRI（2018 年磁共振检查）见图 6-1-30，骶髂关节 MRI（2019 年磁共振检查）见图 6-1-31。诊断：强直性脊柱炎。

【病例 21】患者，男性，20 岁。右侧踝关节肿半年，腰背痛 3 个月。患者夜间翻身困难，左足第 2 趾腊肠趾，无虹膜炎、银屑病，叔叔有 AS 家族史。查体：走路轻度跛行，弯腰、后仰不受限，左侧踝关节轻度肿胀、压痛，左足第 2 趾腊肠趾。化验检查：HLA-B27 阳性，ESR 32mm/h，CRP 19.8mg/L。骶髂关节 MRI 见图 6-1-32。诊断：脊柱关节炎。

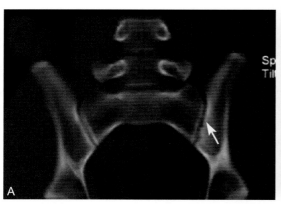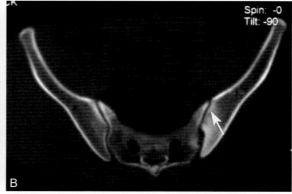

图 6-1-29 骶髂关节 CT

A. 冠状位：显示左侧骶髂关节骨侵蚀伴有轻度硬化（箭头所示）；B. 轴位：显示左侧骶髂关节骨侵蚀伴有轻度硬化（箭头所示）

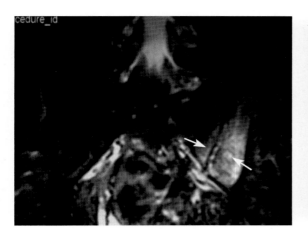

图 6-1-30　2018 年骶髂关节 MRI（冠状位）
STIR 序列显示左侧髂骨弥漫性高信号影，左侧骶骨片状高信号影，提示骨髓水肿（箭头所示）

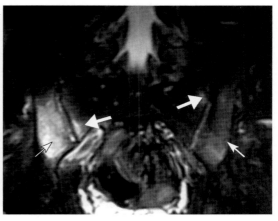

图 6-1-31　2019 年骶髂关节 MRI（冠状位）
STIR 序列显示双侧髂骨弥漫性高信号影（细箭头所示）；双侧骶骨片状高信号影，提示骨髓水肿（粗箭头所示）

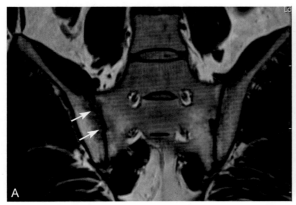

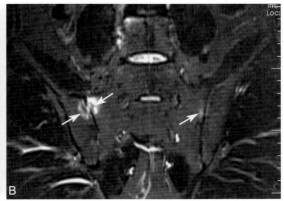

图 6-1-32　骶髂关节 MRI（斜冠状位）
A. T₁WI 序列显示右侧骶髂关节髂骨面低信号的骨侵蚀（箭头所示）；B. STIR 序列显示右侧骶骨和髂骨侧及左侧骶骨面高信号的骨髓水肿影（箭头所示）

【病例 22】患者，男性，18 岁。双足跟痛半年，双肘关节痛。患者无关节肿、腰背痛，无虹膜炎、银屑病，无 AS 家族史。查体：弯腰、后仰不受限，外周关节无肿胀、压痛，双足跟压痛。化验检查：HLA-B27 阳性，ESR 16mm/h，CRP 8.9mg/L。骶髂关节 CT 见图 6-1-33，骶髂关节 MRI 见图 6-1-34 及图 6-1-35，足跟 MRI 见图 6-1-36 及图 6-1-37。诊断：脊柱关节炎。

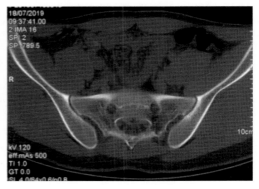

图 6-1-33　骶髂关节 CT
显示双侧骶髂关节轻度硬化

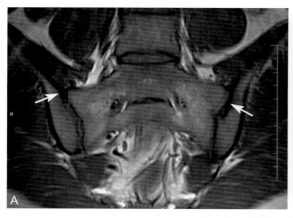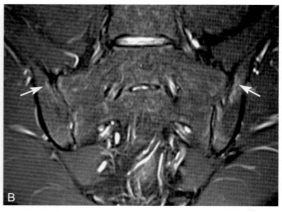

图 6-1-34 骶髂关节 MRI（斜冠状位）

A. T₁WI 序列显示双侧骶髂关节髂骨面低信号的骨髓水肿影（箭头所示）；B. T₂FS 序列显示双侧骶髂关节髂骨面高信号的骨髓水肿影（箭头所示）

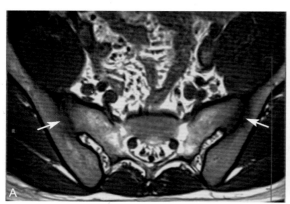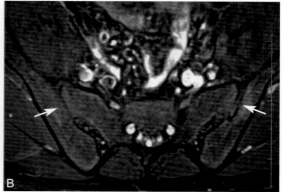

图 6-1-35 骶髂关节 MRI（轴位）

A. T₁WI 序列显示双侧骶髂关节髂骨面低信号的骨髓水肿影（箭头所示）；B. T₂FS 序列双侧骶髂关节髂骨面高信号的骨髓水肿影（箭头所示）

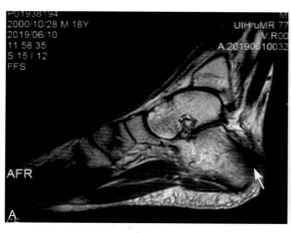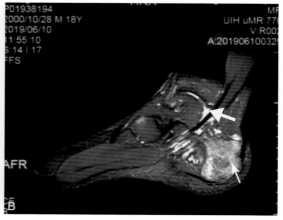

图 6-1-36 右足 MRI

A. T₁WI 序列显示右足跟骨低信号的骨髓水肿影（箭头所示）；B. T₂FS 序列显示右足跟骨弥漫性骨髓水肿影（细箭头所示），伴有右侧踝关节滑膜炎（粗箭头所示）

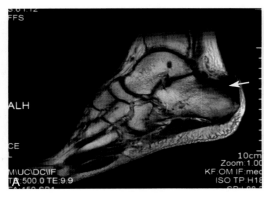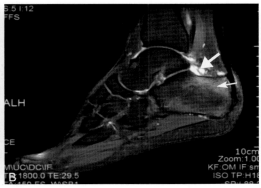

图 6-1-37　左足 MRI

A. T_1WI 序列显示左足跟骨低信号的骨髓水肿影（箭头所示）；B. T_2FS 序列显示左足跟骨弥漫性骨髓水肿影（细箭头所示），伴有左侧踝关节滑膜炎（粗箭头所示）

【病例 23】患者，男性，37 岁。主因"腰背部疼痛 4 年余，关节肿痛 10 余天"入院。患者于 2015 年无明显诱因出现腰背痛，晨起及休息后加重，伴晨僵 1h 左右，未诊治。10d 前出现尿频、尿急、尿痛，间断发热，后逐渐出现右侧足跟、双手近端指间关节、左肩疼痛，左踝、左肘、左足背、右膝关节肿痛，病史中有银屑样皮疹、虹膜炎。查体：周身可见多处皮疹，皮损呈斑片状，伴脱屑，脱屑后可见红色皮损；颈椎、腰椎各向活动受限；左侧踝关节、左侧足背、左侧肘关节肿胀，活动受限；右侧膝关节肿胀、压痛，浮髌试验阴性，左侧"4"字试验阳性。化验检查：白细胞计数 $10.11 \times 10^9/L$，中性粒细胞 0.795，血小板计数 $340 \times 10^9/L$，CPR 136.2mg/L，ESR 75mm/h，HLA-B27 阳性，血培养提示革兰氏阳性杆菌。左足磁共振：显示左足多发骨质不同程度骨软骨损伤，以舟状骨、第 1～3 楔骨及第 2 跖骨近端为著；左足多发肌肉及相邻皮下脂肪层不同程度肿胀、渗出性改变，以踇短伸肌、踇短屈肌、第 1 骨间背侧肌及踇收肌为著；左侧踝关节腔及周围、胫骨后肌、踇长及趾长屈肌腱鞘内少量积液，见图 6-1-38 至图 6-1-40。左侧肘关节 MRI 见图 6-1-41 及图 6-1-42，骶髂关节 MRI 见图 6-1-43，骶髂关节 CT 见图 6-1-44。诊断：强直性脊柱炎、银屑病、菌血症。治疗：给予柳氮磺吡啶肠溶片、甲氨蝶呤、依托考昔及抗感染治疗。经治疗后，腰背痛、关节肿痛、发热、皮疹明显缓解。复查 ESR 及 CRP 明显下降。

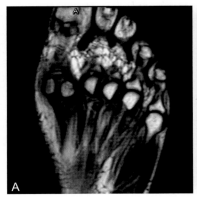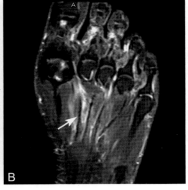

图 6-1-38　左足 MRI（横轴位）

A. T_1WI 序列未见异常；B. T_2FS 序列显示肌腱旁第 1 骨间背侧肌水肿（箭头所示）

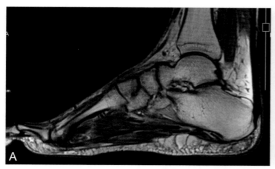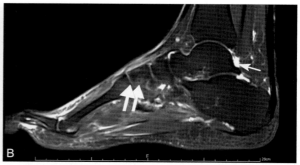

图 6-1-39　左足 MRI（矢状位）

A. T₁WI 序列未见异常；B. T₂FS 序列显示距骨及楔骨内骨髓水肿（粗箭头所示），踝关节滑囊炎伴积液（细箭头所示）

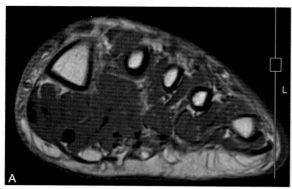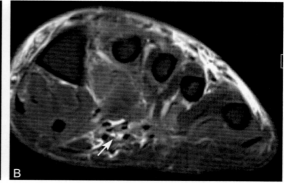

图 6-1-40　左足 MRI（冠状位）

A. T₁WI 序列未见异常；B. STIR 序列显示腱鞘积液（箭头所示）

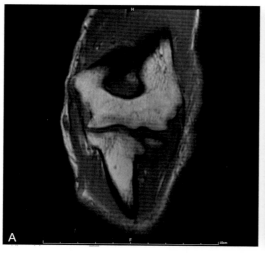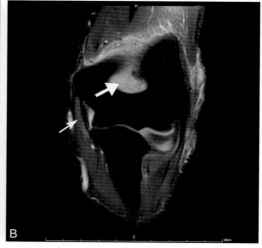

图 6-1-41　左侧肘关节 MRI（冠状位）

A. T₁WI 序列显示左侧肘关节诸骨（肱骨、桡骨、尺骨）骨质形态、信号未见明确异常；B. 质子脂肪抑制序列（PDWI-FS）显示桡侧副韧带及伸肌总腱局部信号增高，提示水肿（细箭头所示），左侧肘关节及周围见斑片状高信号影，关节周围滑膜炎（粗箭头所示）

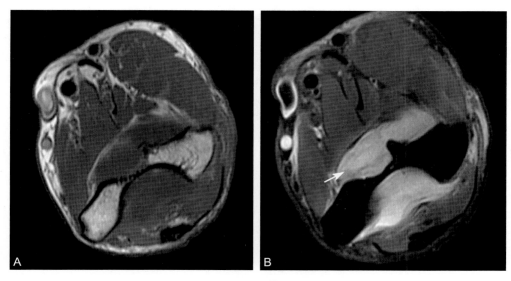

图 6-1-42　左侧肘关节 MRI（横断位）

A. T$_1$WI 序列显示左侧肘关节诸骨（肱骨、桡骨、尺骨）骨质未见明确异；B. 质子脂肪抑制序列（PDWI-FS）显示左侧肘关节滑膜炎（箭头所示）

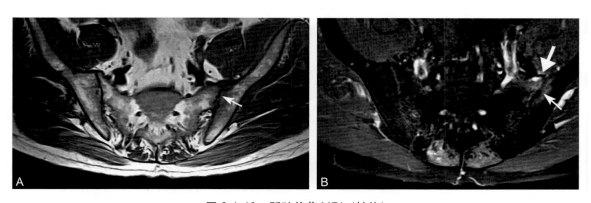

图 6-1-43　骶髂关节 MRI（轴位）

A. T$_1$WI 序列显示左侧骶髂关节骨面毛糙（箭头所示）；B. STIR 序列显示左侧骶髂关节骨髓水肿（细箭头所示），左侧骶髂关节滑囊炎（粗箭头所示）

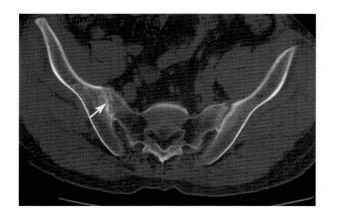

图 6-1-44　骶髂关节 CT

显示右侧骶髂关节明显狭窄（箭头所示）

【病例 24】患儿，男，13 岁。腰背痛，夜间痛，翻身困难，活动多后出现左侧膝关节肿痛；无明显足跟痛，无虹膜炎，无银屑病，无 AS 家族史。查体：弯腰、后仰轻度受限，指地距 8cm，左侧膝关节髌腱附着点轻度压痛，无明显肿胀，浮髌试验阴性，四肢肌肉无压痛。化验检查：HLA-B27 阳性，ESR 18mm/h，CRP 9.9mg/L，尿酸 524μmol/L。骶髂关节 MRI 见图 6-1-45。诊断：脊柱关节炎、高尿酸血症。

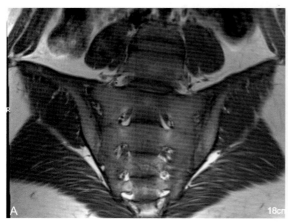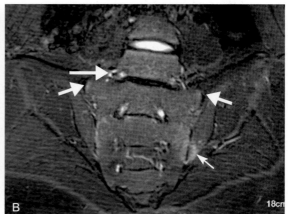

图 6-1-45　骶髂关节 MRI（斜冠状位）

A. T₁WI 序列未见明显异常；B. STIR 序列显示左侧髂骨面骨髓水肿（细箭头所示），双侧骶骨边缘轻度高信号影提示红骨髓（短粗箭头所示），L₅ 椎角高信号的骨髓水肿影（长粗箭头所示）

【病例 25】患者，男性，29 岁。下腰痛 3 年。患者下腰痛间断发作，疼痛严重时影响活动，服用非甾体抗炎药好转，近期疼痛明显，夜间翻身困难，晨僵；病程中无关节炎、足跟痛，无虹膜炎、银屑病，无 SpA 家族史。查体：弯腰不受限，后仰受限，外周关节无肿胀、压痛。化验检查：HLA-B27 阳性，ESR 23mm/h，CRP 10.5mg/L。骶髂关节 MRI 见图 6-1-46，骶髂关节 CT 见图 6-1-47，腰椎 CT 加三维重建见图 6-1-48。诊断：脊柱关节炎。

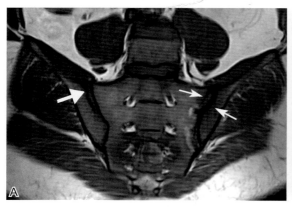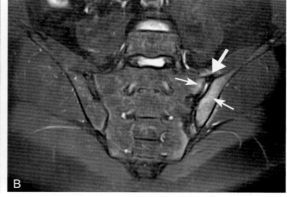

图 6-1-46　骶髂关节 MRI（斜冠状位）

A. T₁WI 序列显示左侧骶髂关节低信号的骨髓水肿影（细箭头所示），右侧髂骨面骨不连续（粗箭头所示）；B. STIR 序列显示左侧骶髂关节高信号的骨髓水肿影（细箭头所示），左侧骶髂关节滑囊炎（粗箭头所示）

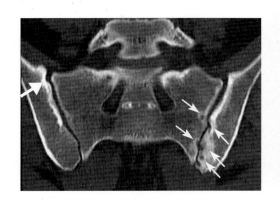

图 6-1-47　骶髂关节 CT

显示左侧骶髂关节骶骨和髂骨囊性变（细箭头所示），右侧骶髂关节硬化伴髂骨面欠光滑（粗箭头所示）

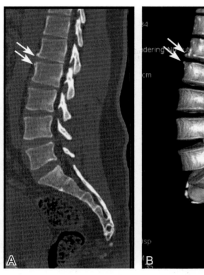

图 6-1-48　腰椎 CT 加三维重建

A. 腰椎 CT 显示 L_1、L_2 椎角骨赘形成（箭头所示）；
B. 腰椎三维重建显示 L_1、L_2 椎角骨赘形成（箭头所示）

二、关节间隙强化

关节间隙强化是一个新的定义，以取代原来的"滑膜炎"，在 T_1WFS post-Gd 扫描中才能明确，显示为高信号影像。新的定义被认为是必要的，因为观察到滑膜只存在于关节软骨部分下 1/3 的位置。与此同时，关节周围组织的强化被定义为滑囊炎。关节间隙强化的定义在达成一致意见之前引起了很多辩论，内容如下。

1. 一些专家认为，在增强序列中唯一反映关节间隙信号增强的病变是滑膜炎，他们认为不需要对原来的定义"滑膜炎"进行修改，也不需要对"滑膜增强"进行小的修改。

2. 另外一些专家认为，增加的信号可能反映其他组织的炎症，如软骨、骨软骨界面，甚至可能发生在创伤后。滑膜存在于关节的下 1/3 处，只在关节的周围，检查中如果不存在滑膜关节的强化不能被认为是滑膜炎。增强序列通常只能在关节周围较低的 1/3 处看到滑膜炎的增强，而不能看到滑液的强化，因为这通常需要延迟成像才能完全捕捉到造影剂逐渐泄漏到关节液中，这些 MRI 表现很可能反映了骨软骨界面的炎症，这与之前的组织病理学数据一致，表明早期疾病的主要病变是软骨下炎症。STIR 序列中关节间隙的高信号并不等同于 MRI 增强后的关节间隙增强，最近的一份报告描述了高达 1/3 的健康运动爱好者在 STIR 序列中可见关节间隙中的高信号影。最终经过专家的讨论后决定将之前的"滑膜炎"改为"关节间隙强化"。但仅有关节间隙强化而无骨髓水肿时也不能考虑是与 SpA 相关的活动性骶髂关节炎。

【病例】患者，女性，27 岁。腰背痛半年，间断发作。患者无晨僵、夜间翻身困难、痛醒，无关节肿胀、疼痛；无虹膜炎、银屑病，无 SpA 家族史。查体：弯腰、后仰不受限，外周关节无肿胀、压痛。化验检查：HLA-B27 阴性，ESR、CRP 正常。骶髂关节 MRI 见图 6-1-49。诊断：腰痛待查。

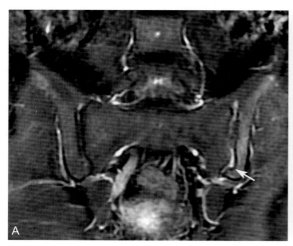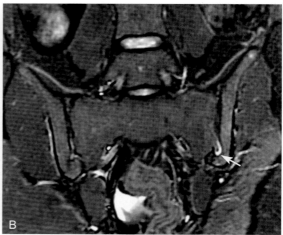

图 6-1-49　骶髂关节 MRI（斜冠状位）

A. STIR 序列显示左侧骶髂关节积液（箭头所示）；B. T₁WI 增强脂肪抑制序列显示左侧骶髂关节滑膜炎（箭头所示）

三、滑囊炎

　　滑囊是位于人体摩擦频繁或压力较大处的一个缓冲结构，其外层为纤维结缔组织，内层为滑膜，平时囊内有少量滑液。凡摩擦力或者压力较大的地方，都有滑囊存在，其主要作用是有利于滑动，从而减轻或避免关节附近的骨隆突和软组织间的摩擦和压迫。当有外伤、压迫、反复摩擦或邻近关节炎症等因素时，可引起滑膜充血、水肿、浆液性渗出，滑囊扩大形成囊肿，称为滑囊炎。

　　脊柱关节炎的患者因关节炎症可引起骶髂关节滑囊炎。滑囊炎可以累及滑囊的前部和后部。滑囊前部逐渐深入髂骨和骶骨的骨膜，即对应于一个肌腱端炎。滑囊炎也可以向远处延展，可达中部以及侧面的骨膜。

　　2019 年 ASAS-MRI 工作组在活动性骶髂关节炎中保留了滑囊炎这一定义，但对原来的描述更加细化，澄清其位置。在轴位扫描中发现的滑囊炎描述为骶髂关节前侧和骶髂关节后侧的滑囊炎；在斜冠状位扫描中发现滑囊炎描述为骶髂关节头侧和骶髂关节尾侧的滑囊炎。但单纯有滑囊炎尚不足以确诊与脊柱关节炎相关的骶髂关节炎，滑囊炎同时伴有骨髓水肿才有助于我们诊断脊柱关节炎引发的活动性的骶髂关节炎。

　　【病例 1】患者，男性，32 岁。炎性下腰痛半年。患者有晨僵，活动 30min 以上才能缓解，伴有夜间痛，夜间翻身困难，无关节肿、足跟痛；病程中经常有反复腹泻，但肠镜检查仅提示慢性结肠炎，无虹膜炎、银屑病，无 AS 家族史。查体：腰部前屈、后仰及侧弯无受限，关节无肿胀、压痛，双侧 "4" 字试验阴性。化验检查：HLA-B27 阳性，ESR、CRP 正常。骶髂关节 MRI 见图 6-1-50。诊断：脊柱关节炎。

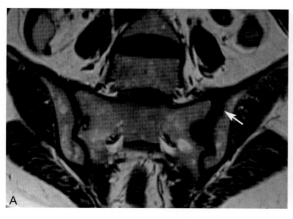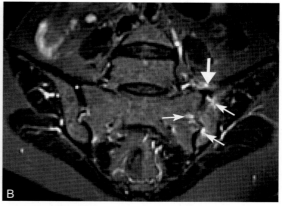

图 6-1-50　骶髂关节 MRI（斜冠状位）

A. T_1WI 序列显示左侧髂骨侧关节面不光滑（箭头所示）；B. STIR 序列示显左侧骶骨及髂骨侧高信号的骨髓水肿影（细箭头所示），左侧骶髂关节头侧滑囊炎（粗箭头所示）

【病例 2】患者，男性，20 岁。腰背部疼痛半年。患者有晨僵，偶有髋关节疼痛，但无明显关节肿，无肌腱附着点痛；无虹膜炎、银屑病，无反复腹痛、腹泻，无 AS 家族史。查体：弯腰轻度受限，指地距 10cm，后仰轻度受限，外周关节无肿胀、压痛，双侧髋关节无压痛，双侧“4”字试验阴性。化验检查：HLA-B27 阳性，ESR 53mm/h，CRP 70.2mg/L。骶髂关节 MRI 见图 6-1-51。诊断：脊柱关节炎。

【病例 3】患者，男性，16 岁。腰骶部疼痛 1 年半，伴有右侧髋关节疼痛半年。患者左侧足跟痛，间断发作，严重时右侧髋关节活动受限，服用非甾体抗炎药症状可以部分改善。病程中无虹膜炎、银屑病，无 AS 家族史。查体：弯腰轻度受限，指地距 10cm，后仰轻度受限，外周关节无肿胀、压痛，双侧髋关节无压痛，双侧“4”字试验阴性。化验检查：HLA-B27 阳性，ESR 43mm/h，CRP 32.8mg/L。骶髂关节 MRI 见图 6-1-52。诊断：强直性脊柱炎。

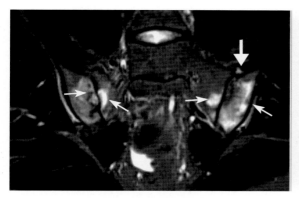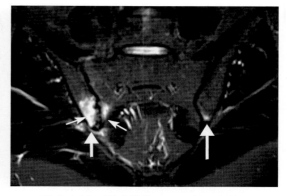

图 6-1-51　骶髂关节 MRI（斜冠状位）

T_2FS 序列显示双侧骶髂关节高信号的骨髓水肿影（细箭头所示），左侧骶髂关节头侧可见滑囊炎（粗箭头所示）

图 6-1-52　骶髂关节 MRI（斜冠状位）

T_2FS 序列显示右侧骶髂关节高信号的骨髓水肿影（细箭头所示），伴有骶骨和髂骨关节面的骨侵蚀；右侧骶髂关节后韧带区可见肌腱端炎（短粗箭头所示）。左侧骶髂关节尾侧滑囊炎（长粗箭头所示）

【病例4】患者，男性，26岁。下腰痛3个月。患者有晨僵、夜间痛及翻身困难，偶有夜间3～4时痛醒，活动后好转；无关节肿胀、疼痛，无肌腱附着点炎，无虹膜炎、银屑病，叔叔有AS家族史。查体：弯腰轻度受限，指地距12cm，后仰轻度受限，外周关节无肿胀、压痛，双侧髋关节无压痛，右侧"4"字试验阳性。化验检查：HLA-B27阳性，ESR和CRP正常。骶髂关节MRI见图6-1-53及图6-1-54。诊断：脊柱关节炎。

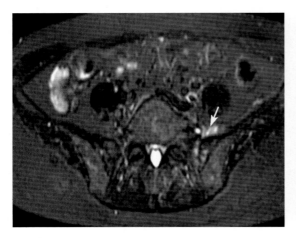

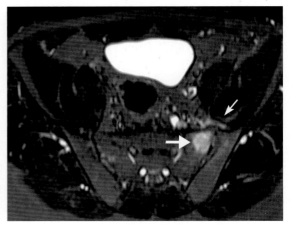

图 6-1-53　骶髂关节 MRI（轴位）

T₂FS 序列显示左侧骶髂关节前侧滑囊炎（箭头所示）

图 6-1-54　骶髂关节 MRI（斜冠状位）

T₂FS 序列显示左侧骶髂关节头侧滑囊炎（细箭头所示）及左侧骶骨侧骨髓水肿（粗箭头所示）

【病例5】患者，男性，34岁。下腰痛8个月，右侧为重。患者有晨僵、夜间痛及翻身困难，服用非甾体抗炎药症状可以好转；无关节肿胀、疼痛，无足跟痛、虹膜炎、银屑病，无AS家族史。查体：弯腰、后仰明显受限，指地距40cm，Schober试验2.5cm，四肢关节无肿胀、疼痛。化验检查：HLA-B27阳性，ESR32mm/h，CRP 54.8mg/L。骶髂关节MRI见图6-1-55。诊断：脊柱关节炎。

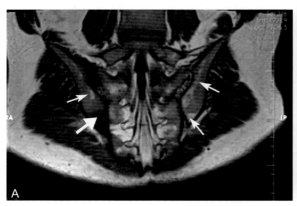

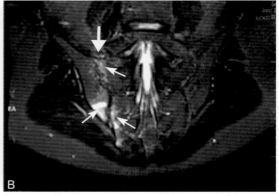

图 6-1-55　骶髂关节 MRI（斜冠状位）

A. T₁WI 序列显示右侧骶骨侧低信号的骨髓水肿影（粗箭头所示），双侧髂骨侧高信号的脂肪沉积影（细箭头所示）；B. T₂FS 序列显示右侧骶髂关节头侧滑囊炎（粗箭头所示）及右侧骶骨及髂骨侧骨髓水肿（细箭头所示）

【病例 6】患者，男性，17 岁。下腰痛及右侧髋部疼痛半年，右侧为重。患者夜间痛，翻身受限，久坐后腰痛，活动后略改善；无关节肿胀、疼痛，无虹膜炎、银屑病，无 AS 家族史。查体：走路轻度跛行，弯腰、后仰轻度受限，指地距 15cm，Schober 试验 5cm，右侧髋关节轻度压痛，膝关节无肿胀、压痛，浮髌试验阴性，右侧"4"字试验阳性。化验检查：HLA-B27 阳性，ESR 40mm/h，CRP 48mg/L。骶髂关节 MRI 见图 6-1-56。诊断：脊柱关节炎。

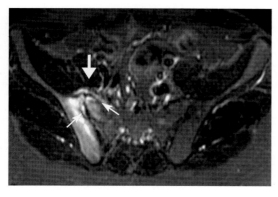

图 6-1-56　骶髂关节 MRI（轴位）

T_2FS 序列显示右侧骶骨侧骨髓水肿（细箭头所示），右侧骶髂关节前侧滑囊炎（粗箭头所示）

【病例 7】患者，男性，16 岁。下腰痛 7 个月，剧烈活动后加重。患者夜间翻身困难，无明显晨僵，无关节肿胀、疼痛；无足跟痛、虹膜炎、银屑病，无 SpA 家族史。查体：弯腰、后仰不受限，下蹲轻度受限，外周关节无肿胀、压痛。化验检查：HLA-B27 阳性，ESR 62mm/h，CRP 63.1mg/L。骶髂关节 MRI 见图 6-1-57。诊断：脊柱关节炎。

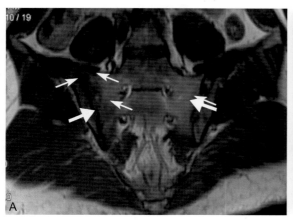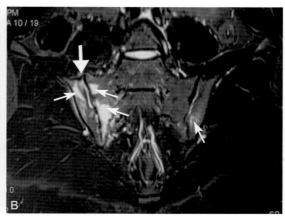

图 6-1-57　骶髂关节 MRI（斜冠状位）

A. T_1WI 序列显示左侧髂骨面、右侧骶骨及髂骨低信号的骨髓水肿影（细箭头所示），双侧骶髂关节髂骨面骨侵蚀（粗箭头所示）；B. T_2FS 序列显示左侧髂骨面、右侧骶骨及髂骨高信号的骨髓水肿影（细箭头所示），右侧骶髂关节头侧滑囊炎（粗箭头所示）

【病例 8】患者，女性，52 岁。下腰痛 5 个月。患者夜间痛明显，翻身困难，晨僵，活动 30min 后缓解，上、下楼时膝关节痛；无关节肿、足跟痛，无胸锁关节痛，无虹膜炎、银屑病皮疹，儿子有 AS 家族史。查体：弯腰、后仰不受限，膝关节轻度骨擦音，无肿胀、压痛，浮髌试验阴性。化验检查：HLA-B27 阳性，ESR 20mm/h，CRP 10.2mg/L，血尿常规及肝、肾功能正常。骶髂关节 MRI 见图 6-1-58。诊断：脊柱关节炎。

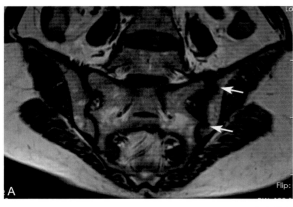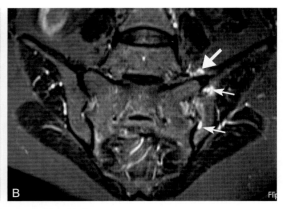

图 6-1-58　骶髂关节 MRI（斜冠状位）

A.左侧髂骨面不连续，提示骨侵蚀（箭头所示）；B. STIR 序列显示左侧髂骨可见高信号的骨髓水肿影（细箭头所示），左侧骶髂关节头侧滑囊炎（粗箭头所示）

【病例 9】患者，男性，15 岁。右侧臀区痛 1 年余。患者有晨僵，夜间翻身困难，无夜间痛醒，伴有右侧足跟痛，行走多后加重；无关节肿胀、疼痛，无虹膜炎、银屑病，其父亲有 AS 病史。查体：弯腰、后仰轻度受限，指地距 10cm，下蹲轻度受限，右侧臀区压痛，右侧"4"字试验阳性，膝关节无肿胀、压痛，左侧足跟无肿胀、轻度压痛。化验检查：HLA-B27 阳性，ESR 23mm/h，CRP 15.4mg/L。骶髂关节 MRI 见图 6-1-59。诊断：幼年强直性脊柱炎。

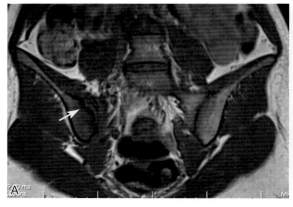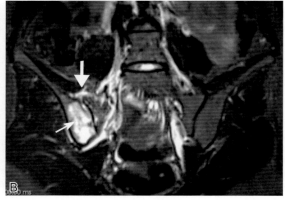

图 6-1-59　骶髂关节 MRI（斜冠状位）

A. T_1WI 序列显示右侧骶髂关节骨侵蚀，伴有低信号的骨髓水肿影（箭头所示）；B. T_2FS 序列显示右侧髂骨面高信号的骨髓水肿影（细箭头所示），右侧骶髂关节头侧滑囊炎（粗箭头所示）

【病例 10】患者，女性，29 岁。右侧臀区痛 1 个月。患者产后出现右侧臀区痛，活动受限，夜间疼痛明显，翻身明显受限，伴有低热，体温最高 37.8℃，发热无明显规律；无关节肿胀、疼痛，无虹膜炎，无 AS 家族史，服用非甾体抗炎药效果欠佳。查体：弯腰、后仰受限，右侧臀区压痛，右侧"4"字试验阳性，膝关节肿胀、压痛，浮髌试验阴性。骶髂关节 MRI：显示右侧骶髂关节骨髓水肿伴有滑囊炎，见图 6-1-60 及图 6-1-61。骶髂关节 CT 见图 6-1-62。诊断：强直性脊柱炎。

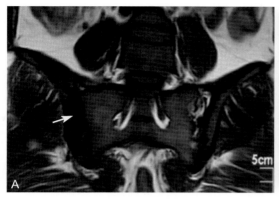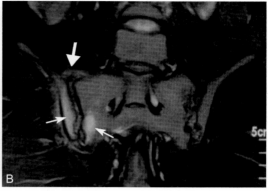

图 6-1-60　骶髂关节 MRI（斜冠状位）

A. 显示右侧骶髂关节低信号的骨髓水肿影，伴有髂骨面硬化（箭头所示）；B. STIR 序列显示右侧骶骨及髂骨高信号的骨髓水肿影（细箭头所示），右侧骶髂关节头侧滑囊炎（粗箭头所示）

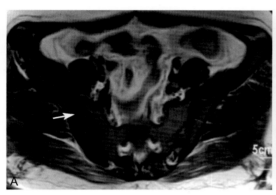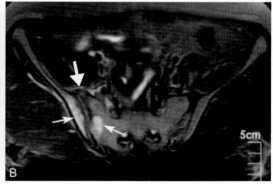

图 6-1-61　骶髂关节 MRI（轴位）

A. T_1WI 序列显示右侧骶髂关节髂骨面硬化（箭头所示）；B. STIR 序列显示右侧骶髂关节骶骨及髂骨高信号的骨髓水肿影（细箭头所示），右侧骶髂关节前侧滑囊炎（粗箭头所示）

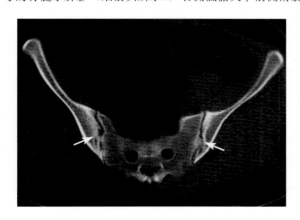

图 6-1-62　骶髂关节 CT

显示双侧骶髂关节骨侵蚀（箭头所示）

四、侵蚀部位炎症

侵蚀部位炎症是一个新定义的病变，也是磁共振成像的一个特征性表现。在 STIR 和 T_1WI 序列的侵蚀病变部位同时发现，尽管它对 SpA 的敏感性和特异性尚未知，但即使是在侵蚀腔内一个小的侵蚀旁的炎症对 SpA 也有特异性。T_1WI 和 STIR 序列可检测到侵蚀腔部位微小的炎症病灶还不十分容易，STIR 序列小的高信号影有时类似于血管。

【病例 1】患者，男性，16 岁。下腰痛 2 年。患者有晨僵，活动 1h 后症状好转，夜间痛及翻身困难，偶有左侧髋关节痛；无膝关节、踝关节肿痛，无足跟痛，无虹膜炎、银屑病，无 AS 家族史。查体：脊柱侧凸，腰部前屈、后仰受限，指地距 45cm，Schober 试验 3.5cm；外周关节无肿胀、压痛，浮髌试验阴性。化验检查：HLA-B27 阳性，ESR 26mm/h，CRP 13.4mg/L。骶髂关节 MRI 见图 6-1-63。诊断：脊柱关节炎。

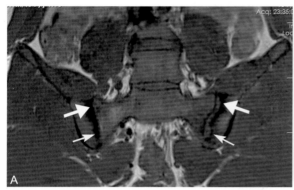
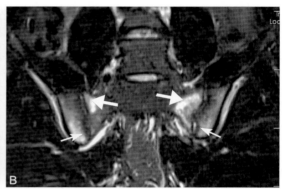

图 6-1-63　骶髂关节 MRI（斜冠状位）

A. T_1WI 序列显示双侧骶髂关节髂骨面骨侵蚀（细箭头所示），双侧骶髂关节髂骨面硬化（粗箭头所示）；B. T_2FS 序列显示双侧髂骨面侵蚀腔旁骨髓水肿（细箭头所示），双侧骶骨侧骨髓水肿（粗箭头所示）

【病例 2】患者，男性，18 岁。腰背痛 1 年余。患者久坐后腰痛明显，无晨僵，无夜间痛及翻身困难，无关节肿胀、压痛，行走多有足跟痛；无虹膜炎、银屑病，其父亲有 AS 病史。查体：弯腰、后仰轻度受限，枕壁距 0cm，指地距 10cm，Schober 试验 4cm；外周关节无肿胀、压痛，无四肢肌肉压痛，肌力正常。化验检查：HLA-B27 阳性，ESR 52mm/h，CRP 52.6mg/L。骶髂关节 MRI 见图 6-1-64。诊断：脊柱关节炎。

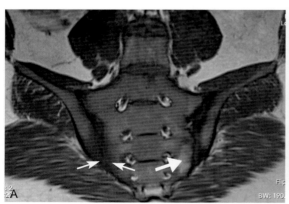
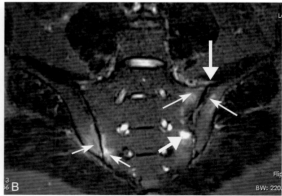

图 6-1-64　骶髂关节 MRI（斜冠状位）

A. T_1WI 序列显示右侧骶髂关节骨侵蚀（细箭头所示），左侧骶骨面脂肪沉积（粗箭头所示）；B. STIR 序列显示右侧骶髂关节侵蚀旁骨髓水肿（短细箭头所示），左侧骶髂关节骨髓水肿（长细箭头所示），左侧骶髂关节头侧滑囊炎（长粗箭头所示），左侧骶骨侧血管瘤（短粗箭头所示）

【病例 3】患者，女性，52 岁。腰背部及颈部疼痛 1 年余，久坐后疼痛，休息后好转。患者无夜间痛，翻身受限，无关节肿胀、压痛；无足跟痛、虹膜炎、银屑病，儿子有 AS 病史。查体：弯腰、后仰轻度受限，指地距 15cm，Schober 试验 4cm，外周关节无肿胀、压痛。化验检查：HLA-B27 阳性，ESR 15mm/h，CRP 8.6mg/L。骶髂关节 MRI 见图 6-1-65。诊断：脊柱关节炎。

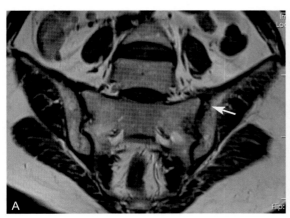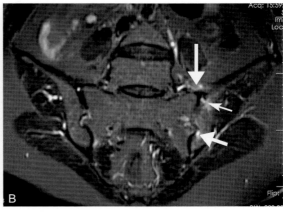

图 6-1-65　骶髂关节 MRI（斜冠状位）

A. T_1WI 序列显示左侧骶髂关节髂骨面骨侵蚀（箭头所示）；B. T_2FS 序列显示左侧髂骨面侵蚀腔旁骨髓水肿（细箭头所示），左侧髂骨侧小片状骨髓水肿（短粗箭头所示），左侧骶髂关节头侧滑囊炎（长粗箭头所示）

【病例 4】患者，男性，30 岁。腰背痛 1 年余。患者久坐或久卧后疼痛，偶有夜间痛，翻身受限；无关节肿胀、压痛，无足跟痛、虹膜炎、无银屑病，舅舅有 AS 病史。查体：弯腰、后仰轻度受限，指地距 10cm，Schober 试验 5cm，外周关节无肿胀、压痛。化验检查：HLA-B27 阳性，ESR 23mm/h，CRP18.6mg/L。骶髂关节 MRI 见图 6-1-66。诊断：强直性脊柱炎。

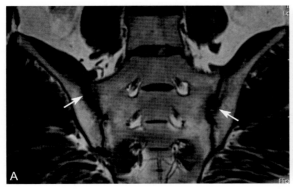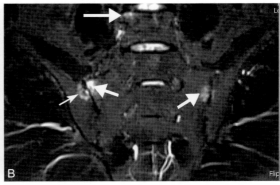

图 6-1-66　骶髂关节 MRI（斜冠状位）

A. T_1WI 序列显示双侧骶髂关节髂骨面骨侵蚀（箭头所示）；B. T_2FS 序列显示右侧髂骨面侵蚀腔旁骨髓水肿（细箭头所示），双侧骶骨侧小片状骨髓水肿（短粗细箭头所示），L_5 椎体椎角炎（长粗箭头所示）

【病例 5】患者，女性，52 岁。颈腰背痛 1 年，颈部活动轻度受限。患者夜间疼痛明显，白天活动后疼痛减轻，无关节肿痛，半年前患右眼虹膜炎 1 次；病程中无皮疹，外甥有 AS 病史，父亲驼背。查体：转颈轻度受限，弯腰、后仰轻度受限，指地距 8cm，枕壁距 0cm，Schober 试验 4cm，四肢关节无肿胀、疼痛，肌肉无压痛，肌力正常，下肢无水肿。化验检查：HLA-B27 阳性，ESR 22mm/h，CRP 10.3mg/L。骶髂关节 MRI 见图 6-1-67 及图 6-1-68。诊断：脊柱关节炎。

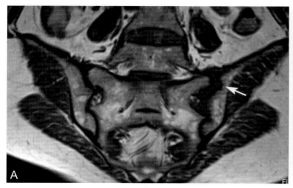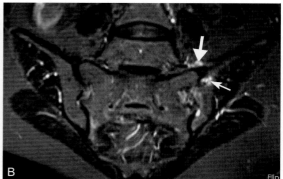

图 6-1-67　骶髂关节 MRI（斜冠状位）

A. T_1WI 序列显示左侧髂骨面骨侵蚀（箭头所示）；B. T_2FS 序列显示左侧髂骨骨侵蚀部位炎症（细箭头所示），左侧骶髂关节头侧滑囊炎（粗箭头所示）

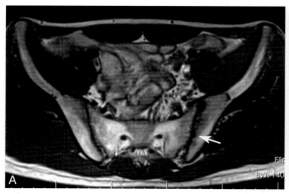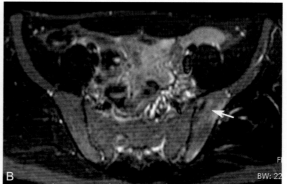

图 6-1-68　骶髂关节 MRI（轴位）

A. T_1WI 序列显示左侧髂骨面骨侵蚀（箭头所示）；B. T_2FS 序列显示左侧髂骨侧高信号的骨髓水肿影（箭头所示）

【病例 6】患者，男性，16 岁。腰背痛 2 年，伴有左侧足跟痛。患者无外周关节痛，无虹膜炎、银屑病，父亲有 AS 病史。查体：弯腰、后仰受限，指地距 35cm，枕壁距 0cm，Schober 试验 4.5cm。化验检查：HLA-B27 阳性，ESR 32mm/h，CRP 24.8mg/L。骶髂关节 MRI 见图 6-1-69 及图 6-1-70。诊断：强直性脊柱炎。

【病例 7】患者，男性，25 岁。右侧臀区痛半年，伴有右侧腰痛。患者夜间翻身困难，偶有痛醒，轻度晨僵，活动 10min 后缓解；无关节肿胀、疼痛，无虹膜炎、银屑病，无 AS 家族史。查体：弯腰、后仰不受限，右侧臀区压痛，右侧"4"字试验阳性。化验检查：HLA-B27 阴性，ESR 17mm/h，CRP 7.8mg/L。骶髂关节 MRI 见图 6-1-71。诊断：脊柱关节炎。

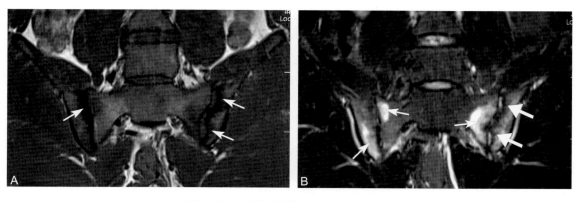

图 6-1-69　骶髂关节 MRI（斜冠状位）

A. T₁WI 序列显示双侧髂骨面骨侵蚀（箭头所示）；B. T₂FS 序列显示右侧骶骨及髂骨面高信号的骨髓水肿影，左侧骶骨侧高信号的骨髓水肿影（细箭头所示），左侧髂骨侧侵蚀部位旁高信号的骨髓水肿影（粗箭头所示）

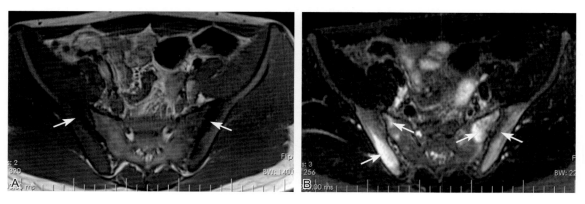

图 6-1-70　骶髂关节 MRI（轴位）

A. T₁WI 序列显示双侧髂骨面骨侵蚀（箭头所示）；B. T₂FS 序列显示双侧骶髂关节高信号的骨髓水肿影（箭头所示）

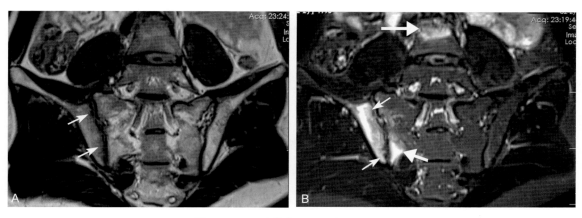

图 6-1-71　髂关节 MRI（斜冠状位）

A. T₁WI 序列显示右侧髂骨面弥漫性骨侵蚀（箭头所示）；B. T₂FS 序列显示右侧髂骨侧侵蚀部位旁高信号的骨髓水肿影（细箭头所示），右侧骶骨侧骨髓水肿（短粗箭头所示），L₅ 椎体弥漫性骨髓水肿（长粗箭头所示）

【病例 8】患者，女性，43 岁。腰背痛及臀区痛 10 年余，伴有晨僵及夜间痛。患者 8 年前诊断为 AS，曾服用 NSAID 及柳氮磺吡啶治疗 2 年，症状好转后自行停药。之后间断疼痛发作，近半年腰背疼痛明显，夜间痛醒，并自觉症状逐渐向上进展，无关节肿痛；5 年前曾有左眼虹膜炎发作 1 次，无银屑病，无 AS 家族史。查体：轻度驼背，脊柱侧凸，弯腰、后仰受限，指地距 25cm，枕壁距 3cm，外周关节无肿胀、压痛。化验检查：HLA-B27 阳性，ESR 35mm/h，CRP 12.8mg/L。骶髂关节 MRI 见图 6-1-72。诊断：强直性脊柱炎。

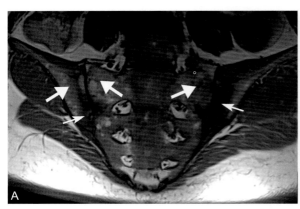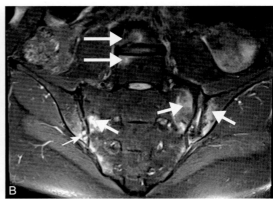

图 6-1-72　髂关节 MRI（斜冠状位）

A. T_1WI 序列显示右侧髂骨面弥漫性骨侵蚀（细箭头所示），右侧骶髂关节及左侧髂骨高信号的脂肪沉积影（粗箭头所示）；B. T_2FS 序列显示右侧髂骨侵蚀部位炎症（细箭头所示），右侧骶骨及左侧骶髂关节骨髓水肿（短粗箭头所示），L_4、L_5 椎角炎（长粗箭头所示）

五、肌腱附着点炎

骶髂关节是由强大的肌腱、韧带连接，以保持骶髂关节的稳定。肌腱端是肌腱、韧带、关节囊或筋膜附着在骨上而提供的一个减少压力的接口。一般来说，重复的微创伤可引起肌腱的生物力学改变，导致力学异常。肌腱附着部炎症疾病通常被称为肌腱端病。除了与 SpA 有关外，还与内分泌、代谢、创伤和退行性病变有关。

根据结构和位置可以区分两种类型的肌腱端病，即纤维型和纤维软骨型。典型纤维型肌腱附着于干骺端和骨干的长骨头，但大多数纤维软骨型肌腱附着于长骨的骨骺部位，SpA 属于纤维软骨型肌腱端病。SpA 患者的肌腱端炎与 HLA-B27 基因相关，MRI 研究提示肌腱端炎与骨髓水肿的程度相关联。

2019 年 ASAS-MRI 工作组把肌腱端炎从最初的定义修订为排除 SIJ 骨间韧带部分，因为这部分可能很难与血管信号区分，主要观察骶髂关节前韧带和骶髂关节后韧带部位附着点的炎症。

在骶髂关节 MRI 的 STIR 序列或者 T_1 增强扫描像上，肌腱附着点炎显示的是高信号影，但如果单独有肌腱附着点炎而无明显的骨髓水肿，我们仍不能考虑有活动性骶髂关节炎的存在。

【病例 1】患者，男性，36 岁。下腰痛 2 年，无明显晨僵。患者近 1 年逐渐出现后背痛及颈部不适，无关节肿胀、疼痛；无足跟痛、虹膜炎、银屑病，无腹痛、腹泻，无 SpA 家族史。

查体：脊柱轻度侧凸，T_6、T_7 椎体轻度压痛，弯腰、后仰明显受限，指地距 25cm，枕壁距 3cm，关节无肿胀、压痛。化验检查：HLA-B27 阴性，ESR、CRP 正常。骶髂关节 MRI 见图 6-1-73。诊断：强直性脊柱炎。

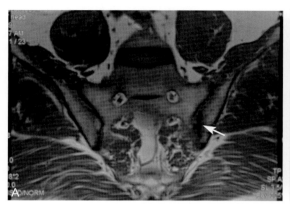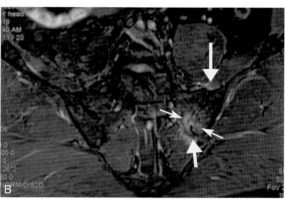

图 6-1-73　骶髂关节 MRI（斜冠状位）

A. T_1WI 序列显示左侧骶髂关节髂骨面骨侵蚀（箭头所示）；B. STIR 序列显示左侧骶髂关节骶骨及髂骨面骨侵蚀（细箭头所示），左侧骶髂关节后韧带附着点炎（短粗箭头所示），左侧骶髂关节头侧滑囊炎（长粗箭头所示）

【病例 2】患者，男性，17 岁。腰骶部疼痛 1 年，右侧髋关节疼痛 4 个月。患者无外周关节肿痛，无 AS 家族史。查体：弯腰、后仰受限，指地距 15cm，Schober 试验 5cm，外周关节无肿胀、压痛，右侧"4"字试验阳性。化验检查：HLA-B27 阳性，ESR 86 mm/h，CRP 43.7mg/L。骶髂关节 MRI 见图 6-1-74。诊断：脊柱关节炎。

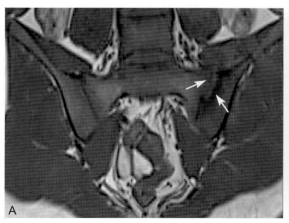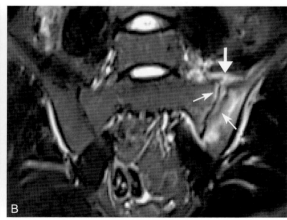

图 6-1-74　骶髂关节（斜冠状位）

A. T_1WI 序列显示左侧骶骨和髂骨侧低信号影，左侧髂骨侧骨面不连续的骨侵蚀影（箭头所示）；B. T_2FS 序列显示左侧骶髂关节高信号的骨髓水肿影，以髂骨侧为重（细箭头所示），同时伴有左侧骶髂关节前韧带部位肌腱附着点炎（粗箭头所示）

【病例 3】患者，男性，56 岁。腰背痛及左侧臀区痛 5 个月。患者夜间疼痛明显，翻身不受限，伴晨僵，活动 1h 后缓解；无关节肿胀、疼痛，无虹膜炎、银屑病，无 AS 家族史。化验检查：HLA-B27 阳性，ESR 24mm/h，CRP 23.4mg/L。骶髂关节 MRI 见图 6-1-75。诊断：

脊柱关节炎。

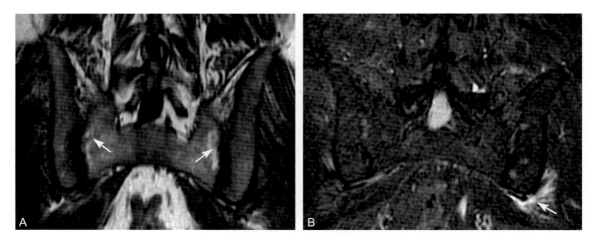

图 6-1-75　骶髂关节（斜冠状位）

A. T₁WI 序列显示双侧骶骨侧散在脂肪沉积（箭头所示）；B. STIR 序列显示左侧骶髂关节肌腱附着点炎（箭头所示）

【病例 4】患者，男性，18 岁。交替性臀区痛 2 年，伴有间断腰背痛。患者夜间疼痛较重，夜间偶有痛醒，翻身困难，无关节肿，无足跟痛，当地给予非甾体抗炎药症状可以部分改善；无虹膜炎、银屑病，无 AS 家族史。查体：脊柱轻度侧凸，弯腰，后仰受限，下蹲受限，枕壁距 3cm，指地距 10cm，Schober 试验 5cm。化验检查：HLA-B27 阳性，ESR 56mm/h，CRP 83.6mg/L。骶髂关节 MRI 见图 6-1-76。诊断：强直性脊柱炎。

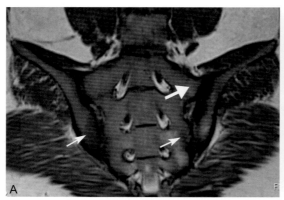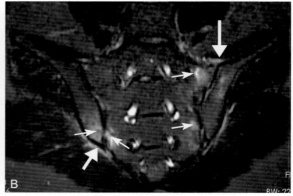

图 6-1-76　骶髂关节 MRI（斜冠状位）

A. T₁WI 序列显示左侧骶骨及右侧髂骨低信号的骨髓水肿影（细箭头所示），左侧骶骨高信号的脂肪沉积影（粗箭头所示）；B. T₂FS 序列显示右侧骶骨及髂骨和左侧骶骨侧高信号的骨髓水肿影（细箭头所示），右侧骶髂关节后韧带肌腱附着点炎（短粗箭头所示），左侧骶髂关节头侧滑囊炎（长粗箭头所示）

【病例 5】患者，男性，23 岁。腰背痛 2 年。患者夜间痛，翻身困难，伴有右侧髋关节痛，无膝、踝关节肿；无虹膜炎、银屑病，无 AS 家族史。查体：弯腰、后仰明显受限，指地距 12cm，枕壁距 0cm，Schober 试验 4.5cm，四肢关节无肿胀、压痛，右侧“4”字试验阳性。化验检查：HLA-B27 阳性，ESR 7mm/h，CRP 6.9mg/L。骶髂关节 MRI 见图 6-1-77。诊断：

脊柱关节炎。给予注射生物制剂、柳氮磺吡啶及洛索洛芬钠片治疗，治疗 3 个月后腰背痛症状明显好转，无右侧髋关节痛。复查骶髂关节 MRI 见图 6-1-78。

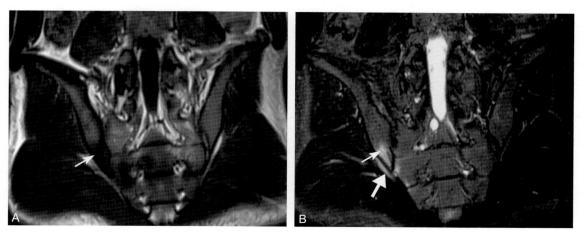

图 6-1-77　骶髂关节 MRI（斜冠状位）

A. T_1WI 序列显示右侧髂骨低信号的骨髓水肿影（箭头所示）；B. STIR 序列显示右侧髂骨高信号的骨髓水肿影（细箭头所示），右侧肌腱附着点炎（粗箭头所示）

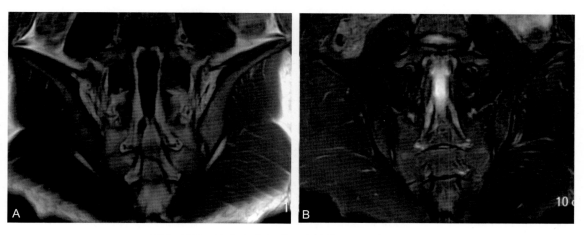

图 6-1-78　治疗 3 个月后骶髂关节 MRI（斜冠状位）

A. T_1WI 序列未见异常；B. STIR 序列未见异常

【病例 6】患者，女性，39 岁。交替性臀区痛 1 年，伴有下腰痛。患者夜间疼痛明显，翻身明显受限，无关节肿胀、疼痛；无虹膜炎及皮疹，无 AS 家族史，服用非甾体抗炎药症状可以改善。查体：弯腰、后仰受限，指地距 15cm，双侧 "4" 字试验阳性，膝关节无肿胀、压痛，浮髌试验阴性。骶髂关节 MRI 见图 6-1-79 及图 6-1-80。诊断：脊柱关节炎。

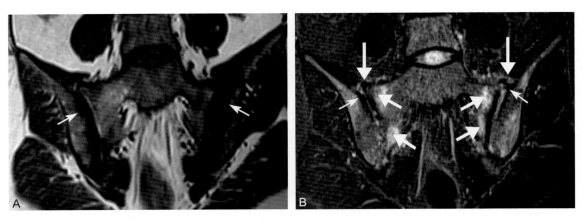

图 6-1-79　骶髂关节 MRI（斜冠状位）

A. T$_1$WI 序列显示双侧骶髂关节低信号的髂骨面硬化影（箭头所示）；B. STIR 序列显示双侧髂骨高信号的骨髓水肿影（短粗箭头所示），双侧髂骨面低信号的硬化影（细箭头所示），双侧骶髂关节肌腱附着点炎（长粗箭头所示）

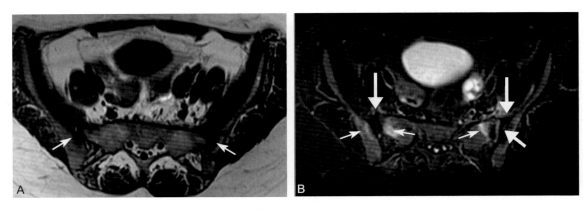

图 6-1-80　骶髂关节 MRI（轴位）

A. T$_1$WI 序列显示双侧骶髂关节低信号的髂骨面硬化影（箭头所示）；B. STIR 序列显示双侧骶髂关节高信号的骨髓水肿影（细箭头所示），左侧髂骨面低信号的硬化影（短粗箭头所示），双侧骶髂关节肌腱附着点炎（长粗箭头所示）

六、关节间隙液

这是一个描述 STIR/T$_2$FS 序列见到关节间隙高信号的新定义，相当于脑脊液信号。

【病例 1】患儿，女，12 岁。久坐后腰痛 3 个月，无明显晨僵及夜间痛。患儿无关节肿胀、疼痛，无虹膜炎、银屑病，无 SpA 家族史。查体：弯腰、后仰无受限，无关节肿胀、疼痛，无肌痛，肌无力。化验检查：HLA-B27 阴性，ESR 2mm/h，CRP 3.2mg/L。骶髂关节 MRI 见图 6-1-81 及图 6-1-82。诊断：腰痛待查。

【病例 2】患者，男性，20 岁。久坐后腰痛，活动几分钟后好转。患者无明显夜间痛，有翻身困难，无关节肿、虹膜炎、银屑病，无 AS 家族史。查体：弯腰、后仰不受限，脊柱无压痛，四肢关节无肿胀、压痛。化验检查：HLA-B27 阴性，ESR 10mm/h，CRP 3.2mg/L。骶髂关节 MRI 见图 6-1-83。诊断：腰痛。

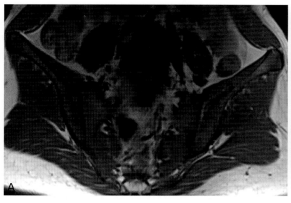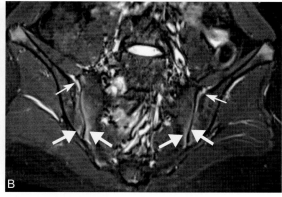

图 6-1-81　骶髂关节 MRI（斜冠状位）

A. T$_1$WI 序列未见异常；B. STIR 序列见双侧骶髂关节积液（细箭头所示），双侧骶髂关节关节面高信号的红骨髓影像（粗箭头所示）

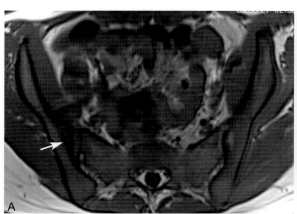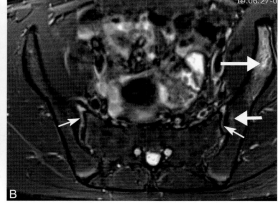

图 6-1-82　骶髂关节 MRI（轴位）

A. T$_1$WI 序列见右侧髂骨面低信号的硬化影（箭头所示）；B. STIR 序列可见双侧骶髂关节积液（细箭头所示），左侧髂骨高信号的骨髓水肿影（短粗箭头所示），左侧髂嵴高信号的骨髓水肿影（长粗箭头所示）

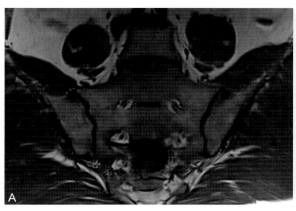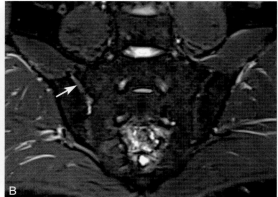

图 6-1-83　骶髂关节 MRI（斜冠状位）

A. T$_1$WI 序列未见有异常；B. STIR 序列可见右侧骶髂关节积液（箭头所示）

【病例 3】患者，女性，38 岁。下腰痛伴有臀区痛，患者有晨僵，活动 1h 后好转，明显夜间痛，有翻身困难；无关节肿，无虹膜炎、银屑病，母亲有 AS 家族史。查体：轻度驼背，弯腰、后仰明显受限，指地距 25cm，枕壁距 3cm，Schober 试验 3cm，脊柱无压痛，四肢关节无肿胀、压痛。化验检查：HLA-B27 阳性，ESR 25mm/h，CRP 10.3mg/L。骶髂关节 MRI 见图 6-1-84。诊断：强直性脊柱炎。

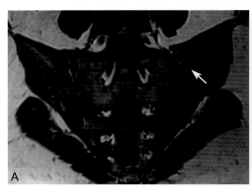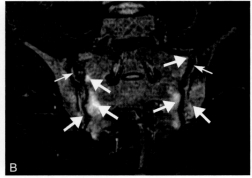

图 6-1-84　骶髂关节 MRI（斜冠状位）

A. T_1WI 序列显示左侧骶髂关节低信号硬化影（箭头所示）；B. T_2FS 序列显示双侧骶髂关节间隙液（细箭头所示），双侧骶髂关节骨髓水肿（粗箭头所示）

（王炎焱　高　岱　黄建华）

第二节　骶髂关节慢性炎症表现

T_1WI 自旋回波无脂肪抑制序列对结构变化的检测很敏感，可以清晰显示脂肪信号。骶髂关节慢性结构学改变如下。①骨侵蚀：T_1WI 序列可见软骨下皮质层区域出现黑暗的骨面缺失信号，与其相邻骨髓呈现正常明亮的外观。②脂肪病变（也称为脂肪沉积）：在 T_1WI 序列上看到高于正常骨髓的明亮信号，但异常的脂肪沉积影需要符合以下要求，包括有一个均匀明亮信号、位于典型的解剖区（软骨下骨）、与正常骨髓边界清晰。③侵蚀腔内的脂肪化生（也称为"回填现象"）：在 T_1WI 序列上，典型部位显示一个骨侵蚀或多个骨侵蚀汇合部位的亮信号影，其信号强度大于正常骨髓，满足以下要求，即软骨下皮质层黑暗外观的骨面全层缺失；在原发灶的边界处有一条不规则的暗色信号带反映硬化，清楚地与相邻的骨髓区分隔开。④硬化：典型的解剖区（软骨下骨）所有序列均为低信号影。⑤强直：T_1WI 序列显示异常亮信号影，信号强度与骨髓相似，骶髂关节间隙消失，髂骨和骶骨之间骨髓信号具有连续性。它与两侧软骨下皮层的全层缺失有关。⑥骨芽：T_1WI 序列显示骶髂关节间隙的异常高信号影，与骨髓信号强度相似，在骶髂关节间隙没有形成骨桥，与髂骨或骶骨软骨面连续，但不是同时与骶骨或髂骨都连续，对应侧的软骨下皮层出现低信号的全层缺失。

一、脂肪沉积

脂肪沉积在 MRI 上的典型表现为 T_1WI 序列上的骨髓高信号影像。脂肪沉积是一种非特异性改变，在脊柱关节炎患者的骶髂关节 MRI 中发现脂肪沉积，表示既往曾有过急性炎症出现，但并不能明确目前是否仍处于活动期。脂肪沉积源于炎症所致的脂肪酸酯化，多发生于关节附近的骨髓中。

脂肪沉积的影像学需要满足如下几个方面：①亮度均匀；②位于典型骶髂关节解剖区（软骨下骨）；③与正常骨髓影有明显的边界。

这一被修订后的定义表明炎症病灶消退后脂肪沉积的形态学特征，T₁WI 序列中可见到软骨下骨和毗邻位置边界清晰的高信号病变，不是指健康人中可能出现的正常脂肪影。这一病变对于 SpA 诊断是有特异性的，如果侵蚀与骨髓水肿同时存在，可以提高诊断的特异性。SpA 患者存在骶髂关节的骨侵蚀病灶，提示与更坏的预后有关，也提示骶髂关节和脊柱新骨形成的倾向增加。

【病例 1】患者，女性，31 岁。劳累后腰痛，无 AS 家族史。查体：弯腰、后仰不受限，无关节肿胀、压痛。化验检查：HLA-B27 阴性，ESR、CRP 正常。骶髂关节 MRI：显示正常骶髂关节表现，见图 6-2-1。

【病例 2】患者，男性，21 岁。胸腰痛 1 年，无 AS 家族史。化验检查：HLA-B27 阴性，ESR、CRP 正常。骶髂关节 MRI：为正常骶髂关节表现，见图 6-2-2。

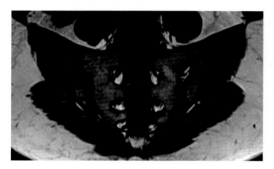
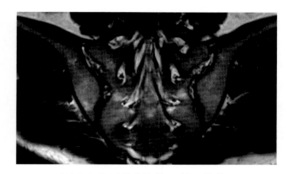

图 6-2-1　骶髂关节（斜冠状位）
T₁WI 序列显示为正常脂肪影像

图 6-2-2　骶髂关节（斜冠状位）
T₁WI 序列显示双侧骶骨及髂骨内对称性散在点片状高信号影，边界不清，为正常的脂肪影像

【病例 3】患者，男性，37 岁。腰背痛 15 年，双侧足跟痛。患者夜间痛，半夜痛醒，走路时足跟痛明显；无虹膜炎、银屑病，无 AS 家族史。化验检查：HLA-B27 阳性，ESR 25mm/h，CRP 10.3mg/L。骶髂关节 MRI 见图 6-2-3。诊断：强直性脊柱炎。

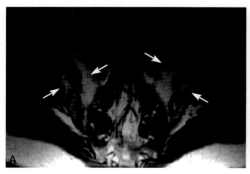
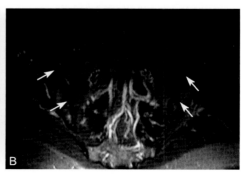

图 6-2-3　骶髂关节（斜冠状位）
A. T₁WI 序列显示双侧骶髂关节两侧骶骨和髂骨近关节区域片状高信号的脂肪沉积影，伴双侧骶骨及髂骨侧骨侵蚀（箭头所示）；B. STIR 序列未见骨髓水肿信号，双侧骶髂关节髂骨面骨侵蚀（箭头所示）

【病例4】患者，男性，21岁。腰背痛1年，劳累后疼痛，休息后缓解。无关节炎、足跟痛，无银屑病、虹膜炎，无 AS 家族史。查体：弯腰、后仰无受限，脊柱无压痛，四肢关节无肿胀、压痛。化验检查：HLA-B27 阴性，ESR、CRP 正常。骶髂关节 MRI 见图 6-2-4。

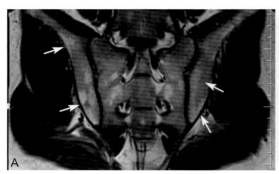
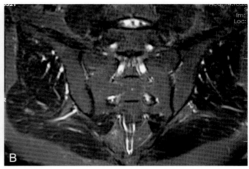

图 6-2-4　骶髂关节（斜冠状位）

A. T$_1$WI 序列显示双侧骶骨和髂骨侧片状高信号、边界清楚的脂肪沉积影（箭头所示）；B. T$_2$FS 序列未见异常

【病例5】患者，男性，23岁。外伤后右膝疼痛、肿胀，伴活动障碍1月余。患者集训中突发右侧膝关节疼痛、肿胀，右膝屈伸活动受限，上、下楼梯及下蹲不能，伴间断发热，发热多在 16～20 时，体温多在 37℃ 以上，最高 38.8℃。经冰敷后右侧膝关节肿胀仍持续加重，右侧膝关节积液涂片和培养均阴性。病程中从未有腰背痛、足跟肿痛、银屑病皮疹和腹泻、腹痛，无脊柱关节炎家族史。曾口服 NSAID 治疗，症状改善不明显。查体：全脊柱生理弯曲存在，无压痛及叩击痛，活动无受限，脊柱无后凸畸形，腰椎前、后屈及侧弯无活动受限；右侧膝关节肿胀，皮温升高，右膝内外侧关节间隙压痛，髌周压痛，右膝略屈曲位，右膝浮髌试验阳性，右侧股四头肌肌萎缩。化验检查：HLA-B27 阳性，ESR 2mm/h，CRP 25.39mg/L。骨盆 X 线平片见图 6-2-5，骶髂关节 CT 见图 6-2-6，骶髂关节 MRI 见图 6-2-7。诊断：强直性脊柱炎。

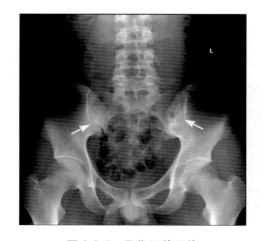
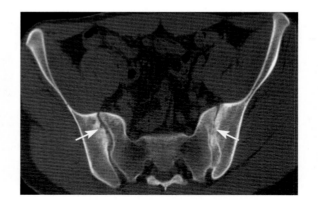

图 6-2-5　骨盆 X 线平片

显示双侧骶髂关节间隙变窄，伴有散在骨侵蚀（箭头所示）

图 6-2-6　骶髂关节 CT

显示双侧骶髂关节间隙变窄，伴有多发骨侵蚀和骨硬化（箭头所示）

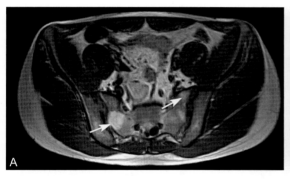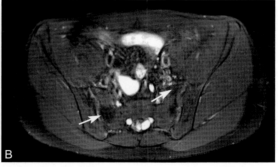

图 6-2-7　骶髂关节 MRI（斜冠状位）

A. T₁WI 序列显示双侧骶骨侧高信号的脂肪化生影（箭头所示）；B. STIR 序列显示双侧骶骨侧低信号的脂肪沉积影（箭头所示）

【病例 6】患者，男性，19 岁。下腰痛 3 年。患者有晨僵，夜间翻身困难，无关节肿胀、疼痛，偶有足跟痛，但无足跟肿；无虹膜炎、银屑病，哥哥有 AS 病史。3 年前诊断为脊柱关节炎，未正规服用药物治疗，近 3 个月腰痛加重。查体：弯腰、后仰均受限，指地距 35cm，Schober 试验 2cm，关节无肿胀、压痛。化验检查：HLA-B27 阳性，ESR 36mm/h，CRP 34.5mg/L。骶髂关节 MRI 见图 6-2-8。诊断：强直性脊柱炎。

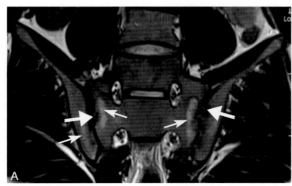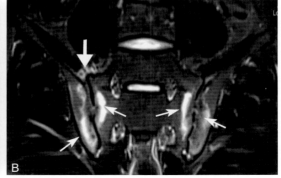

图 6-2-8　骶髂关节 MRI（斜冠状位）

A. T₁WI 序列显示左侧骶髂关节骨侵蚀伴部分融合，右侧骶髂关节部分融合（粗箭头所示），双侧骶骨侧脂肪沉积（细箭头所示）；B. T₂FS 序列显示双侧骶髂关节骨髓水肿（细箭头所示），右侧骶髂关节前韧带附着点炎（粗箭头所示）

【病例 7】患者，男性，30 岁。腰背痛 11 年，患者炎性腰背痛，8 年前诊断为 AS，间断服用消炎镇痛药，近 2 年逐渐出现驼背，颈背痛明显，左眼虹膜炎 2 次；无关节炎、银屑病，无 AS 家族史。查体：轻度驼背，弯腰、后仰受限，外周关节无肿胀、压痛。化验检查：HLA-B27 阳性，ESR 2mm/h，CRP 4.5mg/L。骶髂关节 MRI 见图 6-2-9。诊断：强直性脊柱炎。

【病例 8】患者，男性，37 岁。炎性下腰痛 1 年。患者休息后加重，活动后好转，伴有晨僵，夜间痛及翻身困难；无关节肿胀、疼痛，无足跟痛、虹膜炎、银屑病，无 SpA 家族史。查体：脊柱侧凸，弯腰、后仰受限，指地距 30cm，枕壁距 0cm，Schober 试验 3.5cm，四肢关节无肿胀、压痛。化验检查：HLA-B27 阳性，ESR 2mm/h，CRP 3.2mg/L。骶髂关节 MRI 见图 6-2-10 及图 6-2-11。诊断：脊柱关节炎。

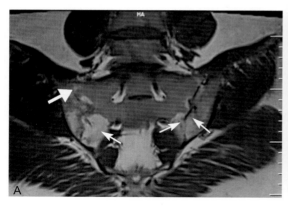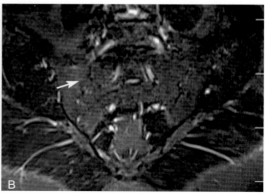

图 6-2-9 骶髂关节 MRI（斜冠状位）

A. T₁WI 序列显示双侧骶髂关节脂肪沉积（细箭头所示），右侧骶髂关节部分融合（粗箭头所示）；B. STIR 序列显示右侧骶髂关节融合（箭头所示）

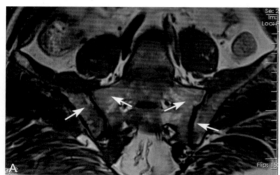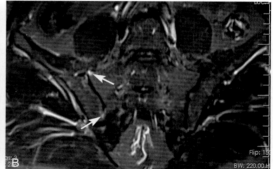

图 6-2-10 骶髂关节 MRI（斜冠状位）

A. T₁WI 序列显示双侧骶髂关节脂肪沉积影（箭头所示）；B. STIR 序列显示右侧骶髂关节骨髓水肿（箭头所示）

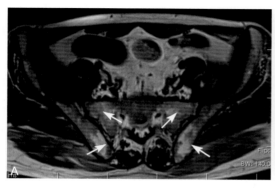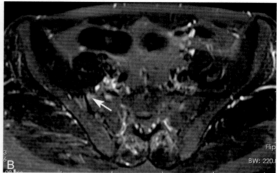

图 6-2-11 骶髂关节 MRI（轴位）

A. T₁WI 序列显示双侧骶髂关节脂肪沉积影（箭头所示）；B. T₂FS 序列显示右侧骶骨侧小片状高信号的骨髓水肿影（箭头所示）

二、回填现象

回填现象是一个新的定义，被认为是 AS 的一个独特的结构性损伤，指炎症后侵蚀腔部位的修复。此定义包括两个部分：①侵蚀腔内明亮的信号，标志着一个修复过程，回填现象是指软骨下骨髓水肿转换为骨髓脂肪化生；②原始侵蚀边界处不规则暗带反映硬化。这种复合病变可在骶髂关节斜冠状位垂直于骶髂关节腔扫描时看到。

【病例 1】患者，男性，37 岁。腰背痛 5 年。患者有晨僵，夜间翻身困难及痛醒，无关节肿胀、疼痛，服用非甾体抗炎药症状可以改善，2 年前诊断为 AS，未正规服用药物，近期出现腰痛加重，自觉逐渐出现后背痛；无虹膜炎、银屑病，无 AS 家族史。查体：弯腰、后仰受限，腰变平，指地距 20cm，Schober 试验 3.5cm，外周关节无肿胀、压痛。化验检查：HLA-B27 阳性，ESR 2mm/h，CRP 3.2mg/L。骶髂关节 MRI 见图 6-2-12。诊断：强直性脊柱炎。

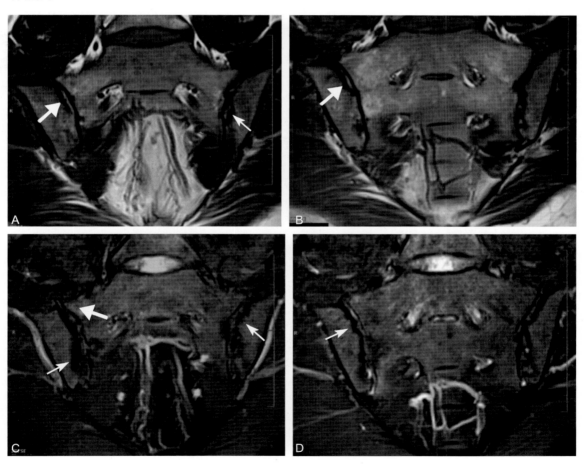

图 6-2-12　骶髂关节 MRI（斜冠状位）

A、B. T_1WI 序列连续层面可见左侧骶髂关节髂骨面骨破坏，伴有回填现象（细箭头所示），右侧髂骨面硬化（粗箭头所示）；C、D. T_2FS 序列连续层面可见双侧骶髂关节髂骨面骨破坏（细箭头所示），右侧骶骨轻度骨髓水肿（粗箭头所示）

【病例 2】患者，男性，20 岁。右侧踝关节肿半年，腰背痛 3 个月。患者夜间翻身困难，左足 2 根腊肠趾；无虹膜炎、银屑病，叔叔有 AS 家族史。查体：走路轻度跛行，弯腰、后仰不受限，左侧踝关节轻度肿胀、压痛，左足 2 根腊肠趾。化验检查：HLA-B27 阳性，ESR 32mm/h，CRP 19.8mg/L。骶髂关节 MRI 见图 6-2-13。诊断：脊柱关节炎。

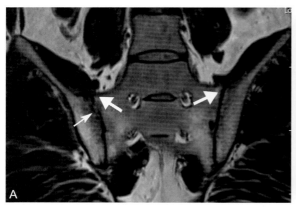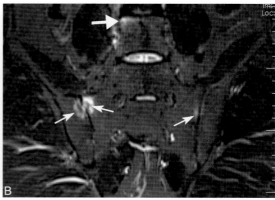

图 6-2-13　骶髂关节 MRI（斜冠状位）

A. T_1WI 序列显示右侧骶髂关节欠光滑（细箭头所示），双侧骶骨轻度脂肪沉积（粗箭头所示）；B. STIR 序列显示右侧骶骨、髂骨及左侧骶骨骨髓水肿（细箭头所示），L_5 椎角骨髓水肿（粗箭头所示）

【病例 3】患者，男性，21 岁。左侧臀区痛 3 年，间断发作。患者无晨僵，无翻身困难，无关节肿胀、疼痛；无肌腱附着点炎、虹膜炎、银屑病，无 AS 家族史。查体：弯腰、后仰不受限，脊柱无压痛，左侧臀区轻度压痛，左侧 "4" 字试验阳性，外周关节无肿胀、压痛。化验检查：HLA-B27 阳性，ESR 12mm/h，CRP 9.9mg/L。骶髂关节 MRI 见图 6-2-14。诊断：脊柱关节炎。

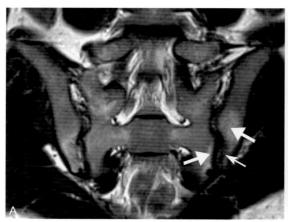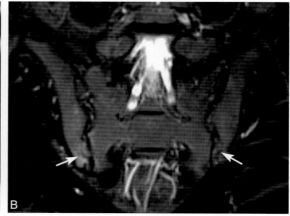

图 6-2-14　骶髂关节 MRI（斜冠状位）

A. T_1WI 序列显示左侧骶髂骨侵蚀伴有脂肪回填（细箭头所示），左侧骶髂关节脂肪沉积（粗箭头所示）；B. STIR 序列显示双侧髂骨侧骨侵蚀（箭头所示）

【病例 4】患者，男性，36 岁。下腰痛 3 年，间断发作，伴晨僵。患者夜间痛及翻身困难，无夜间痛醒，无关节肿胀、疼痛；无虹膜炎、银屑病，弟弟有 AS 病史。查体：弯腰、后仰受限，指地距 32cm，Schober 试验 3.5cm，脊柱无压痛，外周关节无肿胀、压痛。化验检查：HLA-B27 阳性，ESR 12mm/h，CRP 9.9mg/L。骶髂关节 MRI 见图 6-2-15。诊断：强直性脊柱炎。

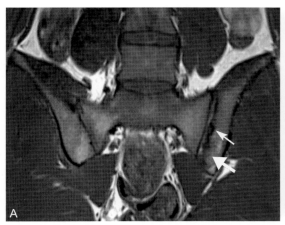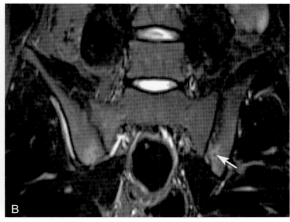

图 6-2-15　骶髂关节 MRI（斜冠状位）

A. T$_1$WI 序列显示左侧骶髂骨侵蚀伴有脂肪回填（细箭头所示），左侧骶髂关节脂肪沉积（粗箭头所示）；B. T$_2$FS 序列显示左侧髂骨侧骨髓水肿（箭头所示）

【病例 5】患者，男性，39 岁。腰背痛 5 年。患者轻度晨僵，活动 15min 后好转，无夜间痛及翻身困难；无关节肿胀、疼痛，无虹膜炎、银屑病，表弟有 AS 病史。查体：腰部前屈、后仰受限，指地距 20cm，Schober 试验 4.5cm，外周关节无肿胀、压痛。化验检查：HLA-B27 阳性，ESR 18cm，CRP 9.8mg/L。骶髂关节 MRI 见图 6-2-16。诊断：强直性脊柱炎。

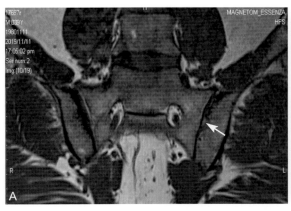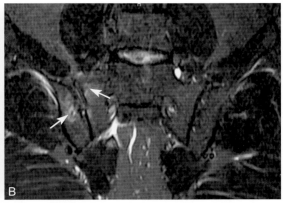

图 6-2-16　骶髂关节 MRI（斜冠状位）

A. T$_1$WI 序列显示左侧髂骨面骨侵蚀伴有脂肪回填（箭头所示）；B. STIR 序列显示右侧骶髂骨骨髓水肿（箭头所示）

三、骨侵蚀

　　骨侵蚀在 T$_1$WI 中表现为低信号，而若在 STIR 序列中可以见到同一部位的高信号，则提示该部位急慢性炎症混杂。骨侵蚀的本质是关节边缘骨质的破坏，可出现于关节软骨面下的任何部位。由于骶髂关节骶骨侧的关节软骨厚度相对较薄，故发生于骶髂关节的骨侵蚀多先出现于骶骨侧。骨侵蚀可从单一部位的骨质破坏开始，亦可于多处同时出现骨质破坏，当多个骨侵蚀灶扩大融合后，可呈现出一种骶髂关节腔间隙扩大的假象。在磁共振中，有时骨侵蚀较难鉴别，应结合 CT 影像进行判断。

【病例 1】患者，男性，23 岁。胸、腰痛 3 年。患者深吸气时胸口痛，无关节肿胀、疼痛，服用非甾体抗炎药症状可以改善；无虹膜炎、银屑病，无 AS 家族史。查体：胸骨柄轻度压痛，脊柱无压痛，弯腰、后仰受限，指地距 5cm，Schober 试验 5cm，四肢关节无肿胀、压痛。化验检查：HLA-B27 阳性，ESR、CRP 正常。骶髂关节 MRI 见图 6-2-17。诊断：脊柱关节炎。

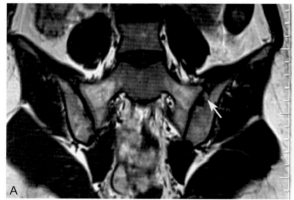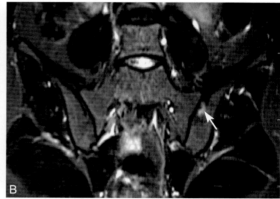

图 6-2-17　骶髂关节 MRI（斜冠状位）

A. T_1WI 序列显示左侧髂骨面不连续，提示骨侵蚀（箭头所示）；B. T_2FS 序列显示左侧髂骨面高信号的骨髓水肿影（箭头所示）

【病例 2】患者，男性，26 岁。腰背痛伴双侧臀区痛 3 年。患者夜间痛及翻身困难，无关节肿胀、疼痛；无虹膜炎、银屑病，无 AS 家族史。查体：弯腰、后仰不受限，脊柱无压痛，双侧"4"字试验阳性。化验检查：HLA-B27 阳性，ESR、CRP 正常。骶髂关节 MRI 见图 6-2-18。诊断：强直性脊柱炎。

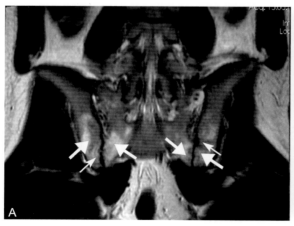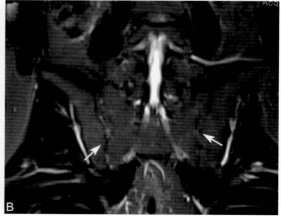

图 6-2-18　骶髂关节 MRI（斜冠状位）

A. T_1WI 序列显示双侧髂骨侧骨皮质不连续，提示骨侵蚀（细箭头所示）；双侧骶骨及髂骨侧还可见到高信号的脂肪沉积影（粗箭头所示）。B. T_2FS 序列未见骨髓水肿，但可见双侧髂骨侧骨侵蚀影像（箭头所示）

【病例 3】患者，男性，26 岁。下腰痛伴臀区痛 4 年。其父亲有 AS 病史。查体：腰部前屈、后仰受限，枕壁距 0cm，指地距 15cm，外周关节无肿胀、压痛。化验检查：HLA-B27 阳性，ESR 56mm/h，CRP 62.8mg/L。骶髂关节 MRI 见图 6-2-19。诊断:脊柱关节炎。

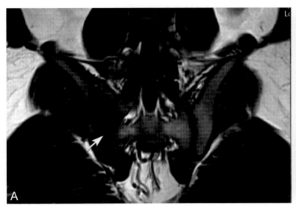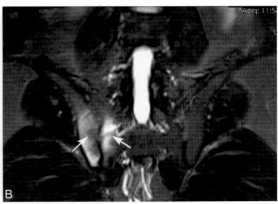

图 6-2-19　骶髂关节 MRI（斜冠状位）

A. T_1WI 序列显示右侧髂骨低信号的骨髓水肿影，且髂骨侧骨皮质不连续，提示骨侵蚀（箭头所示）；B. T_2FS 序列显示右侧骶骨侧及髂骨侧高信号的骨髓水肿影（箭头所示）

【病例 4】患者，女性，28 岁。下腰痛 2 年，右侧髋关节疼痛半年。无虹膜炎、银屑病，无 AS 家族史。查体：下腰部轻度压痛，弯腰、后仰不受限，右侧髋关节轻度压痛，右侧 "4" 字试验阳性。化验检查：HLA-B27 阴性，ESR 30mm/h，CRP 12mg/L。骶髂关节 MRI 见图 6-2-20。诊断：强直性脊柱炎。

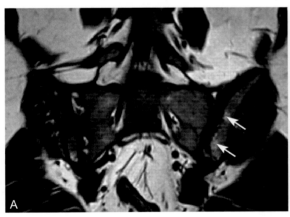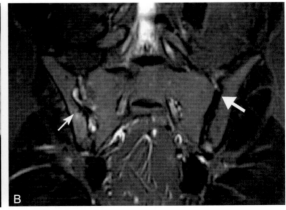

图 6-2-20　骶髂关节 MRI（斜冠状位）

A. T_1WI 序列显示左侧髂骨骨皮质不连续，提示骨侵蚀，且伴周边高信号的脂肪沉积影（箭头所示）；B. T_2FS 序列显示左侧髂骨侧骨侵蚀影（粗箭头所示），右侧髂骨侧高信号的骨髓水肿影（细箭头所示）

【病例 5】患者，男性，25 岁。交替性臀区痛 3 年。患者无明显腰背痛，无关节肿胀、疼痛，无虹膜炎、银屑病，其父有 AS 病史。查体：弯腰、后仰不受限，脊柱无压痛，无关节肿胀、压痛。化验检查：HLA-B27 阳性，ESR 20mm/h，CRP 正常。骶髂关节 MRI 见图 6-2-21。诊断：强直性脊柱炎。

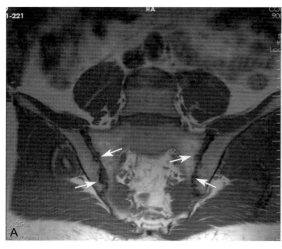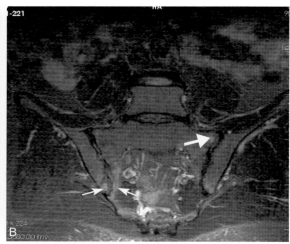

图 6-2-21　骶髂关节 MRI（斜冠状位）

A. T_1WI 序列显示双侧骶骨及髂骨骨皮质不连续的骨侵蚀影，周边伴有高信号的脂肪沉积影（箭头所示）；
B. STIR 序列显示左侧骶骨侧高信号的骨髓水肿影（粗箭头所示），右侧骶骨及髂骨侧高信号的骨髓水肿影，
伴有骨侵蚀影（细箭头所示）

【病例 6】患者，男性，21 岁。腰背痛 3 年，伴有右侧膝关节肿痛。无虹膜炎、银屑病，无 AS 家族史。查体：走路轻度跛行，弯腰、后仰不受限，右侧膝关节肿胀、压痛，浮髌试验阳性。化验检查：HLA-B27 阳性，ESR 47mm/h，CRP 32.8mg/L。骶髂关节 MRI 见图 6-2-22。诊断：强直性脊柱炎。

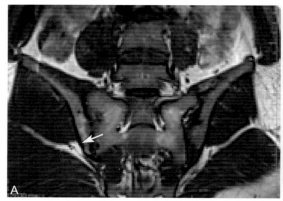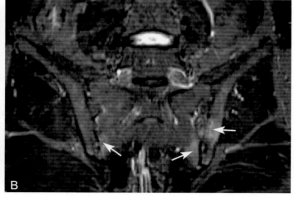

图 6-2-22　骶髂关节 MRI（斜冠状位）

A. T_1WI 序列显示右侧髂骨骨皮质不连续的骨侵蚀影（箭头所示）；B. T_2FS 序列显示左侧骶骨及髂骨侧高信号的骨髓水肿影，右侧骶骨侧高信号的骨髓水肿影（箭头所示）

【病例 7】患者，男性，22 岁。腰背痛 2 年，伴有双侧足跟痛。患者无关节肿胀、疼痛，无虹膜炎、银屑病，无 AS 家族史。查体：走路轻度跛行，脊柱侧凸，弯腰、后仰轻度受限，指地距 8cm，外周关节无肿胀、压痛，足跟轻度肿胀、压痛。化验检查：HLA-B27 阳性，ESR 32mm/h，CRP 8.6mg/L。骶髂关节 MRI 见图 6-2-23。诊断：强直性脊柱炎。

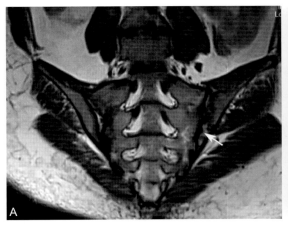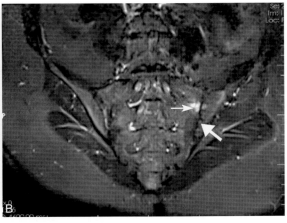

图 6-2-23　骶髂关节 MRI（斜冠状位）

A. T₁WI 序列显示左侧髂骨骨皮质不连续的骨侵蚀影，伴周边高信号的脂肪沉积影（箭头所示）；B. T₂FS
序列显示左侧骶骨高信号的骨髓水肿影（细箭头所示）及左侧髂骨骨皮质不连续的骨侵蚀影（粗箭头所示）

【病例 8】患者，男性，18 岁。腰背痛 3 年，加重 3 个月。患者间断腰部疼痛，每年
疼痛 1 ～ 2 次，严重时影响活动，未治疗可自行好转，未正规诊治。3 个月前症状明显加
重，疼痛呈持续性，夜间痛醒，需起床活动后才能好转，服用非甾体抗炎药症状改善。病
程中无虹膜炎、银屑病，无 AS 家族史。查体：脊柱轻度侧凸，弯腰、后仰轻度受限，外
周关节无肿胀、压痛。化验检查：HLA-B27 阳性，ESR 15mm/h，CRP 10.2mg/L。骶髂关
节 MRI 见图 6-2-24。诊断：强直性脊柱炎。

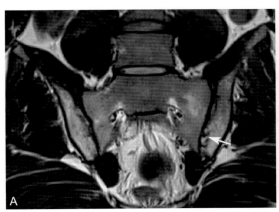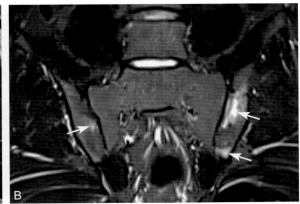

图 6-2-24　骶髂关节 MRI（斜冠状位）

A. T₁WI 序列显示左侧骶髂关节骨侵蚀影（箭头所示）；B. T₂FS 序列显示双侧髂骨侧骨髓水肿影（箭头
所示）

【病例 9】患者，男性，37 岁。腰背痛 10 年，间断发作，伴有双侧髋关节疼痛。患者
未正规诊治，1 年前症状明显加重，服用非甾体抗炎药治疗症状可以改善。1 个月前出现夜
间腰背痛，明显翻身困难，伴晨僵，活动 2 ～ 3h 后症状好转。无足跟痛、虹膜炎、银屑病，
弟弟有 AS 病史。查体：脊柱后凸，胸腰椎压痛，弯腰、后仰受限，指地距 58cm，枕壁距
12cm，Schober 试验 2.5cm；双侧髋关节无压痛，双侧"4"字试验阴性，外周关节无肿胀、

压痛。化验检查：HLA-B27 阳性，ESR 36mm/h，CRP 41.5mg/L。骶髂关节 MRI 见图 6-2-25。
诊断：强直性脊柱炎。

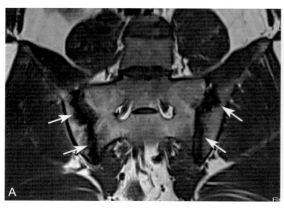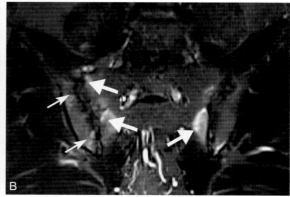

图 6-2-25　骶髂关节 MRI（斜冠状位）

A. T₁WI 序列显示双侧骶髂关节髂骨面骨侵蚀影（箭头所示）；B. STIR 序列显示双侧骶骨侧骨髓水肿影（粗
箭头所示），右侧髂骨侧可见侵蚀部位炎症（细箭头所示）

【病例 10】患者，男性，37 岁。右侧髋部疼痛 7 年。患者疼痛间断发作，平均 1 年发
作 1 ~ 2 次，严重时影响活动，不服用药物可 7 ~ 10d 好转，服用非甾体抗炎药可较快改善，
未正规诊治。3 年前出现腰背痛，夜间痛醒，在当地诊断为 AS，间断服用非甾体抗炎药及
柳氮磺吡啶治疗。近 3 个月出现持续右侧髋关节疼痛，行走偶有受限。左眼患虹膜炎 1 次，
无银屑病皮疹，无明显腹痛、腹泻及脓血便，父亲经常腰痛，但未诊治。查体：轻度驼背，
走路跛行，弯腰、后仰受限，指地距 25cm，枕壁距 7cm，Schober 试验 3.5cm。化验检查：
HLA-B27 阳性，ESR 35mm/h，CRP 20.8mg/L，碱性磷酸酶 145U/L。骶髂关节 MRI 见图
6-2-26 及图 6-2-27，髋关节 MRI 见图 6-2-28。诊断：强直性脊柱炎。

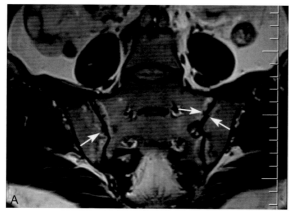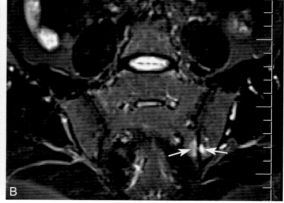

图 6-2-26　骶髂关节 MRI（斜冠状位）

A. T₁WI 序列显示双侧骶髂关节骨侵蚀影（箭头所示）；B. T₂FS 序列显示左侧骶髂关节可见骨髓水肿
影（箭头所示）

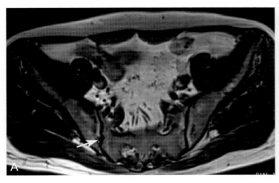
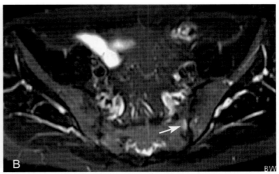

图 6-2-27　骶髂关节 MRI（轴位）

A. T_1WI 序列显示右侧骶髂关节髂骨面骨侵蚀影（箭头所示）；B. T_2FS 序列显示左侧骶髂关节骶骨侧高信号的骨髓水肿影（箭头所示）

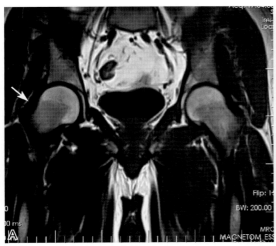
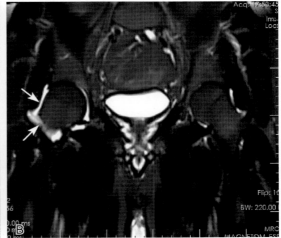

图 6-2-28　髋关节 MRI（冠状位）

A. T_1WI 序列显示右侧髋关节低信号的关节积液影（箭头所示）；B. T_2FS 序列显示右侧髋关节高信号的关节积液及滑膜炎影（箭头所示）

四、软骨下骨硬化

骨硬化区在 T_1WI 序列及 STIR 序列中均表现为信号缺失或低信号，在钆造影增强图像上无明显强化。脊柱关节炎所致的骨硬化发生于骶骨或髂骨软骨内侧的骨质中，从骶髂关节间隙向内延伸至少 5mm。

【病例 1】患者，女性，36 岁。腰背痛 1 年。患者无外周关节肿痛，无 AS 家族史。查体：弯腰、后仰不受限，外周关节无肿胀、压痛。化验检查：HLA-B27 阴性，ESR、CRP 正常。骶髂关节 MRI 见图 6-2-29。诊断：致密性骨炎。

【病例 2】患者，女性，32 岁。腰背痛 3 年。患者无明显夜间痛及晨僵，无关节肿胀、疼痛，无虹膜炎、银屑病，无 AS 家族史。查体：弯腰、后仰不受限，外周关节无肿胀、压痛。化验检查：HLA-B27 阳性，ESR、CRP 正常。骶髂关节 MRI 见图 6-2-30。诊断：致密性骨炎。

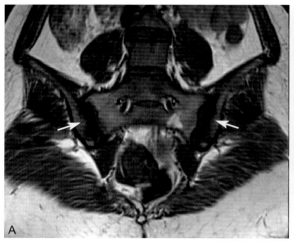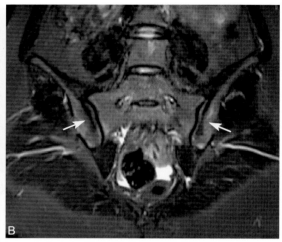

图 6-2-29 骶髂关节 MRI（斜冠状位）

A. T₁WI 序列显示双侧髂骨近关节侧低信号的硬化影（箭头所示）；B. STIR 像显示双侧髂骨近关节侧低信号的硬化影（箭头所示）

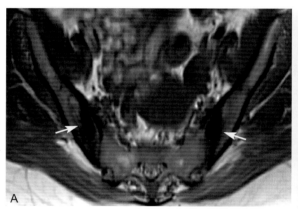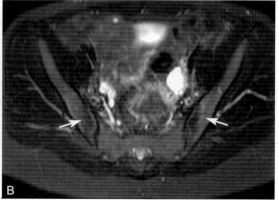

图 6-2-30 骶髂关节 MRI（斜冠状位）

A. T₁WI 序列显示双侧髂骨低信号的骨硬化影（箭头所示）；B. T₂FS 序列显示双侧髂骨低信号的骨硬化影（箭头所示）

【病例3】患者，女性，33 岁。患者后背痛，夜间痛，有晨僵，无关节肿胀、疼痛；无虹膜炎、银屑病，无 AS 家族史。查体：脊柱无压痛，弯腰、后仰轻度受限，无关节肿胀、压痛。化验检查：HLA-B27 阴性，ESR、CRP 正常。骨盆 X 线平片见图 6-2-31，骶髂关节 CT 见图 6-2-32，骶髂关节 MRI 见图 6-2-33。诊断：致密性骨炎。

【病例4】患者，男性，51 岁。腰背痛 5 年。患者劳累后疼痛，休息后好转，无明显夜间痛，上下楼及久坐有关节痛，但无关节肿；无虹膜炎、银屑病，无 AS 家族史。查体：腰部无压痛，弯腰、后仰不受限，外周关节无肿胀、压痛。化验检查：HLA-B27 阴性，ESR、CRP 正常。骶髂关节 MRI 见图 6-2-34。诊断：骶髂关节退变。

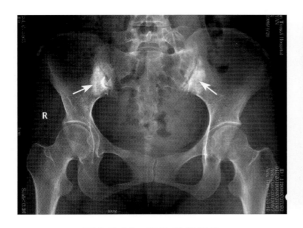

图 6-2-31　骨盆 X 线平片
显示双侧骶髂关节骨硬化，伴有右侧骶髂关节间隙
轻度变窄（箭头所示）

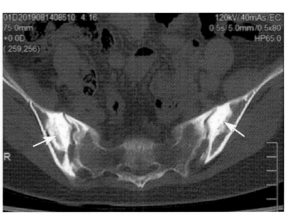

图 6-2-32　骶髂关节 CT
显示双侧骶髂关节硬化性改变（箭头所示）

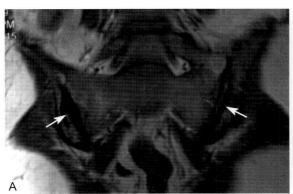

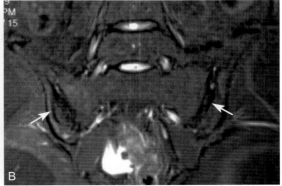

图 6-2-33　骶髂关节 MRI（斜冠状位）
A. T$_1$WI 序列显示双侧骶髂关节低信号的硬化性改变（箭头所示）；B. STIR 序列显示双侧骶髂关节低信号
的硬化性改变（箭头所示）

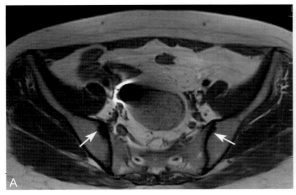

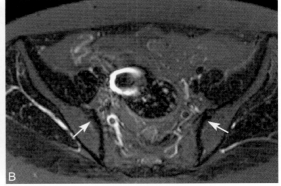

图 6-2-34　骶髂关节 MRI（轴位）
A. T$_1$WI 序列显示双侧骶髂关节低信号的硬化性改变（箭头所示）；B. T$_2$FS 序列显示双侧骶髂关节低信号
的硬化性改变（箭头所示）

【病例5】患者，女性，28岁。腰背痛6年。患者有晨僵，活动10min后好转，无虹膜炎、银屑病，无AS家族史。查体：弯腰、后仰轻度受限，无外周关节肿胀、压痛，无四肢肌肉压痛。化验检查：HLA-B27阳性，ESR 35mm/h，CRP13mg/L。骶髂关节MRI见图6-2-35。诊断：强直性脊柱炎。

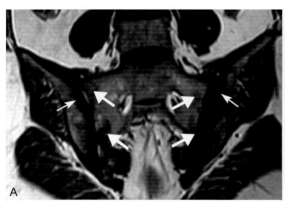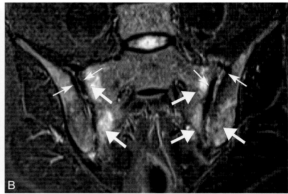

图6-2-35　骶髂关节MRI（斜冠状位）

A. T₁WI序列显示双侧髂骨侧低信号的骨硬化影，伴左侧骶髂关节增宽（细箭头所示），同时在硬化旁可见到高信号的脂肪沉积影及双侧骶骨侧低信号的骨髓水肿影（粗箭头所示）；B. T₂FS序列显示双侧骶骨和髂骨侧低信号的硬化影（细箭头所示），双侧骶骨侧高信号的骨髓水肿影（粗箭头所示）

【病例6】患者，男性，24岁。腰背痛4年，双侧膝关节肿痛3年。其父亲有银屑病病史，无虹膜炎、足跟痛。查体：弯腰、后仰轻度受限，右侧膝关节轻度肿胀、压痛，浮髌试验阴性。化验检查：HLA-B27阳性，ESR 42mm/h，CRP 25.6mg/L。骶髂关节MRI见图6-2-36。诊断：强直性脊柱炎。

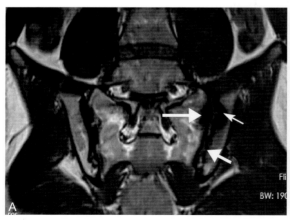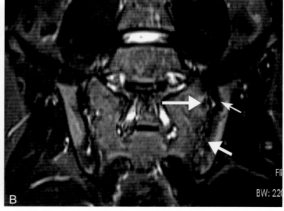

图6-2-36　骶髂关节MRI（斜冠状位）

A. T₁WI序列显示左侧髂骨侧低信号的骨硬化影（细箭头所示）及骨侵蚀影（短粗箭头所示），左侧骶骨侧低信号的骨髓水肿影（长粗箭头所示）；B. STIR序列显示左侧髂骨侧低信号的骨硬化影（细箭头所示）及骨侵蚀影（短粗箭头所示），左侧骶骨侧高信号的骨髓水肿影（长粗箭头所示）

【病例 7】患者，男性，27 岁。腰背痛 7 年，左侧髋关节痛 3 年。间断发作，疼痛发作时活动受限，服用非甾体抗炎药好转，有右眼虹膜炎病史；无关节炎、肌腱端炎，无银屑病，无 AS 家族史。查体：走路跛行，骨盆倾斜，脊柱侧凸，弯腰、后仰受限，外周关节无肿胀、压痛，左侧"4"字试验阳性。化验检查：HLA-B27 阳性，ESR 54mm/h，CRP 34mg/L。骶髂关节 MRI 见图 6-2-37。诊断：脊柱关节炎。

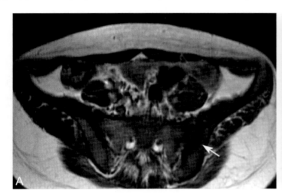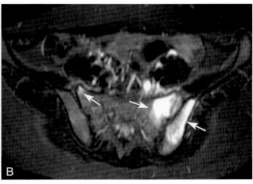

图 6-2-37　骶髂关节 MRI（轴位）

A. T_1WI 序列显示左侧髂骨侧低信号的骨硬化影（箭头所示）；B. STIR 序列显示左侧骶骨和髂骨侧及右侧骶骨侧高信号的骨髓水肿影（箭头所示）

【病例 8】患者，女性，34 岁。腰背痛半年，夜间痛。患者有晨僵，活动 30min 后好转，无关节肿胀、疼痛；无虹膜炎、银屑病，无 AS 病史。查体：弯腰、后仰不受限，脊柱无压痛，无关节肿胀、压痛。化验检查：HLA-B27 阳性，ESR 24mm/h，CRP 10.2mg/L。骶髂关节 MRI 见图 6-2-38。诊断：脊柱关节炎。

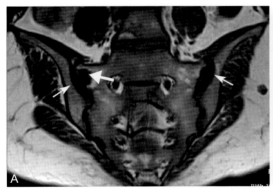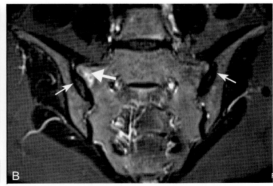

图 6-2-38　骶髂关节 MRI（斜冠状位）

A. T_1WI 序列显示双侧髂骨侧低信号的骨硬化影（细箭头所示），右侧骶骨侧低信号骨髓水肿影旁伴有高信号的脂肪沉积影（粗箭头所示）；B. STIR 序列显示双侧髂骨侧低信号的骨硬化影（细箭头所示），右侧骶骨侧高信号骨髓水肿影旁伴有低信号的脂肪沉积影（粗箭头所示）

五、强直

强直是指连续的、明亮的骨髓信号通过关节间隙，致间隙消失。强直的新定义强调了在 T_1WI 序列上关节间隙明亮骨髓信号连续性的重要性。脊柱关节炎在骶髂关节的骶骨侧或髂骨侧可出现骨质硬化、增生，进而形成骨赘。骨赘相互连接、融合，形成骨桥。

【病例1】患者，男性，45岁。腰背痛20年，颈痛5年。患者颈部逐渐活动受限，驼背，夜间痛，翻身困难，伴晨僵，活动2～3h后好转。10年前诊断为AS，仅短期服用柳氮磺吡啶，疼痛时服用非甾体抗炎药，近2年反复发作双眼虹膜炎，视力有下降。病程中无关节肿胀、疼痛，无银屑病，无AS家族史。查体：驼背，颈部活动明显受限，弯腰、后仰明显受限，指地距55cm，Schober试验1.5cm，四肢关节无肿胀、压痛。化验检查：HLA-B27阳性，ESR、CRP正常。骶髂关节MRI见图6-2-39。诊断：强直性脊柱炎。

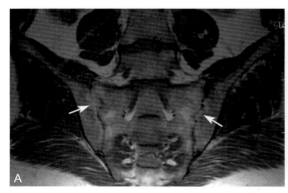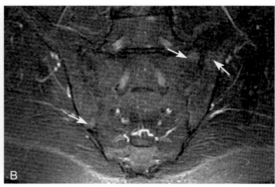

图 6-2-39　骶髂关节 MRI（斜冠状位）

A. T₁WI序列显示双侧骶髂关节间隙狭窄伴脂肪沉积，可见部分区域骶髂关节间隙消失、融合，提示骨性强直（箭头所示）；B. STIR序列显示右侧髂骨侧和左侧骶骨及髂骨侧高信号的骨髓水肿影（箭头所示）

【病例2】患者，男性，47岁。腰背痛10年。患者有晨僵，夜间翻身困难，10年前诊断为AS，未正规治疗，间断服用非甾体抗炎药，近1年疼痛明显加重，伴有颈部活动受限；无虹膜炎，无银屑病，无AS家族史。查体：驼背，脊柱侧凸，弯腰、后仰明显受限，腰变平，指地距45cm，Schober试验2.5cm。化验检查：HLA-B27阳性，ESR、CRP正常。骶髂关节MRI见图6-2-40。

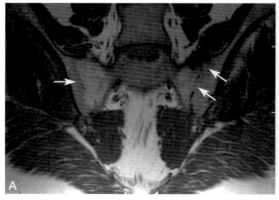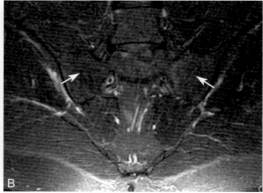

图 6-2-40　骶髂关节 MRI（斜冠状位）

A. T₁WI序列显示右侧骶髂关节明显变窄，左侧骶髂关节上段及下段可见部分强直（箭头所示）；B. STIR序列显示双侧骶髂关节间隙消失（箭头所示）

【病例 3】患者，男性，51 岁。腰痛 18 年。患者有晨僵，活动 1 ～ 2h 后好转，逐渐出现颈背痛，颈部活动受限，曾有髋关节痛；无关节肿，无虹膜炎、银屑病，无 AS 家族史。查体：驼背，颈部活动受限，弯腰、后仰明显受限，外周关节无肿胀、压痛。双侧"4"字试验阴性。化验检查：HLA-B27 阳性，ESR、CRP 正常。骶髂关节 MRI 见图 6-2-41。诊断：强直性脊柱炎。

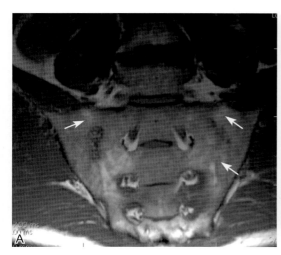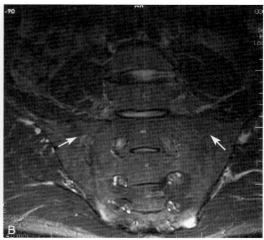

图 6-2-41　骶髂关节 MRI（斜冠状位）

A. T₁WI 序列显示双侧骶髂关节间隙大部分融合（箭头所示），仅右侧骶髂关节下段有明显的狭窄；B. STIR 序列显示双侧骶髂关节间隙消失（箭头所示）

【病例 4】患者，男性，40 岁。腰背痛 15 年。患者有晨僵，夜间痛，翻身困难，伴有胸锁关节及胸口痛；无关节肿，无虹膜炎、银屑病，无 AS 家族史；10 年前诊断为 AS，间断服用非甾体抗炎药治疗，症状部分缓解。查体：驼背，颈部活动受限，弯腰、后仰明显受限，外周关节无肿胀、压痛，双侧"4"字试验阴性。化验检查：HLA-B27 阳性，ESR、CRP 正常。骶髂关节 MRI 见图 6-2-42。诊断：强直性脊柱炎。

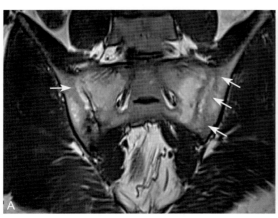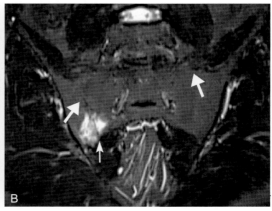

图 6-2-42　骶髂关节 MRI（斜冠状位）

A. T₁WI 序列显示双侧骶髂关节部分强直，伴双侧骶骨及髂骨侧高信号的脂肪沉积影（箭头所示）；B. STIR 序列显示双侧骶髂关节间隙消失（粗箭头所示），右侧骶骨及髂骨侧高信号的骨髓水肿影（细箭头所示）

【病例 5】患者，女性，28 岁。间断腰背痛 12 年，加重半年。患者有晨僵，活动 30min 缓解，夜间痛，翻身困难，无关节肿胀、疼痛，既往诊断为 AS，未正规治疗，仅间断服用非甾体抗炎药；近半年出现持续腰背痛，自觉疼痛逐渐向上进展，夜间 3～4 时痛醒。查体：弯腰、后仰受限，下胸椎、上腰椎压痛，无关节肿胀、压痛。化验检查：HLA-B27 阳性，ESR 12mm/h，CRP 8.2mg/L。骶髂关节 MRI 见图 6-2-43。诊断：强直性脊柱炎。

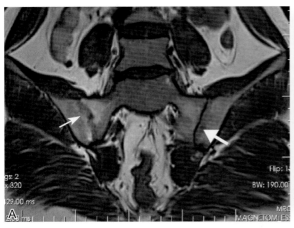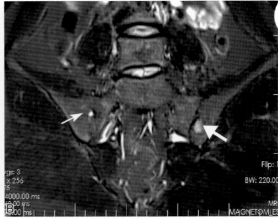

图 6-2-43　骶髂关节 MRI（斜冠状位）

A. T_1WI 序列显示右侧骶髂关节融合（细箭头所示），左侧髂骨面低信号的骨髓水肿影（粗箭头所示）；
B. T_2FS 序列显示右侧骶髂关节融合（细箭头所示），左侧髂骨面高信号的骨髓水肿影（粗箭头所示）

【病例 6】患者，男性，45 岁。腰背痛 15 年，颈部疼痛 6 年。患者腰背痛，有晨僵，活动 1h 后好转，夜间翻身困难，但无夜间痛醒。6 年前病情逐渐向上进展出现颈部疼痛，近 1 年颈部活动受限，无关节肿胀、疼痛，双眼虹膜炎，现右眼视力下降；无银屑病，儿子有 AS 病史。查体：驼背，颈部活动受限，腰部前屈、后仰受限，枕壁距 12cm，指地距 20cm，Schober 试验 3.5cm，髋关节活动不受限，双侧“4”字试验阴性，膝关节、踝关节无肿胀、压痛，膝关节浮髌试验阴性。化验检查：HLA-B27 阳性，ESR 2mm/h，CRP 3.2mg/L。骶髂关节 MRI 见图 6-2-44。诊断：强直性脊柱炎。

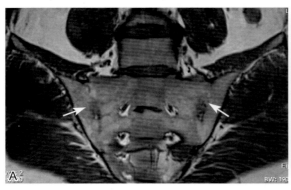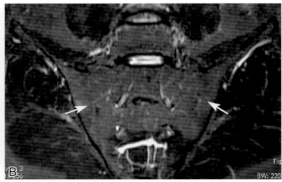

图 6-2-44　骶髂关节 MRI（斜冠状位）

A. T_1WI 序列显示双侧骶髂关节融合（箭头所示）；B. T_2FS 序列显示双侧骶髂关节融合（箭头所示）

【病例 7】患者，男性，37 岁。下腰痛 18 年，间断发作。患者有晨僵，活动 1h 后好转，近 2 年出现背痛，夜间翻身困难、痛醒；无关节肿痛，无虹膜炎、银屑病，无 AS 家族史。患者 7 年前诊断为 AS，未正规治疗，仅疼痛时服用非甾体抗炎药症状好转。查体：驼背，脊柱轻度侧凸，弯腰、后仰受限，枕壁距 5cm，指地距 45cm，Schober 试验 2.5cm，外周关节无肿胀、压痛。化验检查：HLA-B27 阳性，ESR 28mm/h，CRP 9.6mg/L。骶髂关节 MRI 见图 6-2-45，腰椎 MRI 见图 6-2-46。诊断：强直性脊柱炎。

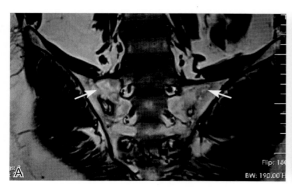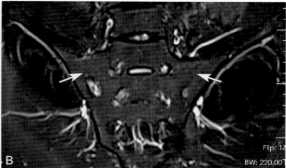

图 6-2-45　骶髂关节 MRI（斜冠状位）

A. T_1WI 序列显示双侧骶髂关节融合（箭头所示）；B. T_2FS 序列显示双侧骶髂关节融合（箭头所示）

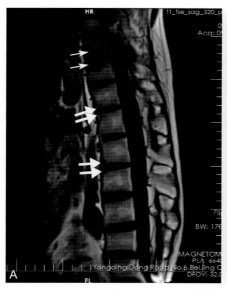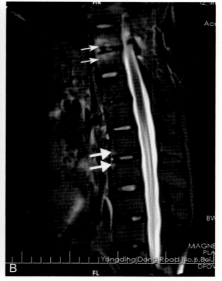

图 6-2-46　腰椎 MRI（矢状位）

A. T_1WI 序列显示 T_{10}、T_{11} 低信号的急性椎间盘炎（Andersson 病变，细箭头所示），T_{12} 下缘前角、L_1 上缘前角、L_2 下缘前角、L_3 上缘前角高信号的脂肪沉积影（粗箭头所示）；B. T_2FS 序列显示 T_{10}、T_{11} 高信号的急性椎间盘炎（Andersson 病变，细箭头所示）；L_2 下缘前角、L_3 上缘前角高信号的骨髓水肿影（粗箭头所示）

【病例 8】患者，男性，23 岁。左侧膝关节肿痛 6 年，下腰痛 5 年。患者有晨僵，活动 2h 后好转，夜间痛较重，翻身困难；无虹膜炎、银屑病，无 AS 家族史。患者 6 年前诊断为 AS，曾服用双氯芬酸钠和柳氮磺吡啶 1 年，之后间断疼痛时服用非甾体抗炎药。

查体：脊柱侧凸，弯腰、后仰受限，枕壁距 0cm，指地距 15cm，Schober 试验 4.5cm，外周关节无肿胀、压痛。化验检查：HLA-B27 阳性，ESR 5mm/h，CRP 20.8mg/L。骶髂关节 MRI 见图 6-2-47，颈胸椎 MRI 见图 6-2-48，腰椎 MRI 见图 6-2-49。诊断：强直性脊柱炎。

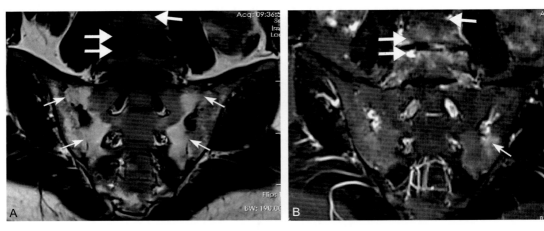

图 6-2-47 骶髂关节 MRI（斜冠状位）

A. T_1WI 序列显示双侧骶髂关节融合（细箭头所示）；L_4、L_5 椎体低信号的弥漫性骨髓水肿影，伴有骨侵蚀（粗箭头所示）；B. T_2FS 序列显示左侧髂骨侧高信号的骨髓水肿影（细箭头所示）；L_4、L_5 椎体高信号的弥漫性骨髓水肿，伴有骨侵蚀（粗箭头所示）

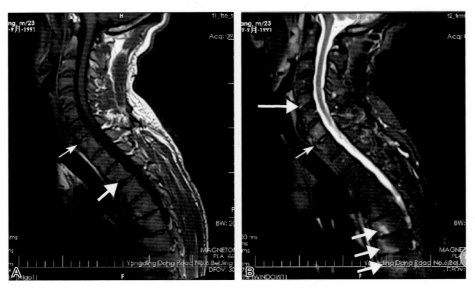

图 6-2-48 颈胸椎 MRI（矢状位）

A. T_1WI 序列显示 C_7、T_1 骨桥形成（细箭头所示），T_3 低信号的慢性椎间盘炎（粗箭头所示）；B. T_2FS 序列显示 C_7、T_1 骨桥形成伴 C_7 椎体弥漫性高信号骨髓水肿影（细箭头所示），C_5 下缘前角高信号的椎角炎（长粗箭头所示），T_6、T_7、T_8 椎体大片状高信号的骨髓水肿影（短粗箭头所示）

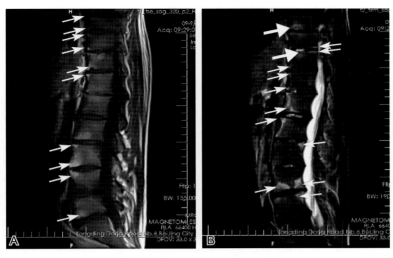

图 6-2-49　腰椎 MRI（矢状位）

A. T_1WI 序列显示 T_9、T_{10}、T_{11}、T_{12}、L_3、L_4、L_5 多发高信号的脂肪沉积影，提示慢性椎角炎（箭头所示）；

B. T_2FS 序列显示 T_{10}、T_{11} 高信号的椎间盘炎（粗箭头所示），T_{10}、T_{11}、T_{12}、L_1、L_2、L_3、L_4、L_5 多发高信号的骨髓水肿影，提示急性椎角炎（细箭头所示）

六、没有形成骨桥的骨芽

这是一个新的定义，是指 T_1WI 序列见到骶髂关节间隙异常高信号影，与骨髓信号强度相似，与髂骨或骶骨侧软骨面连续，但不是同时与骶骨和髂骨两个都连续，没有形成骨桥，对应侧的软骨下皮层出现低信号的全层缺失。

【病例1】患者，男性，24 岁。腰背痛 7～8 年，伴晨僵，活动 30min 后好转。患者夜间翻身困难、痛醒，无关节肿胀、疼痛；无虹膜炎、银屑病，叔叔有 AS 病史。查体：轻度驼背，颈部活动轻度受限，腰部前屈、后仰受限，枕壁距 0cm，指地距 12cm，Schober 试验 4.5cm，四肢关节无肿胀、压痛。化验检查：HLA-B27 阳性，ESR 16mm/h，CRP 8.2mg/L。骶髂关节 MRI 见图 6-2-50。诊断：强直性脊柱炎。

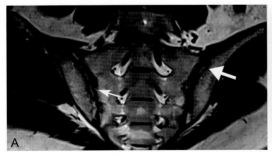
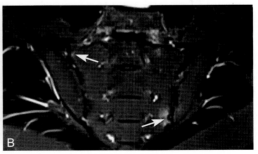

图 6-2-50　骶髂关节 MRI（斜冠状位）

A. T_1WI 序列显示右侧骶骨没有形成骨桥的骨芽（细箭头所示），左侧髂骨面骨侵蚀伴有硬化（粗箭头所示）；

B. T_2FS 序列显示双侧骶髂关节骶骨侧骨髓水肿影（箭头所示）

【病例2】患者，男性，35 岁。腰背痛 3 年，间断发作。患者有晨僵，夜间痛，翻身困难，伴有颈部不适，无关节肿胀、疼痛，偶有行走多时足跟痛，无足跟肿；无虹膜炎、银屑病，无 AS 家族史。查体：弯腰、后仰受限，指地距 10cm，Schober 试验 3.5cm，外周关节无肿胀、压痛。化验检查：HLA-B27 阳性，ESR 15mm/h，CRP 10.5mg/L。骶髂关节 MRI 见图 6-2-51。诊断：脊柱关节炎。

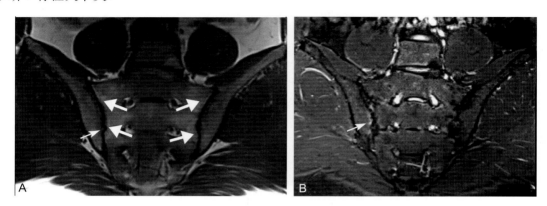

图 6-2-51 骶髂关节 MRI（斜冠状位）

A. T₁WI 序列显示右侧髂骨面没有形成骨桥的骨芽（细箭头所示），双侧骶骨侧高信号的脂肪沉积影（粗箭头所示）；B. T₂FS 序列显示右侧髂骨侧骨髓水肿影（箭头所示）

【病例 3】患者，男性，31 岁。下腰痛 5 年，伴晨僵。患者夜间痛，翻身困难，右侧踝关节曾有肿胀、疼痛，左侧足跟痛；无虹膜炎、银屑病，无 AS 家族史。查体：弯腰、后仰不受限，指地距 0cm，Schober 试验 5cm，右侧踝关节轻度压痛，无明显肿胀。化验检查：HLA-B27 阳性，ESR 8mm/h，CRP 7.5mg/L。骶髂关节 MRI 见图 6-2-52。诊断：强直性脊柱炎。

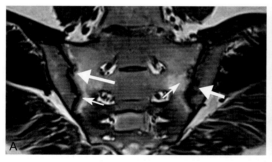
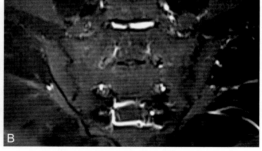

图 6-2-52 骶髂关节 MRI（斜冠状位）

A. T₁WI 序列显示右侧骶骨没有形成骨桥的骨芽（长粗箭头所示），双侧骶骨侧多发脂肪沉积（细箭头所示），左侧髂骨骨侵蚀（短粗箭头所示）；B. T₂FS 序列未见骨髓水肿

【病例 4】患者，男性，36 岁。下腰痛 7 年，伴晨僵。患者夜间痛，痛醒，翻身困难；近 2 年颈背痛，颈部不适，轻度活动受限；7 年前诊断为 AS，曾注射生物制剂半年，症状好转后停药，仅疼痛时服用非甾体抗炎药；无虹膜炎，无银屑病，无 AS 家族史。查体：转颈轻度受限，弯腰、后仰明显受限，指地距 25cm，Schober 试验 3.5cm，脊柱无压痛，四肢关节无明显肿胀、压痛。化验检查：HLA-B27 阳性，ESR 5mm/h，CRP 3.2mg/L。骶髂关节 MRI 见图 6-2-53，颈椎 MRI 见图 6-2-54，腰椎 MRI 见图 6-2-55。诊断：强直性脊柱炎。

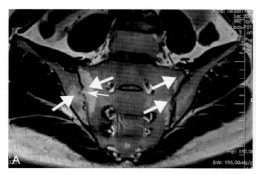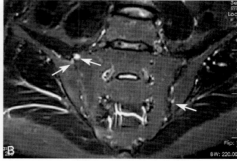

图 6-2-53　骶髂关节 MRI（斜冠状位）

A. T_1WI 序列显示右侧骶骨面没有形成骨桥的骨芽（细箭头所示），双侧骶髂关节高信号的脂肪沉积影（粗箭头所示）；B. T_2FS 序列显示右侧骶髂关节及左侧髂骨骨髓水肿影（箭头所示）

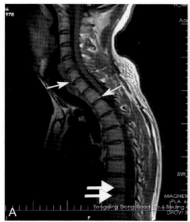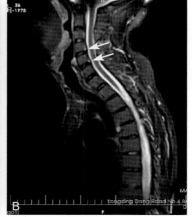

图 6-2-54　颈椎 MRI（矢状位）

A. T_1WI 序列显示 C_6 椎角前角下缘、T_1 椎角后角下缘脂肪沉积影（细箭头所示），T_7、T_8 慢性椎间盘炎（粗箭头所示）；B. T_2FS 序列显示 C_4、C_5 椎体后角前缘骨髓水肿影（箭头所示）

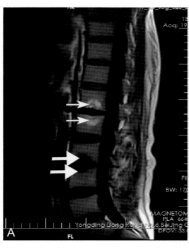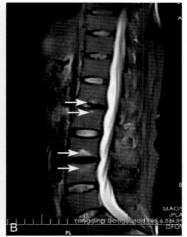

图 6-2-55　腰椎 MRI（矢状位）

A. T_1WI 序列显示 L_1、L_2 高信号的慢性椎间盘炎（细箭头所示），L_3、L_4 低信号的急性椎间盘炎（粗箭头所示）；B. T_2FS 序列显示 L_1、L_2、L_3、L_4 高信号的急性椎间盘炎（箭头所示）

【病例5】患者，男性，35 岁。腰背痛 15 年。患者为炎性腰背痛，夜间痛，痛醒，有晨僵，活动 30min 后缓解；患者 12 年前诊断为 AS，规律服用非甾体抗炎药、柳氮磺吡啶等药物治疗 2 年，之后停药，间断疼痛时服用非甾体抗炎药。近 2 年自觉症状逐渐向上进展，经常有颈部不适，无关节肿胀、疼痛，无虹膜炎、银屑病，无 AS 家族史。查体：驼背，转颈轻度受限，弯腰、后仰均受限，外周关节无肿胀、压痛，双侧"4"字试验阴性。化验检查：HLA-B27 阳性，ESR 12mm/h，CRP 7.8mg/L。骶髂关节 MRI 见图 6-2-56。诊断：强直性脊柱炎。

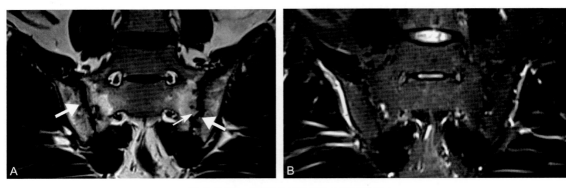

图 6-2-56　骶髂关节 MRI（斜冠状位）

A. T_1WI 序列显示左侧骶骨没有形成骨桥的骨芽（细箭头所示），双侧骶髂关节明显骨侵蚀（粗箭头所示）；
B. T_2FS 序列未见明显骨髓水肿

（王炎焱　邓小虎　樊立娜）

参 考 文 献

Althoff CE,Feist E,Burova E,et al. 2009.Magnetic resonance imaging of active sacroiliitis: do we re-ally need gadolinium? Eur J Radiol,71(2): 232-236.

Bollow M,Hermann KG,Biedermann T,et al. 2005.Very early spondyloarthritis: where the inflammation in the sacroiliac joints starts. Ann Rheum Dis,64:1644-1646.

Boy FN, Kayhan A, Karakas HM, et al.2014.The role of multi-parametric MR imaging in the detection of early inflammatory sacroiliitis according to ASAS criteria. Eur J Radiol,83(6):989-996.

Colbert RA.2010. Early axial spondylitis. Curr Opin Rheumatol,22:603-607.

Eshed I,Bollow M,McGonagle DG,et al.2007. MRI of enthesitis of the appendicular skeleton in spondylo-arthritis. Ann Rheum Dis,66(12):1553-1559.

Filippo Del Grande,John A. Carrino,Marco Zanetti. 2011.Magnetic Resonance Imaging of Spondyloarthritis: Spine and SI Joints. Top Magn Reson Imaging,22: 83-88.

Francois RJ,Gardner DL,Degrave EJ,et al. 2000.Histopathologic evidence that sacroiliitis in ankylosing spondylitis is not merely enthesitis. Arthritis Rheum,43:2011-2024.

Froberg PK,Braunstein EM,Buckwalter KA. 1996.Osteonecrosis,transient osteoporosis,and transient bone marrow edema. Radiol Clin North Am,34:273-291.

Hermann KG,Bollow.2014. Magnetic Resonance Imaging of Sacroiliitis in Patients with Spondyloarthritis: Correlation with Anatomy and Histology. Fortschr Röntgenstr,186: 230-237.

Jane Zochling,Xenofon Baraliakos,Kay-Geert Hermann,et al. 2007.Magnetic resonance imaging in ankylosing spondylitis.　Current Opinion in Rheumatology,19:346-352.

Kijowski R,Stanton R,Fine J,et al. 2006.Subchondral bone marrow edema in patients with degeneration of the articular cartilage of the knee. Radiology,238:943-949.

Banegas Illescas ME, López Menéndez C, Rozas Rodríguez ML, et al. 2014.New ASAS criteria for the diagnosis of spondyloarthritis: diagnosing sacroiliitis by magnetic resonance imaging. Radiologia,56(1):7-15.

Madsen KB,Egund N,Jurik AG. 2010.Grading of inflammatory disease activity in the sacroiliac joints with magnetic resonance imaging: comparison between short tau inversion recovery and gadolinium contrast-enhanced sequences. J Rheumatol,37:393-400.

Maksymowych WP, Lambert RG, Østergaard M,et al. 2019.MRI lesions in the sacroiliac joints of patients wi th spondyloarthritis: an update of definitionsand validation by the ASAS MRI working group. Ann Rheum Dis,78(11):1550-1558.

McQueen FM,Ostendorf B. 2006.What is bone marrow oedema in rheumatoid arthritis and why does it matter? Arthritis Res Ther,8:222.

Muche B,Bollow M,Francois RJ,et al. 2003.Anatomic structures involved in early-and late-stage sacroiliitis in spondylarthritis: a detailed analysis by contrast-enhanced magnetic resonance imaging. Arthritis Rheum,48:1374-1384.

Nigil Haroon. 2010.MRI in ankylosing spondylitis: To be or not to be. Indian Journal of Rheumatology, 5(12):185-192.

Punwar S,Hall-Craggs M,Haddad FS. 2007.Bone bruises: definition,classification and significance. Br J Hosp Med,68:148-151.

Rudwaleit M,Jurik AG,Hermann KG,et al. 2009.Defining active sacroiliitis onmagnetic resonance imaging (MRI) for classification of axial spondyloarthritis: a consensual approach by the ASAS/OMERACT MRI group. Ann Rheum Dis,68(10):1520-1527.

Rudwaleit M,Landewe R,van der Heijde D,et al. 2009.The development of Assessment of SpondyloArthritis International Society classification criteria for axial spondyloarthritis (part I): classification of paper patients by expert opinion including uncertainty appraisal. Ann Rheum Dis,68:770-776.

Sanjeev Patel.2014. Primary bone marrow oedema syndromes. Rheumatology,53:785-792.

Sieper J1,Rudwaleit M,Baraliakos X,et al.2009.The Assessment of SpondyloArthritis international Society (ASAS) handbook: a guide to assess spondyloarthritis.Ann Rheum Dis,68 Suppl 2:ii1-44.

Van Onna M,Van Tubergen A,Van der Heijde D,et al.2014. Gadolinium contrast-enhanced MRI sequence does not have an incremental value in the assessment of sacroiliitis in patients with early inflammatory back pain by using MRI in combination with pelvic radiographs: a 2-year follow-up study.Clin Exp Rheumatol,32(2):225-230.

第 7 章

脊柱磁共振的异常表现

第一节 椎 角 炎

强直性脊柱炎（ankylosing spondylitis，AS）是一种慢性炎性疾病，不仅有骶髂关节受累，亦可累及全脊柱。Sieper 等的研究，根据脊柱病变发生的部位不同分为 Romanus 病灶（又称椎角炎）、Andersson 病灶（又称椎间盘炎）和脊椎关节炎。另外，尚有滑膜炎、附着点炎、韧带骨赘和骨性强直等病变。临床上 X 线、CT 及 MRI 对 AS 脊柱病变的影像表现各有优缺点，MRI 敏感性高，能反应轻微的骨损伤和水肿表现，也能较早发现 Romanus 病灶和 Andersson 病灶。

Romanus 病灶是前、后纵韧带在椎体和纤维环交界区附着点处的炎症，发生于椎体四角中的一角或多角，呈边界清楚的三角形或 1/4 圆形，有急性、慢性病变之分。其中急性 Romanus 病灶表现为韧带附着点周围的骨髓水肿，在 T_1WI 序列呈低或略低信号，而 T_2FS 序列及 STIR 序列呈高信号；慢性 Romanus 病灶可因脂肪沉积在 T_1WI 序列、T_2WI 序列均为高信号，T_2FS 序列及 STIR 序列呈低信号，或因骨质硬化在 T_1WI 序列、T_2WI 序列均为低信号（此时 X 线平片或 CT 上表现为椎角密度增高，称为"亮角征"）。

一、颈椎、胸椎 Romanus 病灶

【病例 1】患者，男性，20 岁。炎性腰背痛 2 年余，伴晨僵。患者无关节肿胀、疼痛，无银屑病、虹膜炎，无 AS 家族史。查体：弯腰、后仰不受限，下蹲不受限，无外周关节肿胀、压痛。化验检查：HLA-B27 阳性，CRP 14.9mg/L，ESR 2mm/h。颈胸椎 MRI 见图 7-1-1。诊断：脊柱关节炎。

【病例 2】患者，男性，35 岁。炎性腰背痛 2 年余，伴晨僵。患者夜间痛，无关节肿胀、疼痛；无银屑病、虹膜炎及腹痛、腹泻，无 AS 家族史。查体：弯腰、后仰轻度受限，指地距 10cm，Schober 试验 3.5cm，四肢关节无肿胀、压痛。化验检查：HLA-B27 阳性，CRP 17.5mg/L，ESR 14mm/h。颈胸椎 MRI：见图 7-1-2。诊断：强直性脊柱炎。

【病例 3】患者，男性，36 岁。炎性腰背痛 6 年余，伴晨僵。患者夜间翻身受限，无关节肿胀、疼痛；无银屑病、虹膜炎，无 AS 家族史。查体：弯腰、后仰受限，指地距 22cm，Schober 试验 3.0cm，四肢关节无肿胀、压痛。化验检查：HLA-B27 阳性，CRP 2.5mg/L，ESR 26mm/h。颈胸椎 MRI 见图 7-1-3。诊断：脊柱关节炎。

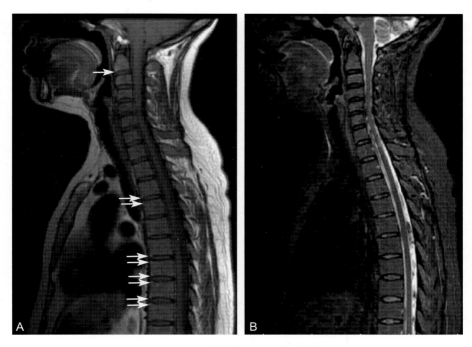

图 7-1-1　颈胸椎 MRI（矢状位）

A. T_1WI 序列显示 C_2 下缘前角、T_3 下缘前角、T_4 上缘前角、T_6 下缘前角、T_7 上缘和下缘前角、T_8 上缘和下缘前角、T_9 上缘前角高信号的脂肪沉积影，为慢性 Romanus 病灶（箭头所示）；B. STIR 序列显示 C_2 下缘前角、T_3 下缘前角、T_4 上缘前角、T_6 下缘前角、T_7 上缘和下缘前角、T_8 上缘和下缘前角、T_9 上缘前角低信号的脂肪沉积影，为慢性 Romanus 病灶

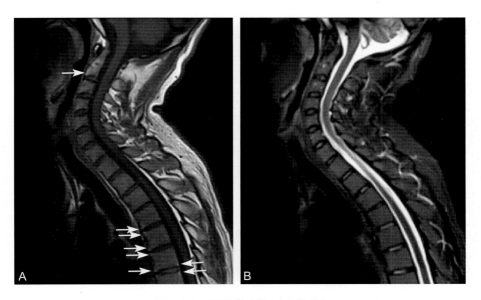

图 7-1-2　颈胸椎 MRI（矢状位）

A. T_1WI 序列显示 C_2 下缘前角、T_4 下缘前角、T_5 上缘和下缘前角、T_6 上缘前角、下缘前角和后角、T_7 上缘后角高信号，为慢性 Romanus 病灶（箭头所示）；B.STIR 序列显示 C_2 下缘前角、T_4 下缘前角、T_5 上缘和下缘前角、T_6 上缘前角、下缘前角和后角、T_7 上缘后角低信号，为慢性 Romanus 病灶

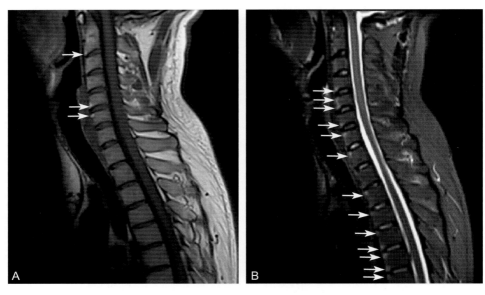

图 7-1-3　颈胸椎 MRI（矢状位）

A. T_1WI 序列显示 C_2 下缘、C_5 下缘及 C_6 上缘前角高信号，为慢性 Romanus 病灶；C_4 下缘前角、C_5 上缘和下缘前角、C_6 下缘和 C_7 上缘前角及 T_1、T_3、T_4 上缘前角、T_5 上缘和下缘前角、T_6 上缘和下缘及 T_7 上缘前角低信号，为急性 Romanus 病灶（箭头所示）；B. STIR 序列显示 C_4 下缘前角、C_5 上缘和下缘前角、C_6 下缘和 C_7 上缘前角及 T_1、T_3、T_4 上缘前角、T_5 上缘和下缘前角、T_6 上缘和下缘及 T_7 上缘前角高信号，于 T_1WI 序列显示低信号，为急性 Romanus 病灶（箭头所示）

二、胸椎、腰椎 Romanus 病灶

【病例 1】患者，男性，24 岁。腰背痛 2 年。患者有晨僵，活动 15min 后好转，无明显夜间痛及翻身困难，无关节肿胀、疼痛；无眼炎、银屑病，无反复腹痛、腹泻，无 AS 家族史。查体：弯腰、后仰轻度受限，外周关节无肿胀、压痛。化验检查：HLA-B27 阴性，ESR 26mm/h，CRP 10.2mg/L，血尿常规及肝、肾功能正常。骶髂关节 MRI 见图 7-1-4，胸腰椎 MRI 见图 7-1-5。诊断：强直性脊柱炎。

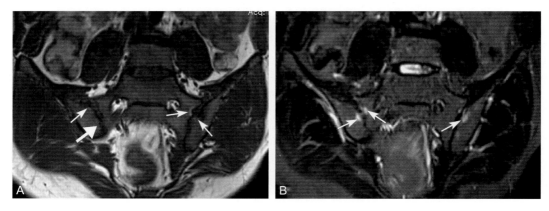

图 7-1-4　骶髂关节 MRI（斜冠状位）

A. T_1WI 序列显示双侧骶髂关节高信号的脂肪沉积影（细箭头所示），右侧骶骨面骨不连续，提示骨侵蚀（粗箭头所示）；B. STIR 序列显示双侧骶髂关节高信号的骨髓水肿影（箭头所示）

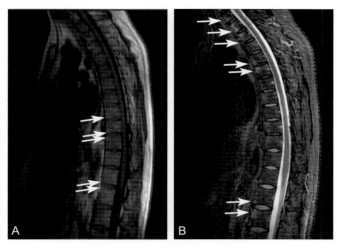

图 7-1-5　胸腰椎 MRI（矢状位）

A. T_1WI 序列显示多发的胸椎椎角炎症，为慢性 Romanus 病灶（箭头所示）；B. STIR 序列显示多发的胸椎椎角炎症，为急性 Romanus 病灶（箭头所示）

【病例 2】患者，男性，29 岁。炎性腰背痛 1 年余。患者伴晨僵，活动 30min 后缓解，夜间痛醒，翻身困难，无关节肿胀、疼痛；无眼炎、银屑病，无反复腹痛、腹泻，叔叔有 AS 病史。查体：弯腰、后仰轻度受限，外周关节无肿胀、压痛。化验检查：HLA-B27 阳性，CRP 3mg/L，ESR 7mm/h。胸腰椎 MRI 见图 7-1-6。诊断：强直性脊柱炎。

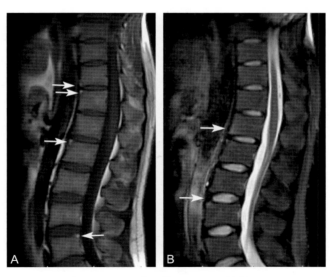

图 7-1-6　胸腰椎 MRI（矢状位）

A. T_1WI 序列显示 T_{11} 下缘前角、T_{12} 上缘前角、L_2 上缘前角、L_5 上缘后角高信号，为慢性 Romanus 病灶（箭头所示）；B. STIR 序列显示 L_1 下缘前角、L_4 上缘前角高信号，在 T_1WI 上显示低信号，为急性 Romanus 病灶（箭头所示）

【病例 3】患者，男性，24 岁。炎性腰背痛半年余。患者无明显晨僵，夜间偶有翻身困难，无关节炎及足跟痛；无眼炎、银屑病，无反复腹痛、腹泻，无 AS 家族史。查体：弯腰、后仰轻度受限，外周关节无肿胀、压痛。化验检查：HLA-B27 阳性，CRP 21mg/L，ESR

16mm/h。胸腰椎 MRI 见图 7-1-7。诊断：脊柱关节炎。

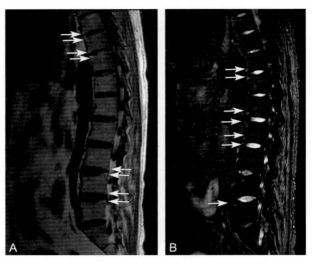

图 7-1-7　胸腰椎 MRI（矢状位）

A. T_1WI 序列显示 T_9 下缘前角、T_{10} 上缘和下缘前角、T_{11} 上缘前角、L_3 下缘后角、L_4 上缘和下缘后角、L_5 上缘后角高信号，为慢性 Romanus 病灶（箭头所示）；B. STIR 序列显示 T_{11} 下缘前角、T_{12} 上缘和 L_1 下缘前角、L_2 上缘和下缘前角、L_5 上缘前角高信号，在 T_1WI 序列显示 L_3 上缘前角低信号，为急性 Romanus 病灶（箭头所示）

【病例 4】患者，男性，35 岁。炎性腰背痛 4 年余，伴晨僵，活动 1h 时后缓解。患者夜间痛，翻身困难；无关节炎、眼炎、银屑病，无 AS 家族史。查体：弯腰、后仰受限，枕壁距 3cm，指地距 20cm，Schober 试验 3.5cm，外周关节无肿胀、压痛。化验检查：HLA-B27 阳性，CRP 22.5mg/L，ESR 36mm/h。胸腰椎 MRI 见图 7-1-8。诊断：强直性脊柱炎。

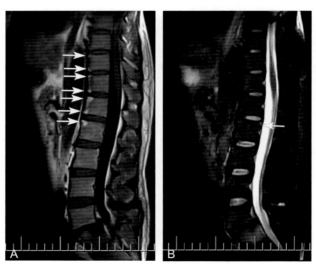

图 7-1-8　胸腰椎 MRI（矢状位）

A. T_1WI 序列显示 T_{11}、T_{12}、L_1 的上缘和下缘前角、L_2 上缘前角高信号，为慢性 Romanus 病灶（箭头所示）；B. STIR 序列显示 L_2 上缘后角高信号，在 T_1WI 上显示低信号，为急性 Romanus 病灶（箭头所示）

【病例 5】患者，男性，25 岁。炎性腰背痛 1 年余，无明显晨僵。患者无关节炎，无指（趾）炎及肌腱端炎、虹膜炎，无银屑病，无 AS 家族史。化验检查：HLA-B27 阳性，CRP 4.7mg/L，ESR 2mm/h。胸腰椎 MRI 见图 7-1-9。诊断：脊柱关节炎。

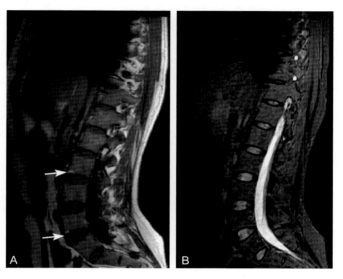

图 7-1-9　胸腰椎 MRI（矢状位）

A. T_1WI 序列显示 L_3 下缘前角、L_5 下缘前角高信号，为慢性 Romanus 病灶（箭头所示）；B. STIR 序列显示 L_3 下缘前角、L_5 下缘前角低信号，为慢性 Romanus 病灶

【病例 6】患者，男性，31 岁。膝关节肿 12 年，腰背痛 10 年，颈部活动受限 2 年。患者发病初期反复右侧膝关节肿，伴有右侧足跟痛，NSAID 治疗可以缓解症状，但未持续服用药物；之后出现腰背痛，夜间痛，翻身受限，有晨僵，活动 15min 可以缓解，在当地诊断为AS，服用 NSAID 及柳氮磺吡啶治疗 2 年，病情好转后自行停药；之后间断有腰背痛，但不影响正常生活，未正规服用药物。2 年前出现颈部活动受限，并逐渐驼背。查体：脊柱侧凸，驼背，转颈明显受限，腰部前屈和后仰明显受限，指地距 45cm，Schober 试验 1.5cm，外周关节无肿胀、压痛。化验检查：HLA-B27 阳性，ESR 26mm/h，CRP 10.5mg/L，碱性磷酸酶（ALP）169U/L。骶髂关节 CT 见图 7-1-10，腰椎 MRI 见图 7-1-11。诊断：强直性脊柱炎。

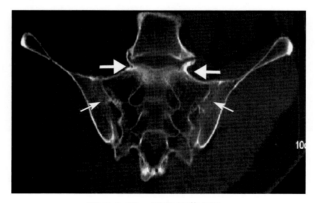

图 7-1-10　骶髂关节 CT

显示双侧骶髂关节融合（细箭头所示），伴有腰骶椎韧带骨赘形成（粗箭头所示）

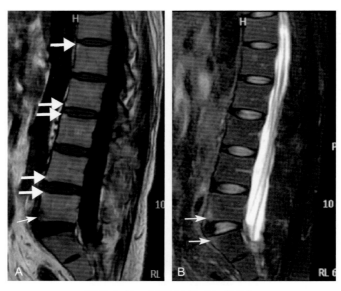

图 7-1-11　腰椎 MRI（矢状位）

A. T_1WI 序列显示 L_1 上缘前角、L_2 下缘前角、L_3 上缘前角、L_4 下缘前角、L_5 上缘前角高信号，为慢性 Romanus 病灶（粗箭头所示），L_5 椎体下缘前角低信号，为急性 Romanus 病灶（细箭头所示）；B. T_2FS 序列显示 L_5 下缘前角、S_1 上缘前角高信号，为急性 Romanus 病灶（箭头所示）

【病例 7】患者，男性，24 岁。腰背痛 3 年。患者有晨僵，偶有夜间痛醒，外院诊断为脊柱关节炎，曾服用非甾体抗炎药及柳氮磺吡啶治疗 1 年，之后自行停药，间断出现腰背痛，仅疼痛时服用消炎镇痛药。近 1 年自觉症状向上进展，上背部疼痛，病程中曾有左眼虹膜炎发作 1 次，无银屑病，无 SpA 家族史。查体：颈椎轻度受限，弯腰、后仰受限，指地距 35cm，Schober 试验 4cm，外周关节无肿胀、压痛。化验检查：HLA-B27 阳性，ESR 12mm/h，CRP 9.8mg/L。骶髂关节 MRI 见图 7-1-12，颈胸椎 MRI 见图 7-1-13，腰椎 MRI 见图 7-1-14。诊断：强直性脊柱炎

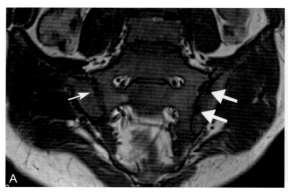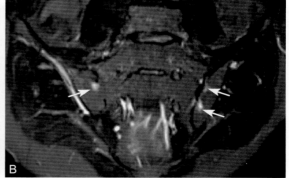

图 7-1-12　骶髂关节 MRI（斜冠状位）

A. T_1WI 序列显示右侧髂骨骨侵蚀伴低信号的骨髓水肿影及骶髂关节间隙变窄（细箭头所示），左侧骶髂关节髂骨面骨髓水肿（粗箭头所示）；B. STIR 序列所示右侧髂骨及左侧髂骨散在骨髓水肿影（箭头所示）

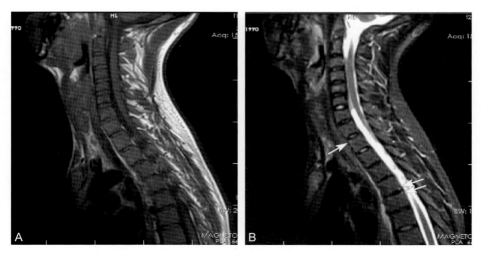

图 7-1-13　颈胸椎 MRI（矢状位）

A. T_1WI 序列未见异常；B. STIR 序列显示 T_2 椎体上缘前角及 T_5 下缘、T_6 椎体上缘后角高信号，为急性 Romanus 病灶（箭头所示）

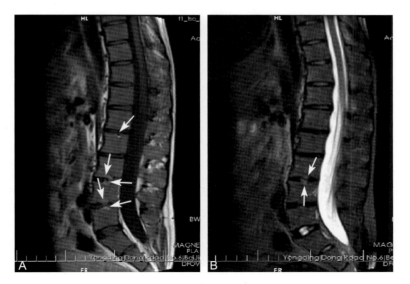

图 7-1-14　腰椎 MRI（矢状位）

A. T_1WI 序列显示 L_2 上终板、L_3 下终板及 L_4 上、下终板，以及 L_5 上终板慢性椎间盘炎（箭头所示）；B. STIR 序列显示 L_3、L_4 急性椎间盘炎（箭头所示）

【病例 8】患者，女性，32 岁。反复左眼虹膜炎 4 年，左侧臀区痛半年。患者无明显晨僵，无夜间痛，无关节肿胀、疼痛，无银屑病，无 AS 家族史。查体：弯腰、后仰不受限，指地距 0cm，Schober 试验 4cm，外周关节无肿胀、压痛，浮髌试验阴性。化验检查：HLA-B27 阴性，ESR 33mm/h，CRP 10.2mg/L，免疫球蛋白 G（IgG）18 200mg/L，尿常规白细胞 10 ～ 12 个 /HP，肝、肾功能正常。骶髂关节 MRI 见图 7-1-15，胸椎 MRI 见图 7-1-16。诊断：强直性脊柱炎。

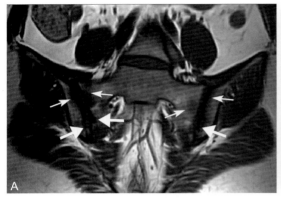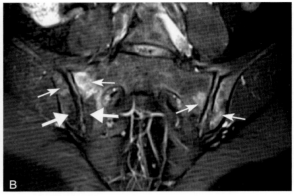

图 7-1-15 骶髂关节 MRI（斜冠状位）

A. T$_1$WI 序列显示双侧骶髂关节低信号的骨髓水肿影，伴有双侧髂骨面轻度硬化（细箭头所示）；左侧髂骨及右侧骶骨、髂骨面骨侵蚀伴有高信号的脂肪沉积影（粗箭头所示）；B. STIR 序列显示双侧骶髂关节高信号的骨髓水肿影，伴有双侧髂骨面轻度硬化（细箭头所示）；右侧骶骨、髂骨面低信号脂肪沉积影（粗箭头所示）

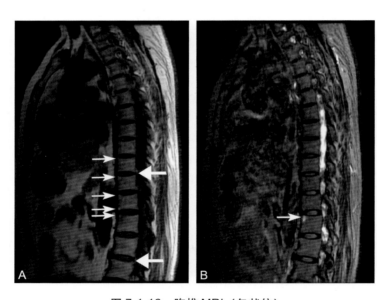

图 7-1-16 胸椎 MRI（矢状位）

A. T$_1$WI 序列显示 T$_{10}$ 上缘、T$_{11}$ 上缘、T$_{12}$ 上缘前角高信号，为慢性 Romanus 病灶（细箭头所示），T$_{10}$ 下缘后角与 T$_{11}$ 上缘后角及 L$_2$ 下缘后角与 L$_3$ 上缘后角之间骨桥形成（粗箭头所示）；B. STIR 序列显示 L$_2$ 上缘前角高信号为急性 Romanus 病灶（箭头所示）

【病例 9】患者，女性，30 岁。右侧臀区痛 1 年，伴有腰痛。患者有晨僵，夜间翻身困难，无关节肿胀、疼痛；2017 年患有眼虹膜炎，病程中有右足腊肠趾，无银屑病，舅舅有 AS 病史。查体：弯腰、后仰不受限，外周关节无肿胀、压痛。化验检查：HLA-B27阳性，ESR 4mm/h，CRP 3.2mg/L。骨盆 X 线平片见图 7-1-17，骶髂关节 CT 见图 7-1-18，腰椎 CT 见图 7-1-19，腰椎 MRI 见图 7-1-20，髋关节 MRI 见图 7-1-21。诊断：强直性脊柱炎及 L$_4$ 椎体骨裂。

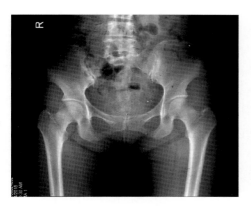

图 7-1-17　骨盆 X 线平片

显示双侧骶髂关节间隙明显变窄

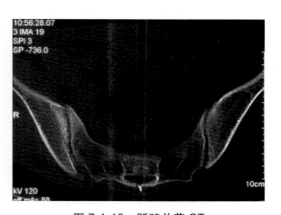

图 7-1-18　骶髂关节 CT

显示双侧骶髂关节骨侵蚀，伴有左侧间隙变窄

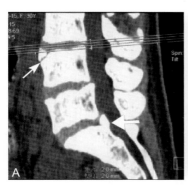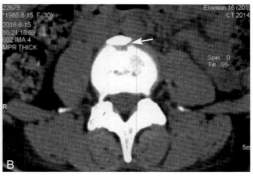

图 7-1-19　腰椎 CT

A. 矢状位：L_4 椎体骨裂（细箭头所示），S_1 椎体后缘骨赘（粗箭头所示）；B. 轴位：L_4 椎体骨裂（箭头所示）

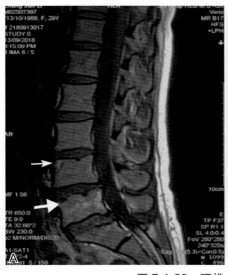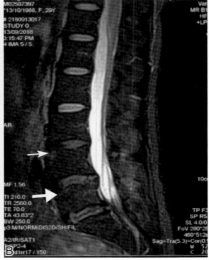

图 7-1-20　腰椎 MRI（矢状位）

A. T_1WI 序列显示 L_4 椎体上缘前角脂肪沉积及骨折线（细箭头所示），L_5 椎间盘炎（粗箭头所示）；
B. T_2FS 序列显示 L_4 椎体上缘前角高信号的骨髓水肿影（细箭头所示），L_5 椎间盘炎（粗箭头所示）

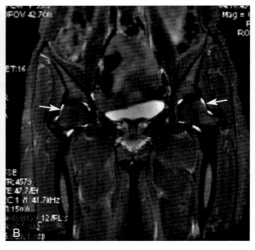

图 7-1-21　髋关节 MRI（冠状位）

A. T$_1$WI 序列未见明显异常；B. T$_2$FS 序列显示双侧髋关节少量积液（箭头所示）

（王炎焱　罗　贵）

第二节　椎　间　盘　炎

椎间盘炎最早由 Andersson 于 1937 年提出，累及椎间盘和椎体上、下缘邻近椎间盘的终板。广义的 Andersson 病灶包括椎间盘炎和终板炎，在 MRI 上表现为骨髓水肿、脂肪沉积或骨质硬化的终板破坏，亦有急性、慢性病变之分。其中急性 Andersson 病灶在 T$_1$WI 序列上呈低或略低信号，在 T$_2$WI 序列和 STIR 序列上呈高信号；慢性 Andersson 病灶在 T$_1$WI 序列和 T$_2$WI 序列上呈高信号或低信号，在 STIR 序列上呈低信号。

椎间盘炎中有一较特殊的类型，即 Andersson 损害（Andersson lesion，AL），文献报道其发病率为 1.5%～28%，其命名除"AL"外，尚有"椎间盘 - 椎体病损（intervertebral disc lesion）""破坏性椎体病损（destructive vertebral lesion）""脊柱假关节（spinal pseudoarthrosis）"等不同名称。AL 是 AS 后期的一种少见并发症，系脊柱骨性强直、椎体骨质疏松等原因导致脊椎脆性增加，引起局部疼痛加重、后凸畸形，甚至出现神经损害等并发症。它是一种发生于椎间盘 - 椎体界面的破坏性病变，可累及三柱，多发于胸腰段。

【病例1】患者，男性，41 岁。炎性腰背痛 5 年余，伴晨僵。患者以后背夜间疼痛为重，严重时夜间翻身困难、痛醒，无臀区痛，无关节炎；无虹膜炎、银屑病，无 AS 家族史。查体：驼背，弯腰、后仰均受限，枕壁距 4.5cm，指地距 45cm，Schober 试验 2.5cm，四肢关节无肿胀、压痛。化验检查：HLA-B27 阳性，CRP 12.5mg/L，ESR 26mm/h。胸椎 MRI 见图 7-2-1。诊断：强直性脊柱炎。

【病例2】患者，男性，44 岁。炎性腰背痛 8 年余，伴晨僵。患者无夜间痛醒及翻身困难，无关节肿胀、疼痛，但曾有足跟痛；无虹膜炎、银屑病，无 AS 家族史。查体：弯腰、后仰受限，指地距 15cm，Schober 试验 3.5cm，外周关节无肿胀、压痛。化验检查：HLA-B27 阳性，CRP 32.5mg/L，ESR 46mm/h。颈胸椎 MRI 见图 7-2-2。诊断：强直性脊柱炎。

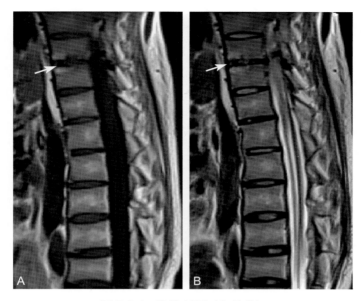

图 7-2-1　胸椎 MRI（矢状位）

A. T_1WI 序列显示 T_9 / T_{10} 上、下终板高信号，为慢性 Andersson 病灶（箭头所示）；B. T_2WI 序列显示 T_9 / T_{10} 上、下终板高信号，为慢性 Andersson 病灶（箭头所示）

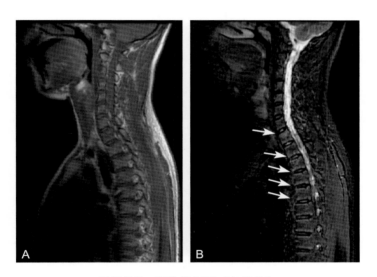

图 7-2-2　颈胸椎 MRI（矢状位）

A. T_1WI 序列显示 T_1 上、T_2 下、T_3 上和下终板及 T_4 下、T_5 上和下终板、T_6 下终板低信号，提示为急性 Andersson 病灶；B. STIR 序列显示 T_1 上、T_2 下、T_3 上和下终板及 T_4 下、T_5 上和下终板、T_6 下终板高信号，提示为急性 Andersson 病灶（箭头所示）

【病例 3】患者，男性，38 岁。炎性腰背痛 6 年余，伴晨僵。患者自觉症状逐渐向上进展，伴有弯腰活动受限，无关节炎、指（趾）炎、肌腱附着点炎；无虹膜炎、银屑病，无 AS 家族史。查体：弯腰、后仰受限，指地距 15cm，下蹲不受限，四肢关节无肿胀、压痛。化验检查：HLA-B27 阳性，CRP 8.6mg/L，ESR 15mm/h。腰椎 MRI 见图 7-2-3。诊断：脊柱关节炎。

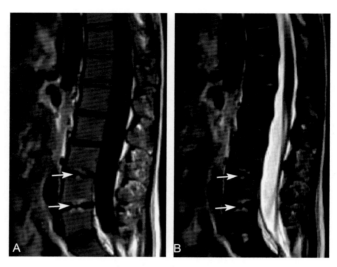

图 7-2-3　腰椎 MRI（矢状位）

A. T_1WI 序列显示 L_3 / L_4、L_4 / L_5 椎间盘及上、下终板高信号，为慢性 Andersson 病灶（箭头所示）；B. T_2WI 序列亦显示 L_3/L_4、L_4/L_5 椎间盘及上、下终板高信号，为慢性 Andersson 病灶（箭头所示）

【病例 4】患者，男性，43 岁。炎性腰背痛 6 年余，伴晨僵。患者颈部不适，夜间痛，翻身困难，偶有痛醒，无关节炎，无附着点炎；无银屑病、虹膜炎，无 AS 家族史。查体：弯腰、后仰受限，指地距 22cm，四肢肌肉无压痛，关节无肿胀、压痛。化验检查：HLA-B27 阳性，CRP 32.5mg/L，ESR 86mm/h。腰椎 MRI 见图 7-2-4。诊断：强直性脊柱炎。

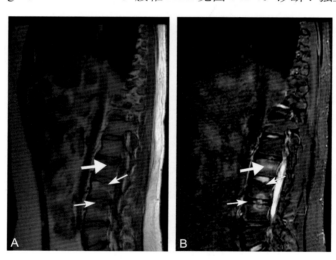

图 7-2-4　腰椎 MRI（矢状位）

A. T_1WI 序列显示 L_3 上终板为高信号，为慢性 Andersson 病灶（粗箭头所示）；L_2 上终板、L_3/L_4 椎间盘及上、下终板低信号，提示为急性 Andersson 病灶（细箭头所示）；B. STIR 序列显示 L_3 上终板为低信号，为慢性 Andersson 病灶（粗箭头所示）；L_2 上终板、L_3/L_4 椎间盘及上、下终板高信号，为急性 Andersson 病灶（细箭头所示）

【病例 5】患者，男性，39 岁。炎性腰背痛 5 年余，伴晨僵。患者脊柱活动受限，无关节炎，无银屑病、虹膜炎，无 AS 家族史。查体：驼背，转颈受限，弯腰、后仰明显受限，指地距 45cm，Schober 试验 1.5cm，四肢关节无肿胀、压痛。化验检查：HLA-B27 阳性，CRP 6.5mg/L，ESR 26mm/h。腰椎 MRI 见图 7-2-5。诊断：强直性脊柱炎。

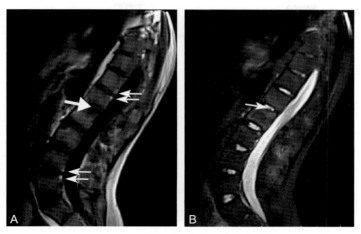

图 7-2-5　腰椎 MRI（矢状位）

A. T_1WI 序列显示 T_{12} 下缘后角、L_1 上缘后角、L_4 下缘后角、L_5 上缘后角高信号，为慢性 Romanus 病灶（细箭头所示）；L_1/L_2 椎间盘及上、下终板低信号，为急性 Andersson 病灶（粗箭头所示）。B. STIR 序列显示 T_{12} 下缘后角、L_1 上缘后角、L_4 下缘后角、L_5 上缘后角低信号，为慢性 Romanus 病灶；L_1/L_2 椎间盘及上、下终板高信号，为急性 Andersson 病灶（箭头所示）

【病例 6】患者，男性，34 岁。炎性腰背痛 6 年余，伴晨僵。患者夜间翻身困难、痛醒，无关节肿胀、疼痛；无虹膜炎、银屑病，无 AS 家族史。查体：弯腰、后仰明显受限，指地距 30cm，Schober 试验 2.5cm，四肢关节无肿胀、压痛。化验检查：HLA-B27 阳性，CRP 42.5mg/L，ESR 66mm/h。腰椎 MRI 见图 7-2-6。诊断：强直性脊柱炎。

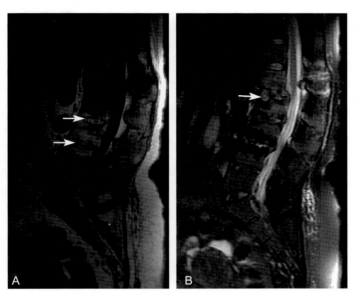

图 7-2-6　腰椎 MRI（矢状位）

A. T_1WI 序列显示 L_2/L_3、L_3/L_4 椎间盘及上、下终板高信号，为慢性 Andersson 损害（箭头所示）；B. STIR 序列显示 L_1/L_2 椎间盘及上、下终板高信号，为急性 Andersson 损害（箭头所示）

【病例7】患者，男性，37岁。腰背痛18年。患者有晨僵，夜间痛，久坐后疼痛，活动后好转，无关节肿胀、疼痛，无足跟痛。15年前诊断为AS，间断服用NSAID治疗，近几年逐渐驼背，近期后背痛明显，行走多疼痛明显，休息后略改善。病程中无虹膜炎、银屑病，无AS家族史。查体：脊柱后凸，弯腰、后仰明显受限，外周关节无肿胀、压痛。化验检查：HLA-B27阳性，ESR 35mm/h，CRP 34.5mg/L，血尿常规正常，肝、肾功能正常。腰椎MRI见图7-2-7。诊断：强直性脊柱炎。

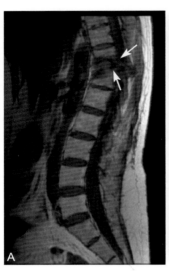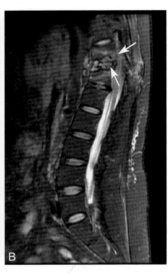

图 7-2-7　腰椎 MRI（矢状位）

A. T_1WI 序列显示 T_{12}/L_1 椎体上、下终板低信号，为急性 Andersson 病变（箭头所示）；B. STIR 序列显示 T_{12}/L_1 椎体上、下终板高信号，为急性 Andersson 病变（箭头所示）

【病例8】患者，男性，48岁。炎性腰背痛12年余，伴晨僵。患者逐渐颈背痛，伴有转颈受限，上、下楼时有膝关节痛，但无膝关节肿，无臀区痛，无虹膜炎、银屑病，无AS家族史。查体：驼背，转颈受限，弯腰、后仰明显受限，指地距40cm，Schober试验1.5cm。化验检查：HLA-B27阳性，CRP 42.5mg/L，ESR 56mm/h。腰椎MRI见图7-2-8。诊断：强直性脊柱炎。

图 7-2-8　腰椎 MRI（矢状位）

A. T_1WI 序列显示 L_1 上终板、L_2 下终板高信号，为慢性 Andersson 病灶（粗箭头所示）；L_3/L_4 骨桥形成（细箭头所示）。B. STIR 序列显示 L_1 上终板、L_2 下终板低信号，为慢性 Andersson 病灶（粗箭头所示）；L_4/L_5 椎间盘及上、下终板高信号，为急性 Andersson 损害；L_1、L_2 椎体大片高信号的骨髓水肿影（细箭头所示）

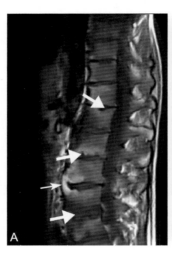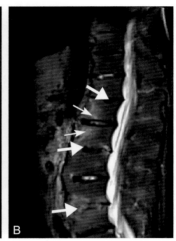

【病例 9】患者，男性，41 岁。腰臀部疼痛 11 年，腹泻 8 年。患者以休息痛为主，活动后疼痛可减轻。11 年前诊断为 AS，曾注射生物制剂，并口服 NSAID 和柳氮磺吡啶治疗，症状改善；8 年前出现反复腹泻，肠镜提示克罗恩病。查体：颈椎、胸椎生理弯曲存在，无压痛及叩击痛，活动无受限，脊柱无后凸畸形，腰椎侧弯活动轻度受限；指地距 4cm，枕壁距 0cm，胸廓活动度 4cm，Schober 试验 3.5cm，双侧髋关节"4"字试验阴性。化验检查：HLA-B27 阴性，ESR 35mm/h，CRP 47.13mg/L。胸腰椎正、侧位 X 线见图 7-2-9，骶髂关节 CT 见图 7-2-10，骨盆 X 线平片见图 7-2-11，骶髂关节 MRI 见图 7-2-12，腰椎 MRI 见图 7-2-13，诊断：强直性脊柱炎、炎性肠病、克罗恩病。

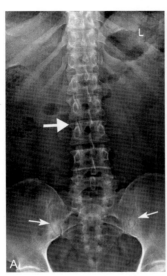
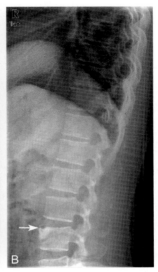

图 7-2-9　胸腰椎 X 线

A. 正位片：显示双侧骶髂关节面稍不光整，密度增高，间隙稍狭窄（细箭头所示）；腰椎生理曲度存在，腰椎部分椎体边缘唇状骨质增生（粗箭头所示）；B. 侧位片：显示胸椎生理曲度变直，胸椎椎体呈方形改变，所示椎体边缘呈唇样改变（箭头所示），胸椎各椎间隙未见异常

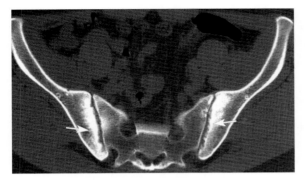

图 7-2-10　骶髂关节 CT

显示双侧骶髂关节面不光整，间隙稍狭窄，双侧骶髂关节面密度增高，伴较明显骨侵蚀（箭头所示）

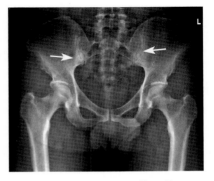

图 7-2-11　骨盆 X 线平片

可见骨盆诸骨结构清楚，骨边缘硬化增白；双侧骶髂关节面稍不光整，间隙稍狭窄（箭头所示）；双侧髋关节间隙无狭窄，关节盂缘硬化增白，关节面光整；关节囊及关节周围软组织无异常

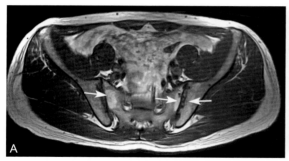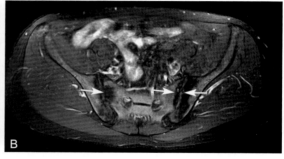

图 7-2-12　骶髂关节 MRI（轴位）

A. T$_1$WI 序列显示双侧骶髂关节间隙无明显变窄，关节面不光滑；双侧骶髂关节关节面下骨质见片状高信号的脂肪沉积，以髂骨侧为重（箭头所示）。B. STIR 序列显示双侧骶髂关节关节面下骨质见片状低信号，提示脂肪沉积，以髂骨侧为重（箭头所示）

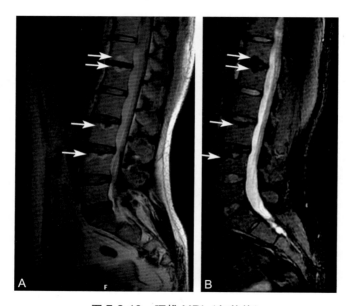

图 7-2-13　腰椎 MRI（矢状位）

A. T$_1$WI 序列显示 T$_{12}$/L$_1$、L$_3$、L$_4$ 椎体上终板高信号椎间盘炎，为慢性 Andersson 损害（箭头所示）；
B. STIR 序列显示 T$_{12}$、L$_1$、L$_3$、L$_4$ 椎体椎间盘炎，非活动性病变，为慢性 Andersson 损害（箭头所示）

【病例 10】患者，女性，59 岁。后背痛 20 余年，加重 5 年。患者后背痛，夜间痛明显，翻身困难，无明显腰痛及臀区痛，服用非甾体抗炎药有效。2014 年抗结核治疗 2 年，疼痛症状略好转，但仍需要间断服用非甾体抗炎药治疗，停药半年后再次出现后背痛加重。2018-04 再次加用三联抗结核治疗（异烟肼、利福平、乙胺丁醇）治疗至今 1 年半，但患者后背痛仍较明显，夜间痛醒，有晨僵，活动后略减轻。病程中无关节肿胀、疼痛，无虹膜炎、银屑病，无腹痛、腹泻，无 AS 家族史。查体：转颈不受限，T$_3$、T$_9$ 椎体压痛，弯腰、后仰尚可，无关节肿胀、压痛，无下蹲受限。化验检查：HLA-B27 阳性，布氏杆菌凝集试验阴性，抗核抗体（ANA）阴性，抗 ENA 抗体阴性，抗环瓜氨酸肽抗体阴性，抗核周因子抗体阴性，抗角蛋白抗体阴性，类风湿因子 28kU/L，ESR 48mm/h，CRP 16.97mg/L，TB-spot 阳性，结核抗体阳性，肿瘤标志物均正常。骨盆 X 线平片见图 7-2-14，胸椎 MRI 见图 7-2-15，胸腰椎 CT 三维重建见图 7-2-16。诊断：强直性脊柱炎。

【病例 11】患者，男性，31 岁。腰背痛 15 年。患者以夜间痛为主，晨起活动后疼痛可减轻，无发热，同时伴右侧膝关节肿胀、疼痛。12 年前诊断为 AS，曾注射生物制剂，并口服 NSAID 和柳氮磺吡啶治疗，症状改善后停用。间断服用 NSAID 治疗，但逐渐出现驼背，双侧髋关节疼痛。查体：颈椎生理弯曲存在，无压痛及叩击痛，活动无受限；脊柱呈后凸畸形，胸椎及腰椎有明显压痛及叩击痛，腰

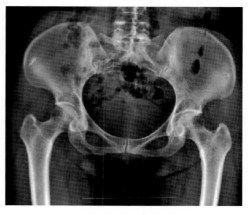

图 7-2-14　骨盆 X 线平片

显示双侧骶髂关节模糊（2010 年）

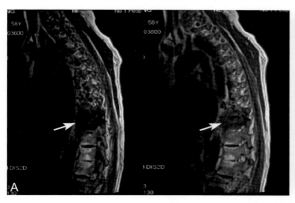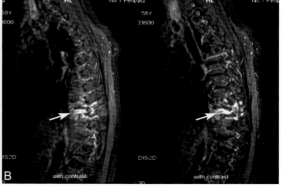

图 7-2-15　胸椎 MRI（矢状位）

A. T_1WI 序列显示 T_8、T_9、T_{10} 椎体低信号椎间盘炎，为急性 Andersson 病变（箭头所示）；B. $T_1WI+C-FS$ 序列显示 T_8、T_9、T_{10} 椎体高信号椎间盘炎，伴明显强化，为急性 Andersson 病变（箭头所示）

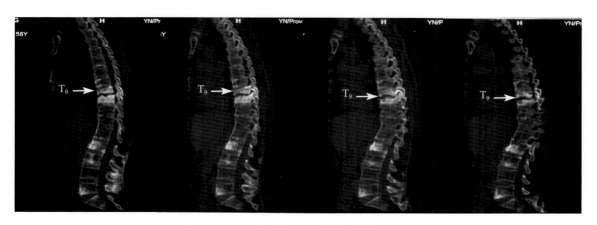

图 7-2-16　胸腰椎 CT 三维重建连续层面

显示 T_9、T_{10} 椎体骨质密度增高，T_9 椎体下部、T_{10} 椎体上部骨质吸收破坏；T_6～T_8 椎体边缘局部骨质不光整，骨质密度增高；T_{10}～L_2 椎间隙明显变窄，部分融合，椎小关节间隙部分变窄，部分融合；L_3、L_5 骨质密度增加，伴有 L_3 椎体下角骨质增生

椎前屈、后屈及侧弯活动明显受限，右侧髋关节及右侧膝关节压痛及叩击痛，活动无明显受限；指地距 30cm，枕壁距 15cm，胸廓活动度 1cm，Schober 试验 1cm，右侧髋关节 "4" 字试验阳性。化验检查：HLA-B27 阳性，ESR 5mm/h，CRP 5.3mg/L，血尿常规及肝、肾功能均正常。骨盆 X 线平片见图 7-2-17，胸椎 CT 图 7-2-18。全脊柱 X 线见图 7-2-19，胸椎 MRI 见图 7-2-20，腰椎 MRI 见图 7-2-21，腰椎 CT 及三维重建见图 7-2-22。诊断：强直性脊柱炎，髋关节受累。

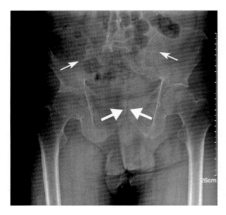

图 7-2-17　骨盆 X 线平片

显示双侧骶髂关节间隙融合，双侧髋关节间隙变窄（细箭头所示），伴有耻骨联合骨侵蚀（粗箭头所示）

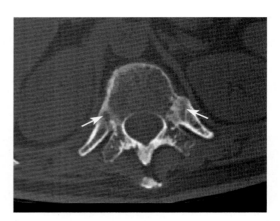

图 7-2-18　胸椎 CT（轴位）

显示胸肋关节融合（箭头所示）

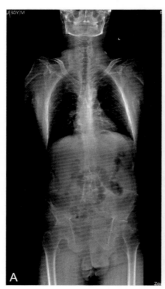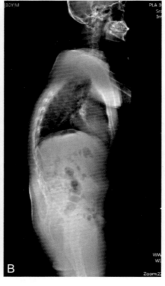

图 7-2-19　全脊柱 X 线

A. 正位片：显示脊柱侧凸，双侧骶髂关节部分融合，双侧髋关节间隙明显变窄；B. 侧位片：显示脊柱后凸，颈椎生理弯曲消失，颈椎多发骨赘形成，胸椎、腰椎多发骨桥形成

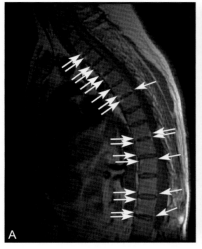
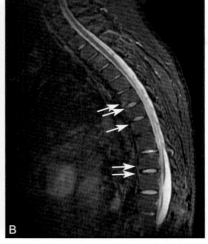

图 7-2-20 胸椎 MRI（矢状位）

A. T₁WI 序列显示胸椎多发性高信号的脂肪沉积影（箭头所示）；B. STIR 序列显示胸椎多发高信号的骨髓水肿影（箭头所示）

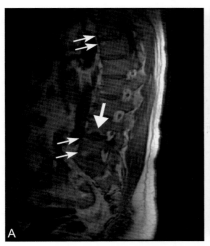
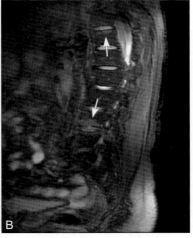

图 7-2-21 腰椎 MRI（矢状位）

A. T₁WI 序列显示 T₁₁、T₁₂、L₅ 多发椎角炎（细箭头所示），L₄ 椎间盘炎（粗箭头所示），为慢性 Andersson 病变；B. STIR 序列显示 T₁₂、L₄ 椎间盘炎（箭头所示），为急性 Andersson 病变

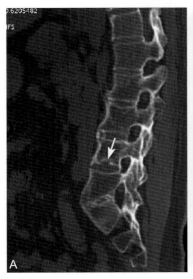
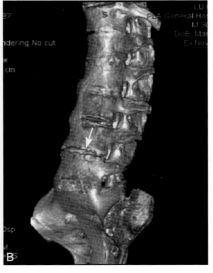

图 7-2-22 腰椎 CT 及三维重建

A. 显示腰椎部分骨桥形成，L₄ 椎间盘炎（箭头所示）；B. 腰椎三维重建可见 L₄ 椎间盘炎（箭头所示）

（赵 征 王炎焱）

第三节　肋椎关节与肋横突关节炎

急性炎性损伤出现在旁矢状位的层面上，在 STIR 序列可见肋椎关节及肋横突关节处出现骨髓高信号。

【病例 1】患者，男性，28 岁。炎性腰背痛 1 年，不伴晨僵。患者无关节肿痛，无虹膜炎、银屑病，无 SpA 家族史。查体：弯腰、后仰不受限，外周关节无肿胀、压痛。化验检查：HLA-B27 阳性。脊柱 MRI 见图 7-3-1。诊断：脊柱关节炎。

【病例 2】患者，女性，42 岁。腰背痛 8 年，加重半年。患者腰背痛伴晨僵，时轻时重，5 年前诊断为强直性脊柱炎，间断服用非甾体抗炎药；半年前腰背痛症状明显加重，夜间痛醒及翻身困难。病程中无关节肿胀、疼痛，无眼炎、银屑病，无 AS 家族史。查体：轻度驼背，弯腰、后仰受限，指地距 35cm，Schober 试验 2.5cm，关节无肿胀、压痛，双侧髋关节无压痛，双侧"4"字试验阴性。化验检查：HLA-B27 阳性，ESR 22mm/h，CRP 8.9mg/L。骶髂关节 CT 见图 7-3-2，胸椎 MRI 见图 7-3-3。诊断：强直性脊柱炎。

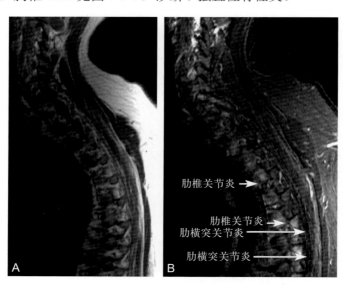

图 7-3-1　脊柱 MRI

A. T_1WI 序列未见明显异常；B. STIR 可见 T_5 肋椎关节、T_7 肋椎及肋横突关节、T_8 肋横突关节高信号影，提示急性炎性损伤

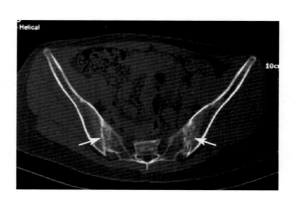

图 7-3-2　骶髂关节 CT
显示双侧骶髂关节骨侵蚀（箭头所示）

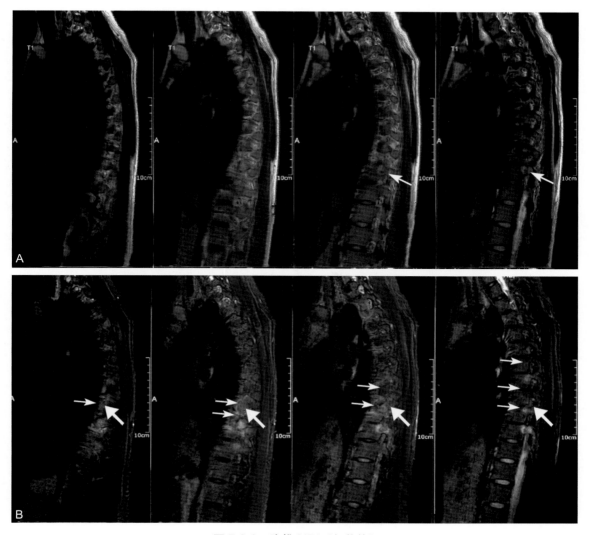

图 7-3-3　胸椎 MRI（矢状位）

A. T_1WI 序列显示 T_{10} 椎体后角高信号的脂肪沉积影（箭头所示）；B. T_2FS 序列显示胸椎肋椎关节炎（细箭头所示）及肋横突关节炎（粗箭头所示）

（赵　征　张　洁）

第四节　椎弓根、关节突关节（面关节）及棘突炎

一、椎弓根炎

炎性损伤出现在旁矢状位的椎弓根处，急性损伤表现为 STIR 序列上的高信号，慢性损伤表现为 T_1WI 上的高信号。

【病例】患者，男性，32 岁。炎性腰背痛 3 年余，伴晨僵，活动 30min 后缓解。患者偶有夜间翻身困难，无痛醒，无关节肿痛及足跟痛；无虹膜炎、银屑病，无 SpA 家族史。

查体：弯腰、后仰轻度受限，指地距 8cm，四肢关节无肿胀、压痛。化验检查：HLA-B27 阳性，ESR 2mm/h，CRP 3.2mg/L。脊柱 MRI 见图 7-4-1。诊断：脊柱关节炎。

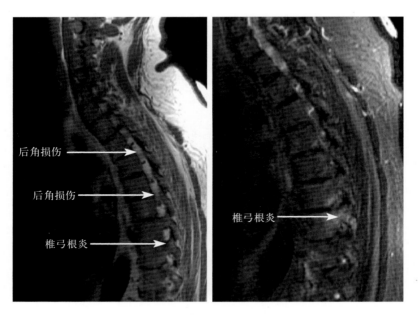

图 7-4-1　脊柱 MRI（矢状位）

A. T_1WI 序列显示胸椎处多个后角高信号影，T_7 椎弓根处可见高低信号混杂，提示急、慢性炎症混杂存在；
B. STIR 序列显示 T_7 椎弓根处高信号影

二、关节突关节炎（面关节炎）

炎性损伤出现在侧面的层面上，急性损伤表现为 STIR 序列在椎小关节相邻处及其后部出现骨髓高信号（除外棘突）；慢性损伤表现为 T_1WI 序列上的高信号。

【病例】患者，男性，22 岁。炎性腰背痛 4 年，伴晨僵。患者无颈部疼痛，无关节炎、足跟痛，无银屑病、虹膜炎，无 SpA 家族史。查体：弯腰、后仰轻度受限，指地距 10cm，四肢关节无肿胀、压痛。化验检查：HLA-B27 阳性，ESR 10mm/h，CRP 5.2mg/L。脊柱 MRI 见图 7-4-2。诊断：脊柱关节炎。

三、棘突炎

炎性损伤出现在侧面的层面上，急性损伤表现为 STIR 序列在棘突处出现骨髓高信号；慢性损伤表现为 T_1WI 序列上的高信号。

【病例】患者，男性，26 岁。交替性臀区疼痛 7 个月，不伴晨僵。患者无关节肿胀、疼痛，无足跟痛、指（趾）炎，无银屑病、虹膜炎，无 AS 家族史。化验检查：HLA-B27 阳性，ESR 12mm/h，CRP 7.8mg/L。脊柱 MRI 见图 7-4-3。诊断：脊柱关节炎。

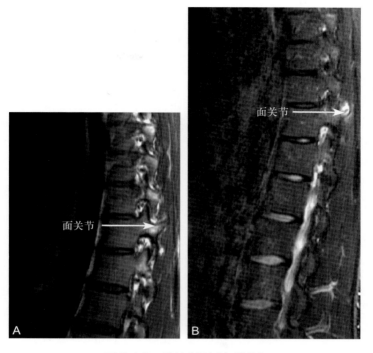

图 7-4-2　脊柱 MRI（矢状位）

A. T_1WI 序列可见 T_{11} 面关节高信号影，提示慢性炎性损伤（箭头所示）；B. STIR 序列可见 T_{11} 面关节高信号影，提示急性炎性损伤（箭头所示）

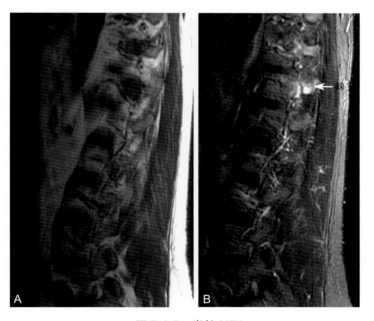

图 7-4-3　脊柱 MRI

A. T_1WI 序列未见明显异常；B. STIR 序列可见 T_{12} 棘突处高信号影，提示急性炎性损伤（箭头所示）

（赵　征　赵　伟）

第五节 脊柱韧带肌腱端炎

炎性损伤出现在韧带、肌腱附着点处，在 STIR 序列上韧带、肌腱端出现骨髓高信号。

【病例】患者，男性，33 岁。炎性腰背痛 6 年余。患者无明显晨僵，但夜间翻身困难，无痛醒，偶有胸骨痛；无虹膜炎、银屑病，无 AS 家族史。查体：胸骨柄压痛，无弯腰、后仰受限，无四肢关节肿胀、压痛。化验检查：HLA-B27 阳性，ESR 5mm/h，CRP 3.2mg/L。腰椎 MRI 见图 7-5-1。诊断：脊柱关节炎。

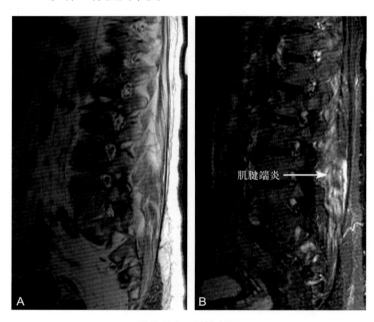

图 7-5-1 腰椎 MRI

A. T_1WI 序列显示 L_2 椎体高信号影，提示慢性炎症；B. STIR 序列显示椎体周围肌腱附着处高信号影，提示肌腱端急性炎症（箭头所示）

（赵 征 朱 剑）

第六节 韧带骨赘/关节强直

韧带骨赘多发于脊柱关节炎（SpA）患者晚期，在 T_1WI 序列上可观察到结构的改变，即上、下两椎体的椎角间出现相连的高信号。椎体间沿韧带出现骨赘，也可不伴有明确的脂肪及急性炎性病变。关节强直（ankylosis）是指相对应的两个关节面之间因骨或纤维组织增生、连接，而使关节丧失运动功能的病理状态。关节强直分为骨性与纤维性强直两种，骨性强直常见于化脓性关节炎及强直性脊柱炎晚期，而纤维性强直常见于关节结核及类风湿关节炎晚期。骨性强直在 X 线平片及 CT 上显示关节间隙部分性或完全性消失，并有骨小梁穿过连接两侧骨端；纤维性强直在 X 线平片上可见关节间隙仍存在，但关节活动受限或消失，诊断需要结合临床。

【病例 1】患者，男性，32 岁。炎性腰背痛 3 年余，伴晨僵。患者颈部不适，转颈受限，无关节肿胀、疼痛，无足跟痛；无虹膜炎、银屑病，无 SpA 家族史。查体：转颈轻度受限，弯腰、后仰受限，指地距 15cm，Schober 试验 4cm，四肢关节无肿胀、压痛。化验检查：HLA-B27 阴性，CRP 4.5mg/L，ESR 26mm/h。颈椎 MRI 见图 7-6-1。诊断：脊柱关节炎。

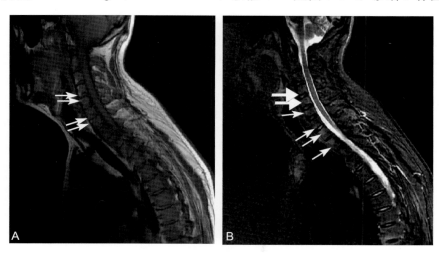

图 7-6-1　颈椎 MRI（矢状位）

A. T_1WI 序列显示 C_4 下缘前角向下延伸、C_5 上缘前角向上延伸的高信号影，为韧带骨赘，伴有脂肪沉积，随着病情进展可发展为骨桥连接，形成骨性强直（箭头所示）；B. STIR 序列显示 C_4 下缘及 C_5 上缘前角低信号影（粗箭头所示）；C_6 上缘前角、C_7 下缘前角、T_1 及 T_2 上缘前角高信号的骨髓水肿影（细箭头所示）

【病例 2】患者，男性，42 岁。炎性腰背痛 7 年余，伴晨僵，活动 1h 后改善。患者久坐及久卧后腰痛，无关节炎，无银屑病、虹膜炎，无 SpA 家族史。查体：弯腰、后仰不受限，无外周关节肿胀、压痛。化验检查：HLA-B27 阳性，CRP 6.5mg/L，ESR 36mm/h。颈胸椎 MRI 见图 7-6-2。诊断：强直性脊柱炎。

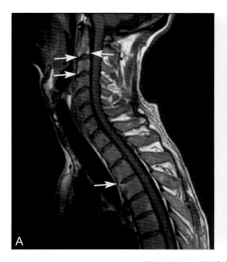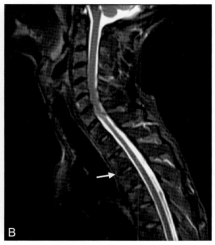

图 7-6-2　颈胸椎 MRI（矢状位）

A. T_1WI 序列显示 T_3 下缘前角向下延伸、T_4 上缘前角向上延伸的高信号影，为韧带骨赘，并形成骨桥连接。同时伴有 C_2 下缘前角和后角、C_3 下缘前角高信号影，为慢性 Romanus 病灶（箭头所示）；B. STIR 序列显示 T_3 下缘前角向下延伸、T_4 上缘前角向上延伸的低信号影，为韧带骨赘（箭头所示）

【病例3】患者，男性，28岁。炎性腰背痛4年余，伴晨僵，活动30min后好转。患者无外周关节肿痛，无虹膜炎、银屑病，无SpA家族史。查体：弯腰、后仰轻度受限，指地距8cm，四肢关节无肿痛。化验检查：HLA-B27阳性，CRP 7.5mg/L，ESR 26mm/h。腰椎MRI见图7-6-3。诊断：强直性脊柱炎。

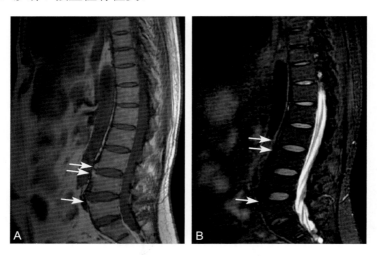

图 7-6-3　腰椎 MRI（矢状位）

A. T_1WI序列显示L_3下缘前角向下延伸、L_4上缘前角向上延伸、L_5上缘前角向上延伸的高信号影（箭头所示），为韧带骨赘，伴有脂肪沉积，随着病情进展可发展为骨桥连接，形成骨性强直；B. STIR序列显示L_3下缘前角向下延伸、L_4上缘前角向上延伸、L_5上缘前角向上延伸的低信号影，为韧带骨赘（箭头所示）

【病例4】患者，男性，36岁。炎性腰背痛1年余，无明显晨僵。患者无夜间痛醒，无关节肿胀、疼痛，无虹膜炎、银屑病，无SpA家族史。查体：弯腰、后仰不受限，外周关节无肿胀、压痛。化验检查：HLA-B27阳性，CRP 4.5mg/L，ESR 6mm/h。腰椎MRI见图7-6-4。诊断：脊柱关节炎。

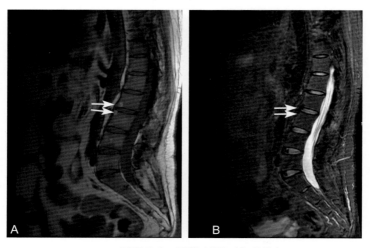

图 7-6-4　腰椎 MRI（矢状位）

A. T_1WI序列显示L_2下缘前角向下延伸、L_3上缘前角向上延伸的高信号影，为韧带骨赘，伴有脂肪沉积，随着病情进展可发展为骨桥连接，形成骨性强直（箭头所示）；B. STIR序列显示L_2下缘前角向下延伸、L_3上缘前角向上延伸的低信号影，为韧带骨赘（箭头所示）

【病例 5】患者，男性，61 岁。腰臀痛 31 年余。患者夜间疼痛明显，可痛醒，伴翻身困难，后逐渐出现腰痛，疼痛随活动后减轻，休息不缓解。31 年前诊断为 AS，曾注射生物制剂及口服 NSAID 和柳氮磺吡啶、甲氨蝶呤等治疗，症状改善后停用，并改用中药治疗。2015 年至 2018 年初出现 3 次双眼交替性疼痛、发红，伴畏光、流泪、视力下降，当地医院诊断"虹膜炎"，接受治疗后症状消失。2015 年出现颈部疼痛，伴活动受限。查体：颈椎生理弯曲消失，局部有压痛及叩击痛，活动受限，腰椎前、后屈及侧弯活动明显受限；指地距 34cm，枕壁距 14cm，胸廓活动度 1cm，Schober 试验 0.8cm，右侧髋关节"4"字试验阳性。化验检查：HLA-B27 阳性，ESR 55mm/h，CRP 15.2mg/L。胸腰椎 X 线见图 7-6-5，颈椎 MRI 见图 7-6-6。诊断：强直性脊柱炎、虹膜炎、颈椎终板炎。

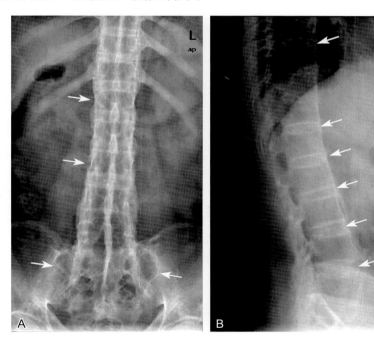

图 7-6-5 胸腰椎 X 线

A. 正位片：显示双侧骶髂关节融合，胸椎、腰椎多发骨桥形成，呈竹节样改变（箭头所示）；B. 侧位片：显示脊柱后凸及胸椎、腰椎多发骨桥形成（箭头所示）

【病例 6】患者，男性，18 岁。右侧臀区痛 4 年，颈部疼痛伴活动受限 6 个月。患者久坐后加重，活动后缓解，HLA-B27 阳性，骨盆 X 线平片提示骶髂关节间隙狭窄，在外院接受生物制剂治疗 1 年后症状缓解，自行停用药物。6 个月前出现颈部疼痛感，在当地按摩诊所接受按摩治疗，颈部疼痛未缓解并出现活动度受限。查体：颈椎右侧偏移、被动体位，四肢关节无红肿、无畸形，活动自如；胸廓活动度 2.5cm，Schober 试验 3cm，双侧"4字"试验阳性，枕壁距 0cm，指地距 20cm，四肢肌力、肌张力未见异常。化验检查：ESR 64mm/h，CRP 23.4mg/L，HLA-B27 阳性。颈椎 CT 见图 7-6-7。颈椎 CT 三维重建（图 7-6-8）及颈椎 MRI（图 7-6-9）均提示寰椎向左侧旋转，寰枢关节脱位，关节间隙明显增宽，寰椎向前下移位与枢椎形成假关节，$C_{1\sim3}$ 椎体相应硬膜囊受压，椎管变窄，齿状突骨质硬化。诊断：强直性脊柱炎、寰枢关节脱位。后经生物制剂、非甾体抗炎药及改善病情药治疗后症状缓解。请骨科会诊：建议避免颈部剧烈活动，预防颈椎骨折及脊髓损伤；建议风湿科及骨科随诊，必要时行手术治疗。

　　小结及讨论：病例 6 是明确诊断 SpA 的病例，患者起病年纪轻，病程长，虽然接受过相关治疗后有效，但是因依从性差自行停用药物，未规律接受诊治及定期复查。脊柱关节炎因髋关节受累导致残疾的比例较大，而寰枢关节受累的较为少见。由于脊柱关节炎的病情反复，可能会导致骨质疏松或使韧带松弛度等发生变化，而出现颈椎自发性脱位等表现；若有外力等其他因素参与就更容易出现寰枢关节的脱位，严重者会出现残疾、截瘫等危及生命的情况。

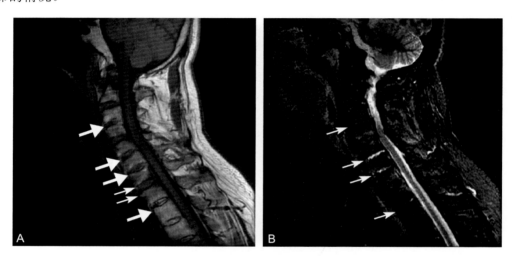

图 7-6-6　颈椎 MRI（矢状位）

A. T_1WI 序列显示 C_3、C_4、$C_{5\sim7}$、T_1、T_2 多发骨桥形成（粗箭头所示）；C_7 下缘、T_1 上缘骨赘形成，未形成骨桥（细箭头所示）；B. STIR 序列显示 C_3、C_4、$C_{5\sim7}$、T_1、T_2 多发骨桥形成（箭头所示）

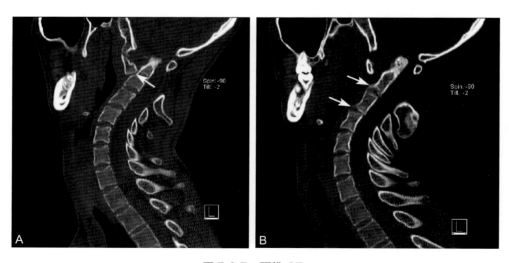

图 7-6-7　颈椎 CT

A. 显示寰枢关节脱位，关节间隙明显增宽，寰椎向前下移位与枢椎形成假关节（箭头提示假关节形成）；B. 显示颈椎骨桥形成（箭头提示骨桥形成）

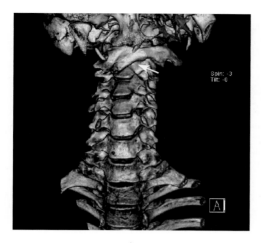

图 7-6-8　颈椎 CT 三维重建

显示上颈椎畸形，寰枢关节脱位，脊髓受压，寰椎
向下移位和枢椎形成假关节（箭头提示假关节形成）

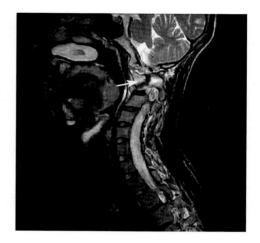

图 7-6-9　颈椎 MRI（矢状位）

STIR 序列显示上颈椎畸形，寰枢关节脱位，脊髓
受压，寰椎向下移位和枢椎形成假关节（箭头提
示假关节形成）

（王炎焱　陈文姬）

参 考 文 献

罗贵，赵征，朱剑 . 2013. 脊柱磁共振成像在脊柱关节炎中的应用 . 中华风湿病学杂志 . 48(2): 95-98.

Andersson O. 1937.Röntgenbilden vid spondylarthritis ankylopoetica. Nord Med Tidskr,14: 2000-2002.

Bron JL,de Vries MK,Snieders MN,et al. 2009.Discovertebral(Andersson) lesions of the spine in ankylosing spondylitis revisited. Clin Rheumatol,28(8): 883-892.

Cawley MI,Chalmers TM,Kellgren JH,et al. 1972.Destructive lesions of vertebral bodies in ankylosing spondylitis.Ann Rheum Dis,31(5):345-358.

Chan FL,Ho EK,Fang D,et al. 1987. Spinal pseudarthrosis in ankylosing spondylitis. Acta Radiol,28(4):383-388.

Fang D,Leong JC,Ho EK,et al. 1988.Spinal pseudarthrosis in ankylosing spondylitis. Clinicopathological correlation and the results of anterior spinal fusion. J Bone Joint SurgBr,70(3):443-447.

Kabasakal Y,Garret SL,Calin A. 1996.The epidemiology of spondylodiscitis in ankylosing spondylitis-a controlled study.BrJ Rheumatol,35(7): 660-663.

Langlois S,Cedoz JP,Lohse A,et al. 2005.Aseptic discitis in patients with ankylosing spondylitis: a retrospective study of 14 cases.Jt Bone Spine,72(3):248-253.

Lentle BC,Russell AS,Percy JS,et al. 1977.Scintigraphic findings in ankylosing spondylitis. J NuclMed,18(6):524-528.

Rasker JJ,Prevo RL,Lanting PJ. 1996.Spondylodiscitis in ankylosing spondylitis,inflammation or trauma? A description of six cases. Scand J Rheumatol,25(1): 52-57.

Romanus R,Y den S. 1952.Destructive and ossifying spondylitic changes in rheumatoid ankylosing spondylitis. Acta Orthop Scand,22(2):89-99.

Sieper J,Rudwaleit M,Baraliakos X,et al.2009.The Assessment of Spondyloarthritis international Society (ASAS) handbook: a guide to assess spondyloarthritis.Ann Rheum Dis,68(suppl2): 1-44.

Van der Heijde DM,Salonen D,Weissman BN,et al. 2009.Assessment of radiographic progression in the spines of patients with ankylosing spondylitis treated with adalimumab for up to 2 years. Arthritis Res Ther,11: R127.

Wu PC,Fang D,Ho EK,et al. 1988.The pathogenesis of extensive discovertebral destruction in ankylosing spondylitis.Clin Orthop Relat Res,230: 154-161.

Yan YB,Li JM,Xiao E,et al.2013.A pilot trial on the molecular pathophysiology of traumatic temporomandibular joint bony ankylosis in a sheep model. Part Ⅱ: The differential gene expression among fibrous ankylosis,bony ankylosis and condylar fracture. J Craniomaxillofac Surg,42(2):e23-28.

第 8 章

髋关节磁共振的异常表现

在外周关节中强直性脊柱炎最常累及髋关节，尤其是幼年型强直性脊柱炎患者髋关节累及发生率更高。其临床症状和体征表现为髋关节疼痛、活动受限，逐渐发展为关节的僵直和畸形，严重影响生活，甚至丧失功能。有文献报道，约 70% 的强直性脊柱炎患者可以在 MRI 中发现髋关节早期炎症相关的征象，而早期髋关节的改变并不能通过临床症状和普通 X 线平片或 CT 发现。因此，MRI 在强直性脊柱炎并髋关节受累早、中期诊断中有着不可比拟的优势。目前，对髋关节 MRI 的读片主要集中在骨髓水肿及关节积液，以期发现早期的髋关节病变。一般而言，活动期炎症改变选择 STIR 序列和脂肪抑制的 T_1WI 序列进行观察比较明显，而慢性炎性损伤则建议选择 TSE T_1WI 序列进行观察。

第一节 关节囊肿胀、积液和滑膜增生

关节囊肿胀、积液和滑膜增生（joint effusion and synovial enhancement）显示为关节囊内长 T_1、长 T_2 液体信号影，在 STIR 序列上可见髋关节积液、肿胀，大多伴随着滑膜增生肥厚，这是髋关节受累早期的急性炎症改变，炎症使关节滑膜充血、水肿，关节积液增多，持续炎症导致滑膜绒毛增生，并破坏关节软骨和软骨下骨质，最后发展为关节强直。

积液的深度按 0 ～ 2 分来评估，0 分为 0 ～ 1.9mm（正常）；1 分为 2 ～ 3.9mm；2 分 ≥ 4mm。其中积液是按平行于股骨颈的长轴来收集，其最大深度则是按垂直于长轴的短轴来计量。

【病例 1】患者，男性，19 岁。左膝疼痛 1 年余，腰背及臀区痛 1 年。患者无 AS 家族史。化验检查：HLA-B27 阳性，ESR 70mm/h，CRP 176.3mg/L。左侧髋关节 MRI 见图 8-1-1。诊断：强直性脊柱炎。给予双侧髋关节超声引导下注射复方倍他米松（得宝松）＋注射用重组人 II 型肿瘤坏死因子受体 - 抗体融合蛋白（益赛普），后症状明显改善。

【病例 2】患儿，男，12 岁。左侧髋关节痛 3 个月。患儿行走受限，无明显腰背痛，无虹膜炎、银屑病，父亲有 AS 病史。查体：走路跛行，下蹲受限，弯腰、后仰尚可，外周关节无肿胀、压痛。化验检查：HLA-B27 阳性，ESR 52mm/h，CRP 32.5mg/L。髋关节 MRI：显示左侧髋关节积液，双侧骶髂关节未见明显异常，见图 8-1-2。诊断：幼年脊柱关节炎。

【病例 3】患者，男性，25 岁。腰部僵硬不适 1 年，右眼疼痛、发红 3 月余。患者无 AS 家族史。化验检查：HLA-B27 阳性，ESR 4mm/h，CRP0.6mg/L。髋关节 MRI 见图 8-1-3 及图 8-1-4。诊断：脊柱关节炎、右眼前葡萄膜炎。服用洛索洛芬钠后，症状明显缓解。

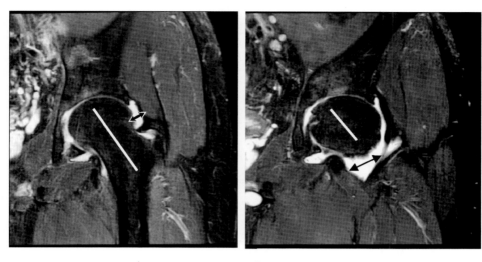

图 8-1-1　左侧髋关节 MRI（冠状位）

T_2FS 序列：直线表示沿长轴方向收集积液；箭头表示沿与长轴垂直方向测量积液最大深度

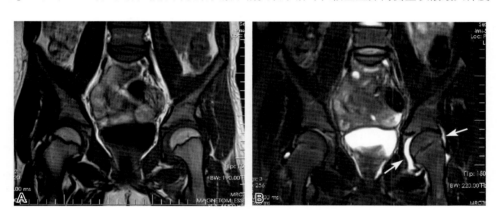

图 8-1-2　髋关节 MRI（冠状位）

A. T_1WI 序列显示双侧髋关节未见异常；B. T_2FS 序列显示左侧髋关节积液及关节囊肿胀，关节周围滑膜炎（箭头所示）

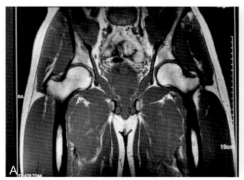
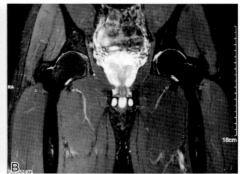

图 8-1-3　髋关节 MRI（冠状位）

A. T_1WI 序列显示双侧髋关节骨质及间隙未见异常；B. T_2FS 序列显示双侧髋关节少量积液，未见明显的骨髓水肿，评分为 0 分

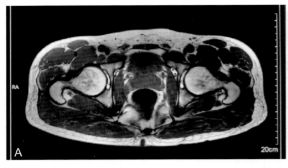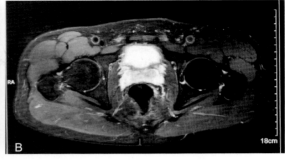

图 8-1-4　髋关节 MRI（轴位）

A. T₁WI 序列显示双侧髋关节未见异常；B. T₂FS 序列显示双侧髋关节未见骨髓水肿等异常信号

【病例 4】患者，男性，36 岁。腰痛 7 年，伴髋关节痛 2 个月。患者无膝关节及踝关节肿痛，无虹膜炎、银屑病，无 AS 家族史。查体：弯腰、后仰受限，左侧"4"字试验阳性。化验检查：HLA-B27 阳性，ESR 97mm/h，CRP 86mg/L。骶髂关节及髋关节 MRI 见图 8-1-5 和图 8-1-6。诊断：强直性脊柱炎。

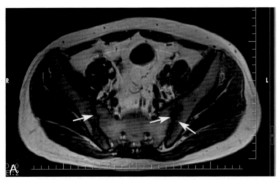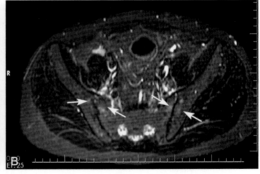

图 8-1-5　骶髂关节 MRI（轴位）

A. T₁WI 序列显示双侧骶骨及髂骨侧低信号的骨侵蚀影（箭头所示）；B. T₂FSI 序列显示双侧骶髂关节骶骨及髂骨侧高信号的骨髓水肿影（箭头所示）

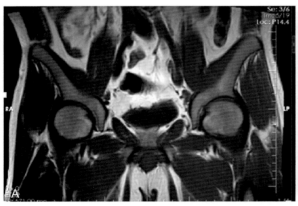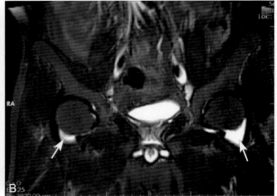

图 8-1-6　髋关节 MRI（冠状位）

A. T₁WI 序列显示双侧髋关节骨质及间隙未见异常；B. T₂FS 序列显示双侧髋关节积液及滑膜炎（箭头所示），评分为 2 分，未见明显的骨髓水肿影

【病例 5】患者，男性，30 岁。交替性臀区疼痛 10 年，背痛 7 年。患者自觉症状逐渐向上进展，无关节肿胀、疼痛，无虹膜炎、银屑病，无 AS 家族史。查体：腰部活动度受限，指地距 20cm，Schober 试验 3.5cm。化验检查：HLA-B27 阳性，ESR 1mm/h，CRP 1.1mg/L。骶髂关节 MRI 见图 8-1-7，髋关节 MRI 见图 8-1-8 及图 8-1-9。诊断：强直性脊柱炎。

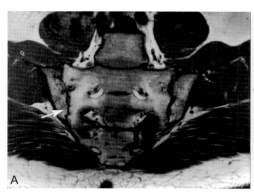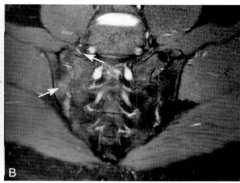

图 8-1-7　骶髂关节 MRI（轴位）

A. T_1WI 序列显示双侧骶骨及髂骨侧低信号的骨侵蚀影伴有明显的脂肪沉积（箭头所示）；B. T_2FS 序列显示右侧骶髂关节髂骨及骶骨侧高信号的骨髓水肿影（箭头所示）

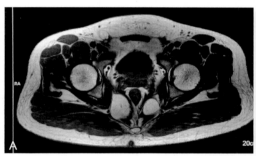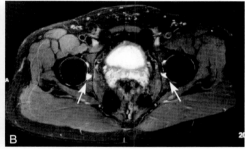

图 8-1-8　髋关节 MRI（轴位）

A. T_1WI 序列显示双侧髋关节骨质及间隙未见异常；B. T_2FS 序列显示双侧髋关节积液（箭头所示），未见骨髓水肿

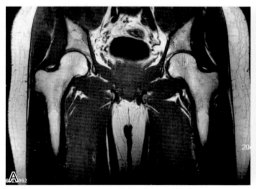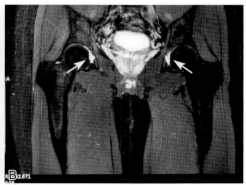

图 8-1-9　髋关节 MRI（冠状位）

A. T_1WI 序列显示双侧髋关节骨质及间隙未见异常；B. T_2FS 序列显示双侧髋关节积液及滑膜炎（箭头所示），积液评分为 1 分，未见明显的骨髓水肿

【病例6】患者，男性，39岁。反复足跟痛20年，颈、腰、双髋痛10年余。患者以右侧足跟痛起病，后逐渐出现颈部、腰部和双髋疼痛，休息时腰痛加重，晨起活动后疼痛可减轻，外院诊断为AS，曾注射生物制剂，并口服NSAID和柳氮磺吡啶治疗，症状改善。查体：脊柱生理曲度变直，颈椎、胸椎、腰椎棘突及棘突旁无压痛，腰骶部、臀区无压痛，腰椎侧弯受限，颈椎活动受限，双侧"4"字试验不能完成，右侧股四头肌萎缩。化验检查：HLA-B27阳性，ESR 5mm/h，CRP 5.3mg/L，血尿常规及肝、肾功能均正常。骶髂关节及髋关节MRI见图8-1-10及图8-1-11。诊断：强直性脊柱炎、双髋关节受累。

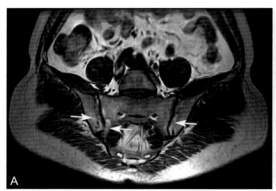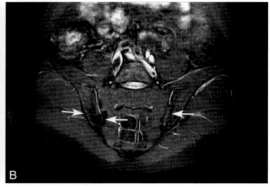

图 8-1-10　骶髂关节 MRI（斜冠状位）

A. T$_1$WI序列显示双侧骶髂关节间隙变窄，关节面不光滑、毛糙，双侧骶髂关节关节面下骨质可见高信号的脂肪沉积影，以髂骨关节面侧为重（箭头所示）；B. STIR序列显示双侧骶髂关节关节面下骨质可见片状低信号的脂肪沉积影（箭头所示）

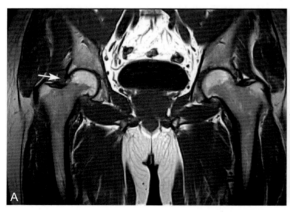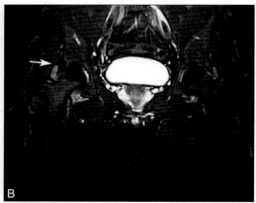

图 8-1-11　髋关节 MRI（冠状位）

A. T$_1$WI序列显示双侧髋关节间隙变窄，右侧关节腔及周围见斑片状低信号影（箭头所示）；B. STIR序列显示双侧髋关节腔及周围见斑片状高信号影，相邻关节囊肿胀，关节腔及周围滑膜增厚、信号不均匀增高（箭头所示）

【病例7】患者，男性，32岁。下腰痛7年。患者以休息时疼痛为主，活动后疼痛可减轻，同时伴右侧髋关节疼痛，左侧足跟腱部疼痛，背屈时明显，腰肋部紧缩感，偶有左季肋区疼痛。2014年于外院诊断为未分化脊柱关节炎，曾口服NSAID和柳氮磺吡啶治疗，症状改善，现间断服用NSAID。查体：全脊柱生理弯曲存在，无压痛及叩击痛，活动无受限，脊柱无后凸畸形，腰椎前、后屈及侧弯无活动明显受限，右侧髋关节压痛及叩击痛，活动无明显受限。右侧髋

关节"4"字试验阳性。化验检查：HLA-B27 阳性，ESR 34mm/h，CRP 30.91mg/L。腰椎 X
线见图 8-1-12，骶髂关节 MRI 见图 8-1-13，髋关节 MRI 见图 8-1-14。诊断：强直性脊柱炎。

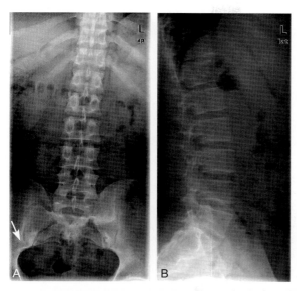

图 8-1-12　腰椎 X 线
A. 正位片：显示双侧骶髂关节间隙变窄，关节
边缘硬化，有微小骨侵蚀（箭头所示）；B. 侧
位片：显示腰椎生理曲度正常，无明显骨赘和
骨桥形成

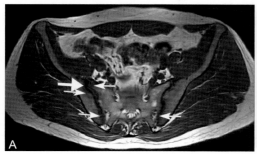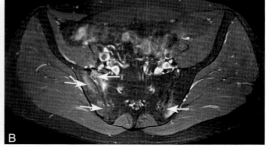

图 8-1-13　骶髂关节 MRI（轴位）

A. T₁WI 序列显示双侧骶髂关节散在低信号的骨髓水肿影（细箭头所示），右侧髂骨面骨侵蚀（粗箭头所示）；
B. STIR 序列显示双侧骶髂关节高信号的骨髓水肿影（箭头所示）

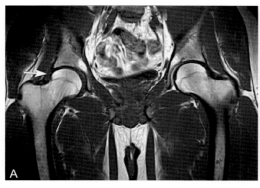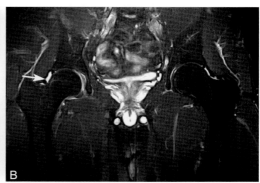

图 8-1-14　髋关节 MRI（冠状位）

A. T₁WI 序列显示双侧髋关节低信号影，提示滑膜炎，以右侧髋关节为著（箭头所示）；B. STIR 序列显示
双侧髋关节少量高信号，提示滑膜炎，以右侧髋关节为著（箭头所示）

（赵　征　郭军华）

第二节　软骨下骨髓水肿

软骨下骨髓水肿（subchondral bone marrow edema）：骨髓水肿是强直性脊柱炎早期重要的 MRI 征象，表现为关节软骨下骨质内片状异常信号影，在 T_1WI 序列上为低信号，在 T_2WI 序列上呈高信号，在 STIR 序列上呈高信号；增强扫描后可见轻度至中度强化，其信号强度与血流和脊髓的信号强度相近，信号强度越高，为急性炎症的可能性越大。

【病例 1】患者，男性，26 岁。腰痛伴左髋痛 3 年。患者无足跟痛，无虹膜炎、银屑病，无 AS 家族史。查体：走路跛行，弯腰、后仰受限，下蹲轻度受限，左侧"4"字试验阳性。化验检查：HLA-B27 阳性，ESR 34mm/h，CRP 20mg/L。髋关节 MRI 见图 8-2-1。诊断：强直性脊柱炎。

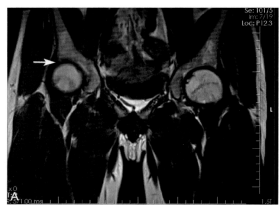
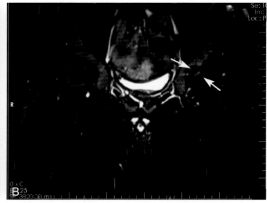

图 8-2-1　髋关节 MRI（冠状位）

A. T_1WI 序列显示右侧髋臼低信号的骨不连续影像（箭头所示）；B. T_2FS 序列显示左侧股骨头及髋臼高信号的骨髓水肿影（箭头所示）

【病例 2】患者，男性，20 岁。臀区、腰背部疼痛 1 年余，双侧髋关节间断疼痛。患者无关节肿胀、疼痛，无虹膜炎、银屑病，无 AS 家族史。查体：弯腰、后仰轻度受限，下蹲轻度压痛，四肢关节无肿胀、压痛。化验检查：HLA-B27 阳性，ESR 14mm/h，CRP 10.8mg/L。髋关节 MRI 见图 8-2-2 及图 8-2-3。诊断：强直性脊柱炎。

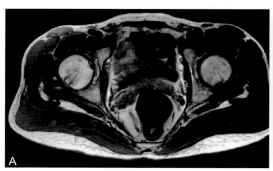
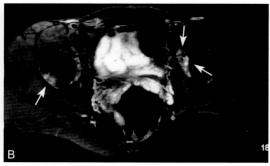

图 8-2-2　髋关节 MRI（轴位）

A. T_1WI 序列双侧髋关节未见明显异常；B. T_2FS 序列显示双侧髋关节股骨头及髋臼骨髓水肿信号（箭头所示）

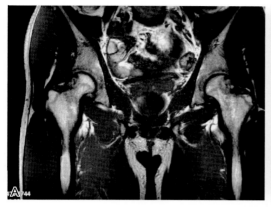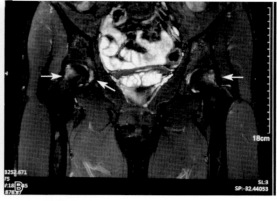

图 8-2-3 髋关节 MRI（冠状位）

A. T$_1$WI 序列双侧髋关节未见明显异常；B. T$_2$FS 序列显示双侧股骨头及髋臼均可见高信号的骨髓水肿影（箭头所示）

【病例 3】患者，男性，26 岁。腰背痛、多关节疼痛 23 年。患者腰背痛，以夜间痛为主，晨起活动后疼痛可减轻，同时伴有全身多关节肿胀、疼痛，主要累及双侧髋、膝和踝关节，诊断为 AS，曾应用洛索洛芬钠（乐松）、甲氨蝶呤、来氟米特、柳氮磺吡啶、益赛普、阿达木单抗和英夫利西单抗治疗，疾病仍进展。逐渐出现驼背、腰椎侧凸。查体：颈椎生理弯曲消失，转颈、抬头受限，脊柱呈后凸畸形，腰椎前、后屈及侧弯活动明显受限，下蹲受限；指地距 35cm，枕壁距 18cm，胸廓活动度 1cm，Schober 试验 1cm，双侧髋关节 "4" 字试验阳性。化验检查：HLA-B27 阳性，ESR 35mm/h，CRP 26.5mg/L；血常规提示轻度贫血，尿常规及肝、肾功能均正常。骨盆 X 线平片见图 8-2-4，髋关节 MRI 见图 8-2-5；胸腰椎 X 线见图 8-2-6。诊断：强直性脊柱炎。

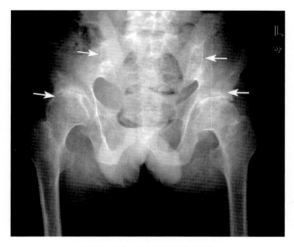

图 8-2-4 骨盆 X 线平片

显示双侧骶髂关节间隙融合，双侧髋关节间隙变窄、骨侵蚀，股骨头坏死（箭头所示）

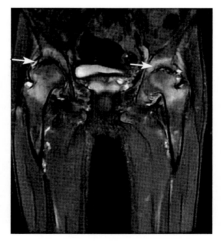

图 8-2-5 髋关节 MRI（冠状位）

STIR 序列显示髋关节弥漫性高信号的骨髓水肿影（箭头所示）

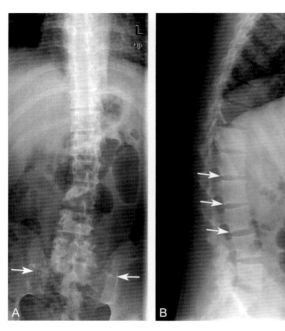

图 8-2-6 胸腰椎 X 线

A. 正位片：显示脊柱侧凸，双侧骶髂关节融合（箭头所示）；B. 侧位片：显示脊柱后凸，胸腰椎后角多发硬化性改变（箭头所示）

【病例 4】患者，男性，31 岁。双侧大腿根交替性疼痛 12 年，腰痛 2 年，加重半年。患者有晨僵，活动后好转，无夜间痛，无翻身困难；无眼炎、银屑病，无腹痛、腹泻，父亲有 AS 病史。查体：弯腰、后仰明显受限，颈椎活动尚可，指地距 50cm，Schober 试验 1.5cm，外周关节无肿胀、压痛。化验检查：HLA-B27 阳性，ESR 8mm/h，CRP 3.2mg/L。骶髂关节 CT 见图 8-2-7，腰椎 CT 见图 8-2-8，髋关节 MRI 见图 8-2-9。诊断：强直性脊柱炎。

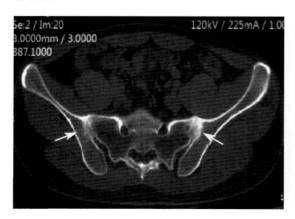

图 8-2-7 骶髂关节 CT

显示双侧骶髂关节融合（箭头所示）

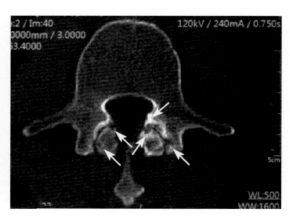

图 8-2-8 腰椎 CT（轴位）

显示腰椎关节突关节骨破坏（箭头所示）

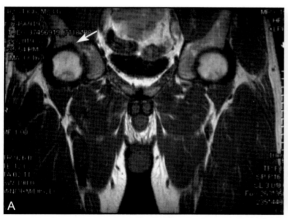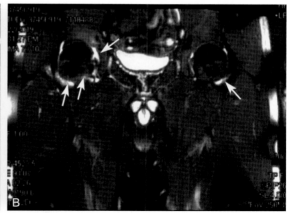

图 8-2-9　髋关节 MRI（冠状位）

A. T_1WI 序列显示右侧髋关节髋臼囊变（箭头所示）；B. T_2FS 序列显示双侧髋关节积液，伴有右侧髋关节股骨头骨髓水肿（箭头所示）

（赵　征　张庆猛）

第三节　关节面骨质侵蚀破坏

关节面骨质侵蚀破坏（erosions）表现为关节面软骨下骨质毛糙、不光整，呈虫蚀样骨质破坏或局灶小骨质缺损，关节面软骨下骨质囊变呈长 T_1、长 T_2 小囊状改变。与之伴随的是软骨改变，股骨侧和髋臼侧软骨均易累及。早期软骨可不规则增粗，随着病情发展，软骨逐渐出现扭曲和厚薄不均，最后出现软骨连续性中断、缺失；在 T_1W 序列及 T_2FS 序列或 STIR 序列上均呈低信号。

【病例 1】患者，男性，29 岁。腰背痛 3 年，双侧髋关节疼痛半年。无膝关节、踝关节肿胀、疼痛，无虹膜炎、银屑病，无 AS 家族史。查体：弯腰、后仰受限，指地距 20cm，下蹲轻度受限，双侧 "4" 字试验阳性。化验：HLA-B27 阳性，ESR 56mm/h，CRP 35.6mg/L。骶髂关节 MRI 见图 8-3-1，髋关节 MRI 见图 8-3-2。诊断：强直性脊柱炎。

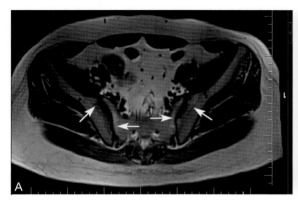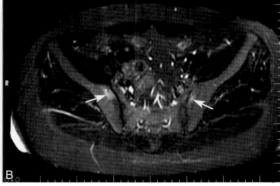

图 8-3-1　骶髂关节 MRI（轴位）

A. T_1WI 序列显示双侧骶髂关节高信号的脂肪沉积影，双侧髂骨面骨不连续（箭头所示）；B. T_2FS 序列显示双侧骶髂关节高信号的骨髓水肿影（箭头所示）

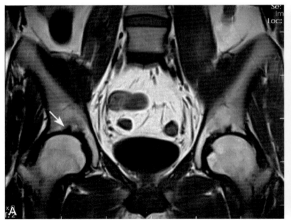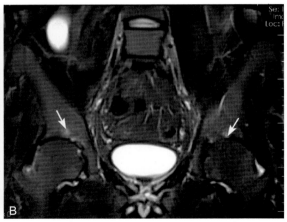

图 8-3-2 髋关节 MRI（冠状位）

A. T₁WI 序列显示双侧髋臼可见明显低信号的侵蚀破坏影（箭头所示）；B. T₂FS 序列显示双侧髋关节积液，双侧髋臼可见高信号的骨髓水肿影（箭头所示）

【病例 2】患者，男性，34 岁。交替性臀区疼痛 15 年，腰痛 12 年，加重 1 年。患者无 AS 家族史。患者既往曾规律应用益赛普治疗，症状可缓解，后自行停用，间断应用非甾体抗炎药、柳氮磺吡啶及甲氨蝶呤等治疗，自觉疼痛症状可改善，但逐渐出现腰椎及双侧髋关节活动受限，驼背畸形，同时逐渐出现下蹲受限。化验检查：HLA-B27 阳性，ESR 40mm/h，CRP 17.2mg/L。骶髂关节 MRI 见图 8-3-3，髋关节 MRI 见图 8-3-4 及图 8-3-5。诊断：强直性脊柱炎。

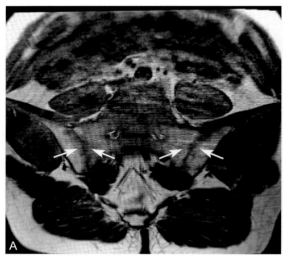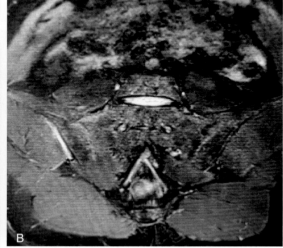

图 8-3-3 骶髂关节 MRI（斜冠状位）

A. T₁WI 序列显示双侧骶骨及髂骨侧骨不连续影（箭头所示），为骨侵蚀的表现，伴有部分骨质融合；
B. T₂FS 序列显示右侧骶髂关节见可疑的骨髓水肿影

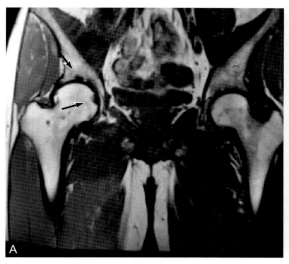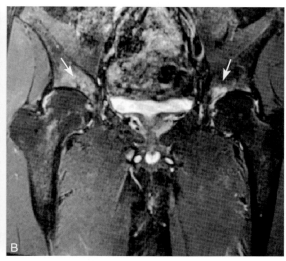

图 8-3-4 髋关节 MRI（冠状位）

A. T_1WI 序列显示右侧髋臼明显低信号的侵蚀破坏影（箭头所示），累及髋臼及股骨头；B. T_2FS 序列显示双侧髋臼高信号的骨髓水肿影（箭头所示）

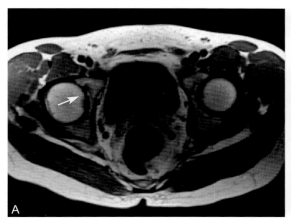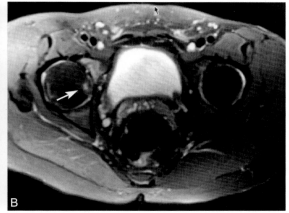

图 8-3-5 髋关节 MRI（轴位）

A. T_1WI 序列显示右侧髋关节间隙较对侧变窄，且右侧髋臼可见明显低信号的侵蚀破坏影（箭头所示）；B. T_2FS 序列显示右侧髋关节髋臼及股骨头均可见高信号的骨髓水肿影（箭头所示）

（赵 征 杨 敏）

第四节 关节间隙改变

关节间隙改变（bilateral joint space）表现为间隙的增宽或变窄。关节间隙增宽的病例均为早期改变，多数是因出现关节积液、滑膜增厚及早期软骨增厚所致，一般没有关节面破坏；而关节间隙狭窄为中、后期的改变，出现明显关节面侵蚀破坏，关节软骨变薄、缺失。读片时常以正常对侧为参照。

【病例 1】患者，男性，18 岁。双侧髋关节交替性疼痛半年。化验检查：HLA-B27 阳性，

ESR 78mm/h，CRP 64mg/L。髋关节 MRI 见图 8-4-1 及图 8-4-2。诊断：强直性脊柱炎。

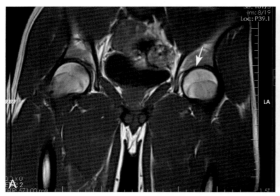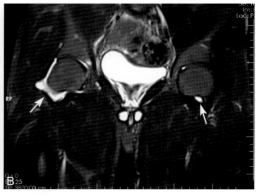

图 8-4-1　髋关节 MRI（冠状位）

A. T$_1$WI 序列显示双侧髋关节结构较为清晰，左侧关节较右侧关节间隙略变窄（箭头所示）；B. T$_2$FS 序列显示双侧髋关节积液及滑膜炎，右侧为重（箭头所示）

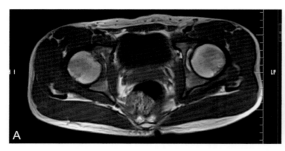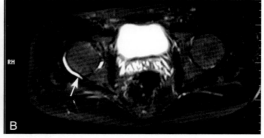

图 8-4-2　髋关节 MRI（轴位）

A. T$_1$WI 序列显示双侧髋关节骨质及间隙未见异常；B. T$_2$FS 序列显示右侧髋关节积液（箭头所示）

【病例 2】患者，男性，35 岁。双侧髋关节疼痛 10 年，腰背痛 8 年，伴膝关节疼痛 1 年。10 年前患者无明显诱因出现双侧髋关节疼痛，以右侧疼痛为主，活动后可稍缓解，未正规治疗，疼痛逐渐加重，并出现活动障碍。8 年前患者开始出现腰背部疼痛，久坐后加重并伴僵硬感，疼痛夜间为重，活动后可缓解，当地医院诊断为"强直性脊柱炎"，间断服用药物（具体不详），效果不明显。之后疼痛逐渐加重，颈部、腰部逐渐出现活动受限，间断服用美洛昔康、柳氮磺吡啶 2 年，出现肺结核，停用 AS 药物。1 年前无诱因出现双侧膝关节肿胀、疼痛，行走困难，给予依托考昔、柳氮磺吡啶等对症治疗后好转。查体：驼背，走路跛行，弯腰、后仰明显受限，胸廓活动度 2cm，指地距 39cm，Schober 试验 1cm。化验检查：HLA-B27 阳性，血小板计数 233×10^9/L，CRP 11.38mg/L，ESR 11mm /h。骨盆 X 线平片见图 8-4-3。髋关节及腰椎 MRI 见图 8-4-4 及图 8-4-5。诊断：强直性脊柱炎。

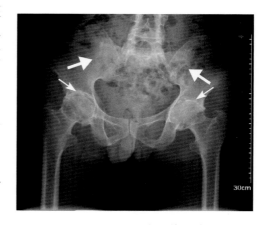

图 8-4-3　骨盆 X 线平片

显示双侧骶髂关节融合（粗箭头所示），双侧髋关节间隙变窄，伴有双侧髋臼囊变（细箭头所示）

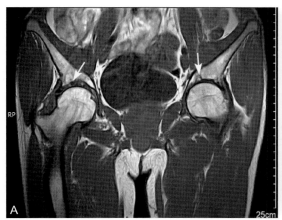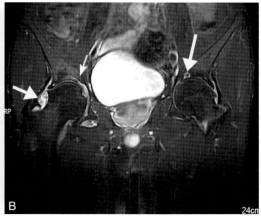

图 8-4-4　髋关节 MRI（冠状位）

A. T_1WI 序列显示双侧髋关节间隙变窄，伴有双侧髋臼的囊变（箭头所示）；B. T_2FS 序列显示右侧髋臼弥漫性骨髓水肿伴有滑膜炎（细箭头所示），右侧股骨头旁滑囊炎（短粗箭头所示）；左侧髋关节侵蚀处炎症（长粗箭头所示）

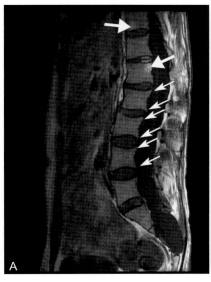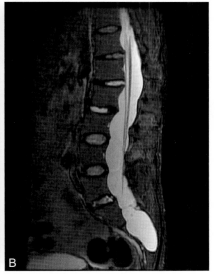

图 8-4-5　腰椎 MRI（矢状位）

A. T_1WI 序列显示 T_{11} 前缘下角、L_1 后缘上角高信号的脂肪沉积影（粗箭头所示），L_2、L_3、L_4 后缘上、下角硬化影（细箭头所示）；B. T_2FS 序列显示腰椎退行性变

（赵　征　张庆猛）

第五节　其他改变

强直性脊柱炎带来的异常改变还包括肌腱端炎（enthesitis）、关节周围脂肪沉积（periarticular fat deposition）等。肌腱端炎可见 STIR 序列或脂肪抑制的 T_1 增强像上肌腱或韧带在骨面附着处的高信号。关节周围脂肪沉积表现为关节周围骨松质在 T_1WI 序列上的高信号和

T_2FS 或 STIR 序列上的低信号，脂肪沉积可出现于部分正常成年人，而强直性脊柱炎患者的脂肪沉积集中于关节周围、软骨下骨，病变范围边界清晰，且有双侧髋关节的病变不对称等表现。

总之，强直性脊柱炎髋关节病变 MRI 表现与骶髂关节及脊柱小关节的 MRI 表现即有类似之处，也有所区别。相似之处包括急性炎症改变或者是活动期炎症，如软骨下骨髓水肿、肌腱端炎、滑膜炎等；慢性炎性损伤，如软骨下骨质破坏、骨髓内脂肪沉积及关节间隙变窄、融合等。区别之处在于髋关节病变多表现为髋关节肿胀、积液及滑膜增生、肥厚等，这些在骶髂关节和脊柱小关节表现并不明显；其次肌腱端炎在骶髂关节和脊柱小关节表现较为明显，而在髋关节往往并不是主要病变。这些差异可能和上述部位的解剖结构和功能差异有关。

对于脊柱关节炎患者，早期发现髋关节病变，并给予及时治疗，是改善患者预后、避免残疾的重要举措。而近 20 年来，随着磁共振的应用，对脊柱关节炎的诊断已经提前，而磁共振可发现脊柱关节炎患者早期的髋关节病变，并进行疗效观察，是减少患者致残率的重要手段，只有了解并熟练掌握髋关节磁共振读片，才能为有效的改善脊柱关节炎患者的预后及生活质量提供依据，因此，髋关节的磁共振读片，是风湿免疫科医师判断中轴脊柱关节炎患者预后所必须掌握的重要技能。

【病例 1】患者，男性，35 岁。交替性臀区痛 10 年，腰痛 7 年，颈背痛 2 年。一直未规律治疗，间断应用镇痛药，近 1 年出现颈椎活动受限来诊。化验检查：HLA-B27 阳性，ESR 54mm/h，CRP 41.2mg/L。右侧髋关节 MRI 见图 8-5-1。诊断：强直性脊柱炎。

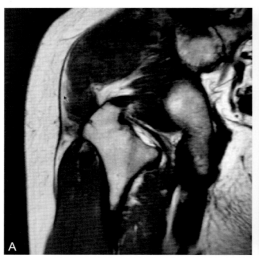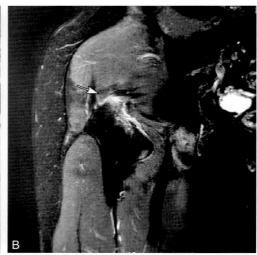

图 8-5-1　右侧髋关节 MRI（冠状位）

A. T_1WI 序列显示右侧股骨未见异常；B. T_2FS 序列显示右侧大转子处炎性高信号影（箭头所示），提示附着点处炎症

【病例 2】患者，男性，27 岁。下腰痛 2 年。化验检查：HLA-B27 阳性，ESR 40mm/h，CRP 22.8mg/L。骶髂关节 MRI 见图 8-5-2，髋关节 MRI 见图 8-5-3 及图 8-5-4。诊断：强直性脊柱炎。

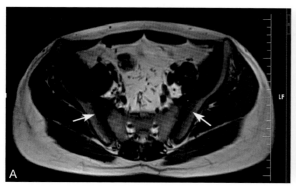
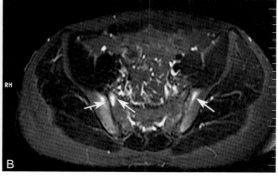

图 8-5-2　骶髂关节 MRI（轴位）

A. T_1WI 序列显示双侧髂骨侧低信号的骨髓水肿影（箭头所示），未见骨侵蚀影；B. T_2FS 序列显示双侧髂骨及右侧骶骨高信号的骨髓水肿影（箭头所示）

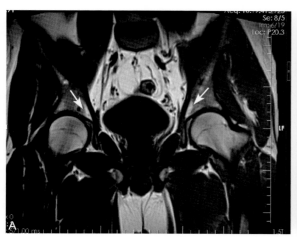
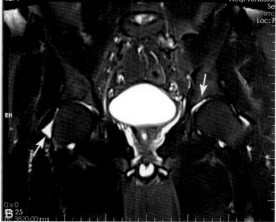

图 8-5-3　髋关节 MRI（冠状位）

A. T_1WI 序列显示双侧髋臼高信号的脂肪沉积影（箭头所示）；B. T_2FS 序列显示双侧髋关节积液（箭头所示），未见明显骨髓水肿影

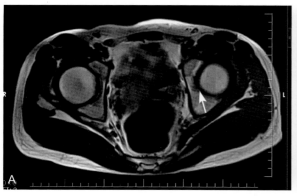
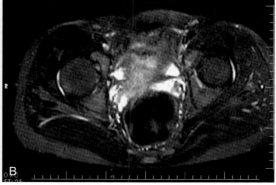

图 8-5-4　髋关节 MRI（轴位）

A. T_1WI 序列显示左侧髋臼骨不连续影（箭头所示）；B. T_2FS 序列显示双侧髋关节积液，未见明显骨髓水肿影

【病例 3】患儿，男，13 岁。主因"右侧髋部疼痛 1 个月，加重伴功能受限 2 周"入院。患儿右侧髋部疼痛，伴髋关节屈、伸活动受限。查体：枕壁距 0cm，指地距 8cm，胸廓扩张试验 5cm，Schober 试验 6cm，右髋屈曲畸形，右侧髋部皮温增高，右侧腹股沟区压痛，

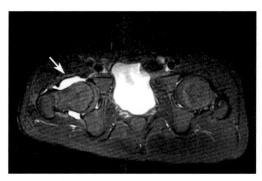

图 8-5-5　髋关节 MRI（轴位）
T_2FS 序列显示右侧髋关节囊腔并周围软组织肿胀、积液（箭头所示）

内收肌紧张，右侧股骨大粗隆处叩痛；右髋不能屈伸，右侧"4"字试验阳性，右侧 Thomas 征阳性。化验检查：WBC 11.32×10^9/L，PLT 301×10^9/L，CRP 9mg/L，ESR 27mm/h，类风湿因子（RF）41.20kU/L，HLA-B27 阳性，结核分枝杆菌 IgG 抗体阴性。髋关节 MRI：提示左侧髋关节滑膜增厚并积液，盆腔少量积液，见图 8-5-5 及图 8-5-6。膝关节彩超：提示左膝髌上囊滑囊炎并大量积液，右膝髌上囊少量积液。骨科行膝关节及髋关节关节镜检查，病理结果为滑膜炎（图 8-5-7）。诊断：幼年脊柱关节炎。使用生物制剂治疗后症状好转。

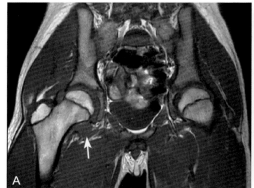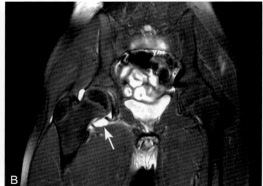

图 8-5-6　髋关节 MRI（冠状位）
A. T_1WI 序列显示右侧髋关节囊腔并周围软组织肿胀、积液（箭头所示）；B. T_2FS 序列显示右侧髋关节囊腔并周围软组织肿胀，积液（箭头所示）

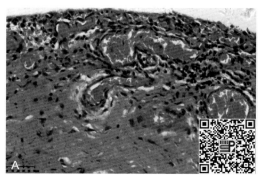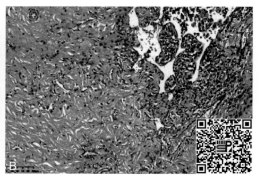

图 8-5-7　关节镜检查病理
A. 膝关节病灶组织病理：显示慢性炎细胞浸润，局部滑膜细胞增生，可见少许破碎骨及软骨，符合慢性滑膜炎；
B. 左侧髋关节病灶组织病理：显示纤维组织及肉芽组织伴玻璃样变性，少量慢性炎细胞浸润，符合慢性滑膜炎

（赵　征　陈继营）

参 考 文 献

郭启勇 .2007. 实用放射学 .3 版 . 北京：人民卫生出版社 .

刘子君 . 1992. 骨关节病理学 . 北京：人民卫生出版社 .

谭魁麟 , 程秀峰 , 谭军等 . 2003. 磁共振成像检查对强直性脊柱炎髋关节病变的意义 . 中华风湿疾病学杂志 ,2: 117-119.

吴恩惠 . 2008. 影像诊断学 . 6 版 . 北京：人民卫生出版社 .

曾效力 , 黄钰坚 , 伍琼惠 . 2013. 强直性脊柱炎髋关节病变 MRI 诊断 . 中国 CT 和 MRI 杂志 ,4:87-89.

Appel H,Kuhne M,Spiekermann S,et al. 2006.Immunohistochemical analysis of hip arthritis in ankylosing spondylitis: evaluation of the bone-cartilage interface and subchondral bone marrow. Arthritis Rheum,54:1805-1813.

Berquist TH. 2006.MRI of the musculoskeletal system. 5thed. Phila delphia: Lippincott Wilams &Wilkins Publishers.

Braun J,Sieper J. 2007.Ankylosing spondylitis. Lancet,369:1379-1390.

Brophy S,Mackay K,Al-Saidi A,et al. 2002.The natural history of ankylosing spondylitis as defined by radiological progression. J Rheumatol,29:1236-1243.

Calin A,Elswood J. 1988.The relationship between pelvic,spinal and hip involvement in ankylosing spondylitis:one disease process or several? Br J Rheumatol,27:393-395.

Chary-Valckenaere I.,MA d'Agostino,Loeuille D.2011. Role for imaging studies in ankylosing spondylitis. Joint Bone Spine,78(2): 138-143.

Chen HA,Chen CH,Liao HT,et al.2011. Factors associated with radiographic spinal involvement and hip involvement in ankylosing spondylitis. Seminars in arthritis and rheumatism,40(6):552-558.

Chen WS,Chen CH,Lin KC,et al. 2009.Immunohistological features of hip synovitis in ankylosing spondylitis with advanced hip involvement. Scandinavian journal of rheumatology,38(2):154-155.

Huang ZG,Zhang XZ,Hong W,et al.2013. The application of MR imaging in the detection of hip involvement in patients with ankylosing spondylitis. European journal of radiology,82(9):1487-1493.

Khan MA. 2002.Ankylosing spondylitis: introductory comments on its diagnosis and treatment. Annals of the Rheumatic Diseases,61:3-7.

Mitchell DG,Rao V,Dalinka M,et al. 1986.MRI of joint fluid in the normal an dischemic hip. American Journal of Roentgenology,146:1215-1218.

Stoller DW,Li AE,Bredella MA. 2007.Magentic Resonance Imaging In Orthopaedics and Sports Medicine. 3rd ed. Lippincott Wilams &Wilkins Publishers.

van der Linden S,Valkenburg HA,Cats A. 1984.Evaluation of diagnostic criteria for ankylosing spondylitis. A proposal for modification of the New York criteria. Arthritis and Rheumatism,27:361-368.

Vander Cruyssen B,Munoz-Gomariz E,Font P,et al. 2010.Hip involvement in ankylosing spondylitis: epidemiology and risk factors associated with hip replacement surgery. Rheumatology (Oxford,England),49(1):73-81.

Vander Cruyssen B,Vastesaeger N,Collantes-Estevez E. 2013.Hip disease in ankylosing spondylitis. Current opinion in rheumatology,25(4):448-454.

Wake field RJ,Conaghan PG,Jarrett S,et al. 2004.Noninvasive techniques for assessing skeletal changes in inflammatory arthritis: imaging technique. Current Opinion in Rheumatology,16:435-442.

Yilmaz MH,Ozbayrak M,Kasapcopur O,et al,2010. Pelvic MRI findings of juvenile-onset ankylosing spondylitis. Clin Rheumatol,29(9): 1007-1013.

Zhao J,Zheng W,Zhang C,et al. 2015.Radiographic hip involvement in ankylosing spondylitis: factors associated with severe hip diseases. The Journal of rheumatology,42(1):106-110.

Zochling J,Baraliakos X,Hermann KG,et al. 2007.Magnetic resonance imaging in ankylosing spondylitis. Current Opinion in Rheumatology,19:346-352.

第 9 章

鉴 别 诊 断

脊柱关节炎的鉴别诊断是困扰临床医师的一大难题。在临床工作中，我们经常会碰到一些临床表现、辅助检查结果非常类似脊柱关节炎的患者，这些疾病往往具有一些欺骗性的特征，难以确定诊断。对于这些患者，我们需要进行系统检查，仔细寻找不同点。在缺乏有效鉴别诊断方法的时候，往往需要我们耐心追查，甚至采取一些诊断性治疗措施并长期随访，只有这样，我们才能有效地提高确诊率，避免误诊，确保患者的身体健康。本章主要描述需要鉴别的几类常见疾病，包括感染、肿瘤、损伤等。

第一节 感 染

【病例 1】患者，男性，26 岁。主因"右侧臀区痛、发热 2 个月，右髋疼痛伴行走困难20d"入院。患者病程中有午后低热，体温最高达 39.7℃，伴有夜间盗汗。查体：右侧髋关节活动受限，右侧"4"字试验阳性，左侧"4"字试验阴性。化验检查：HLA-B27 阴性，CRP 43.6mg/L，ESR 70mm/h；结核分枝杆菌特异性细胞免疫反应（TB-spot）检测阴性，血布氏杆菌培养阳性，血清布氏杆菌凝集试验阳性。骶髂关节 MRI 见图 9-1-1，胸椎 MRI见图 9-1-2，腰椎正侧位 X 线见图 9-1-3。诊断：骶髂关节、胸椎感染（布氏杆菌）。正规抗布氏杆菌治疗后好转。

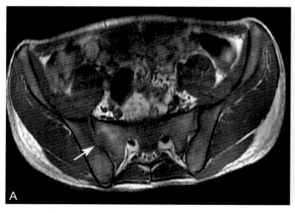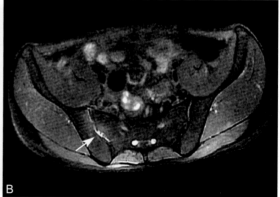

图 9-1-1 骶髂关节 MRI（轴位）

A. T_1WI 序列显示右侧骶髂关节间隙模糊，右侧骶骨侧片状低信号影（箭头所示）；B. T_2FS 序列显示高信号影（箭头所示），高信号区域边界不清

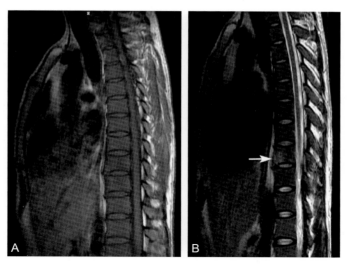

图 9-1-2 胸椎 MRI（矢状位）

A. T$_1$WI 序列显示胸椎生理曲度正常，椎体骨质形态正常。B. T$_2$WI 序列可见 T$_9$ 椎体、椎体前稍高信号影（箭头所示），胸椎间盘形态、信号正常，未见明显凸出征象；椎管无狭窄，脊髓形态、信号未见异常

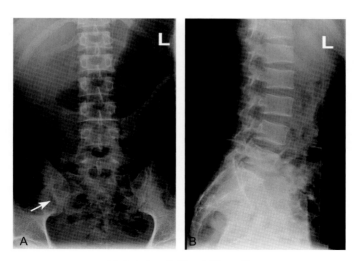

图 9-1-3 腰椎正侧位 X 线

腰椎未见异常，右侧骶髂关节面欠清晰（箭头所示）

【病例 2】患者，女性，20 岁。主因"右侧臀区痛 3 个月，间断发热 3 周"入院。患者伴有夜间翻身困难，晨起活动后好转，外院口服柳氮磺吡啶、洛索洛芬钠治疗 10d 后疼痛缓解。病程中伴有发热，体温最高 39.8℃，发热时右侧臀区痛加重。查体：右侧骶髂关节压痛阳性，弯腰受限，指地距试验不能进行，枕壁距 0cm，右侧直腿抬高试验阳性，双侧"4"字试验阳性。化验检查：CRP 19.6mg/L，ESR 58mm/h，HLA-B27 阴性，结核菌素纯蛋白衍生物（PPD）试验（++++）。骶髂关节 MRI 见图 9-1-4，骶髂关节 CT 见图 9-1-5。肺部 CT：显示两肺上叶感染性病变，考虑结核可能，见图 9-1-6。病理见图 9-1-7。诊断：骶髂关节感染（结核）、肺结核。抗结核治疗后病情好转。

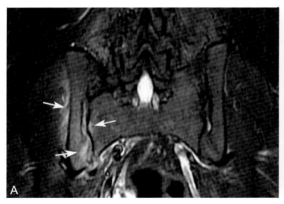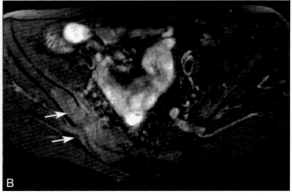

图 9-1-4 骶髂关节 MRI

A. 冠状位：STIR 序列显示右侧骶髂关节间隙略增宽，关节面毛糙，右侧骶髂关节髂骨侧、骶骨侧及周围肌肉组织见片状高信号影（箭头所示）；B. 轴位：STIR 序列显示右侧骶髂关节间隙略增宽，关节面毛糙，右侧骶髂关节髂骨侧、周围肌肉组织见片状高信号影（箭头所示）

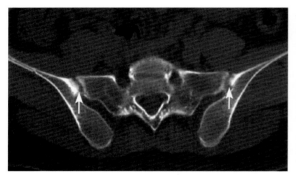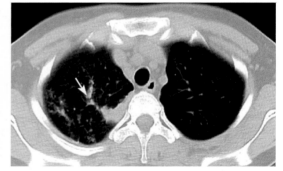

图 9-1-5 骶髂关节 CT

显示双侧骶髂关节间隙尚可，骶髂关节面模糊、毛糙（箭头所示），髂骨侧可见片状骨质密度增高

图 9-1-6 肺部 CT 平扫

两肺上叶可见斑片状高密度影（箭头所示），密度不均匀；右肺上叶病灶内可见空洞影，并累及胸膜；气管及支气管系统通畅，两侧肺门影未见明显异常，纵隔内未见明显肿大淋巴结影

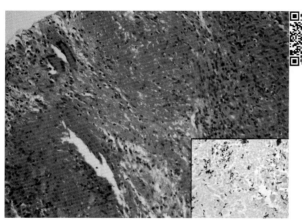

图 9-1-7 右侧骶髂关节穿刺组织病理（HE 染色）

骨及软骨组织间可见散在炎性细胞浸润，局部可见肉芽肿形成，伴有坏死

【病例 3】患者，男性，54 岁。主因"颈腰部痛 4 个月，右侧臀区痛伴发热 2 个月"入院。患者伴左侧环指麻木，逐渐加重，出现转头困难，左侧环指、小指屈曲受限，左手肤色青紫；后出现下腰部持续性疼痛，夜间及活动后加重，并逐渐出现右侧臀区痛、发热，体温最高39.8℃，伴有恶寒、寒战。病程中有肢端遇冷变色。查体：痛苦表情，站立困难，右髋活动受限，伴压痛，右侧"4"字试验阳性，右侧骶髂关节压痛。化验检查：HLA-B27 阴性，CRP 43.5mg/L，ESR 39mm/h；血布氏杆菌培养及血清布氏杆菌凝集试验均阳性，TB-spot检测阴性。骶髂关节 MRI 平扫＋增强见图 9-1-8 及图 9-1-9。诊断：骶髂关节感染（布氏杆菌）。正规抗布氏杆菌治疗后好转。

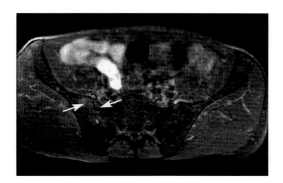

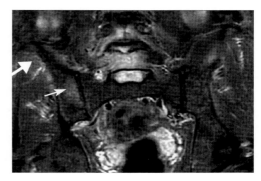

图 9-1-8 骶髂关节 MRI（轴位）

STIR 序列显示右侧关节面下骶骨、髂骨骨质内片状高信号影（箭头所示）

图 9-1-9 骶髂关节 MRI（斜冠位）

STIR 序列显示右侧关节面下骶骨、髂骨骨质（细箭头所示）内及右侧骶髂关节周围软组织内（粗箭头所示）见片状高信号影

【病例 4】患者，女性，31 岁。主因"左侧臀区痛伴活动困难 8 个月"入院。患者翻身困难，偶有低热，体温最高 37.5℃，无晨僵，活动后加重，并逐渐出现右侧下肢活动受限，服用非甾体抗炎药等药物治疗后疼痛可改善。查体：双侧"4"字试验阴性，骨盆挤压试验阴性。化验检查：HLA-B27 阴性，CRP、ESR 均正常；TB-spot 阳性，PPD 试验（－）。骶髂关节穿刺组织培养：提示金黄色葡萄球菌。骶髂关节 MRI 见图 9-1-10。骶髂关节 CT：显示左侧骶髂关节面不规整，局部骶髂关节间隙增宽，见图 9-1-11。病理检查见图 9-1-12。诊断：骶髂关节感染（金黄色葡萄球菌）。

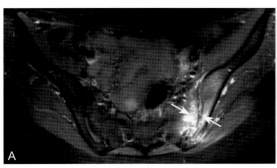

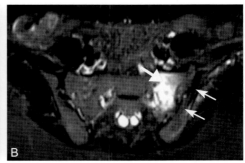

图 9-1-10 骶髂关节 MRI（轴位）

A. STIR 序列显示左侧骶骨、髂骨及周围软组织高信号影（箭头所示）；B. T₂FS 序列显示左侧骶髂关节骶骨及髂骨高信号的骨髓水肿影（粗箭头所示）及左侧髂骨低信号的硬化影（细箭头所示）

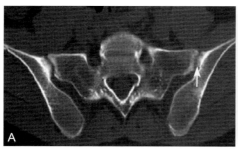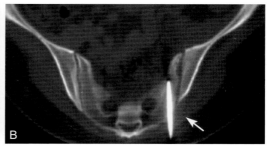

图 9-1-11　骶髂关节 CT

A. 显示左侧骶髂关节面不规整，局部骶髂关节间隙增宽（箭头所示）；B. CT 引导下骶髂关节穿刺，箭头提示穿刺针

【病例 5】患者，女性，26 岁。主因"臀区痛 10 年，发热半月余"入院。患者有夜间痛，活动后稍缓解，当地医院考虑"强直性脊柱炎"，给予柳氮磺吡啶等治疗，症状好转后停药。半个月前出现发热，体温最高 40℃，伴寒战。病程中无晨僵、皮疹、皮肤瘙痒及关节肿痛等不适。查体：左侧"4"字试验阳性。化验检查：CRP 121mg/L，ESR 77mm/h；血液细菌培养提示金黄色葡萄球菌。骶髂关节 CT 见图 9-1-13，骶髂关节 MRI 见图 9-1-14，腰椎 MRI 见图 9-1-15。诊断：骶髂关节感染（金黄色葡萄球菌）。经抗感染治疗半年后症状消失。

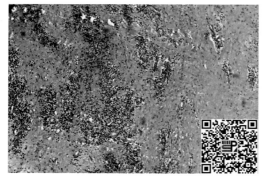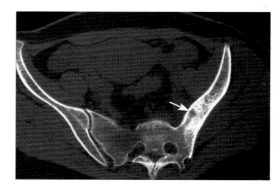

图 9-1-12　左侧骶髂关节穿刺组织病理（HE 染色）

穿刺组织为少许纤维素样炎性渗出物，其中见少许急性及慢性炎性细胞浸润

图 9-1-13　骶髂关节 CT

可见左侧骶髂关节面融合（箭头所示）

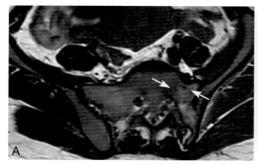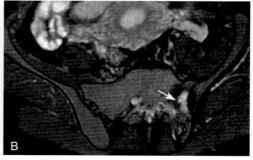

图 9-1-14　骶髂关节 MRI（轴位）

A. T$_1$WI 序列显示左侧骶骨及髂骨片状不均匀信号（箭头所示）；B. T$_2$FS 序列显示左侧骶骨高信号的骨髓水肿影（箭头所示）

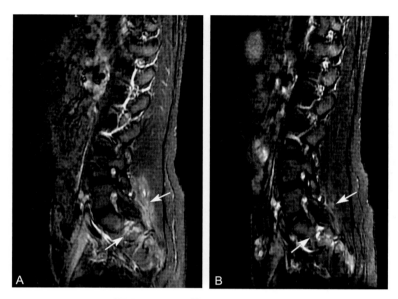

图 9-1-15 腰椎 MRI（矢状位）

A. 治疗前：T$_1$FS+C 序列显示骶椎骨质、椎管内、骶椎前方及 L$_5$、S$_1$ 水平左侧竖脊肌片状增强信号（箭头所示）；B. 治疗后：T$_1$FS+C 序列显示骶椎骨质、椎管内、骶椎前方及 L$_5$、S$_1$ 水平左侧竖脊肌片状增强信号，范围较前明显缩小（箭头所示）

【病例 6】患者，女性，21 岁。主因"左侧臀区痛 4 月余"入院。患者缘于分娩前 3d 出现左侧臀区及左侧大腿持续性疼痛，不能行走，分娩后疼痛加重，以夜间痛为主，伴翻身困难，活动后可减轻，晨僵小于 10min。曾按"强直性脊柱炎"服用柳氮磺吡啶、局部注射倍他米松，以及生物制剂等治疗，疼痛稍缓解，可下床活动，后自行停药。查体：脊柱正常生理弯曲，耻骨联合处可触及耻骨联合错位，左侧骨盆挤压试验阳性，左侧"4"字试验阳性；双下肢不等长，左侧较右侧缩短 0.5 ～ 1cm。骶髂关节 MRI 见图 9-1-16 及图 9-1-17。骨盆 X 线平片：显示双侧骶髂关节间隙模糊，间隙狭窄，关节面骨质密度增高，以左侧显著，耻骨联合对应关系欠佳，见图 9-1-18。骶髂关节 CT 见图 9-1-19，骨盆 CT 三维重建见图 9-1-20。左侧骶髂关节穿刺组织病理检查见图 9-1-21。诊断：骶髂关节感染及耻骨联合脱位。

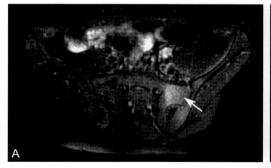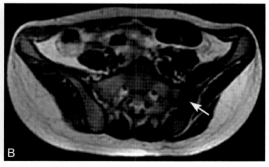

图 9-1-16 骶髂关节 MRI（轴位）

A. STIR 序列显示左侧骶髂关节骶骨侧及髂骨侧片状高信号影（箭头所示）；B. T$_1$WI 序列显示左侧骶髂关节关节面略毛糙，关节间隙尚存在，左髂骨侧可见局灶低信号影（箭头所示）

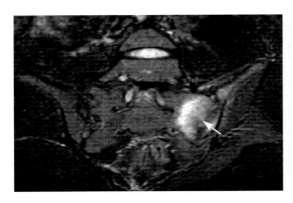

图 9-1-17 骶髂关节 MRI（斜冠位）
STIR 序列显示左侧骶髂关节骶骨侧（箭头所示）及髂骨侧片状高信号影

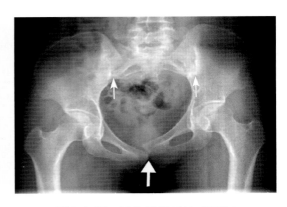

图 9-1-18 骨盆 X 线平片（正位）
可见双侧骶髂关节间隙模糊，间隙狭窄，关节面骨质密度增高（细箭头所示），以左侧显著；耻骨联合对应关系欠佳（粗箭头所示），双侧髋关节对应关系良好

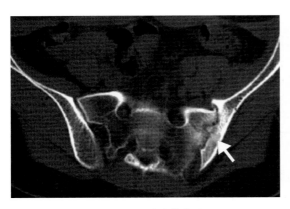

图 9-1-19 骶髂关节 CT
显示左侧骶髂关节间隙不均匀变窄，骶髂关节面模糊毛糙，局部似见嵌插凹陷（箭头所示），左侧髂骨略向前移位，骶骨侧及髂骨侧髓腔见片状骨质密度增高；右侧骶髂关节未见异常，周围软组织未见异常

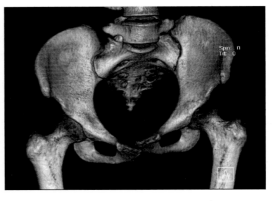

图 9-1-20 骨盆 CT 三维重建
显示左侧髂骨移位，耻骨联合对应关系欠佳，双侧髋关节对应关系良好

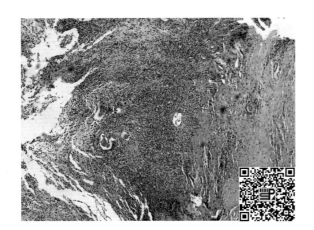

图 9-1-21 骶髂关节穿刺组织病理（HE 染色）
可见小梁间纤维组织增生，伴大量急性、慢性炎性细胞浸润及破骨巨细胞反应，并见少许新生骨及软骨

【病例 7】患者，男性，25 岁。主因"双髋疼痛半年，加重 1 个月，发热 1 周"入院。患者半年前无明显诱因出现双髋疼痛，伴腰背痛，外用膏药后疼痛消退。1 个月前再次出现右髋、腰背部疼痛，伴有晨僵、步行困难，当地医院考虑"滑膜炎"，给予"头孢克洛"治疗后疼痛无明显好转，遂于 2 周后自行停用该药。1 周前患者出现发热，体温最高 39.6℃，伴有畏寒、寒战、大量出汗。既往有牛羊接触史。查体：脊柱正常生理弯曲，步行困难，右侧"4"字试验阳性，左侧"4"字试验阴性。化验检查：HLA-B27 阴性，CRP 66.7mg/L，ESR 26mm/h，布氏杆菌凝集试验阳性。骶髂关节 MRI 见图 9-1-22。诊断：骶髂关节感染（布氏杆菌）。正规抗布氏杆菌治疗好转。

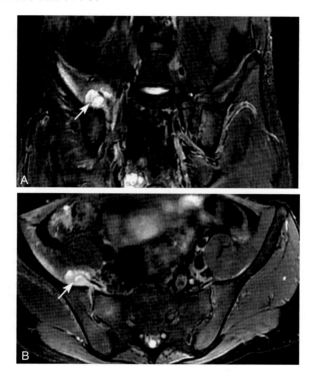

图 9-1-22　骶髂关节 MRI

A. 斜冠位：STIR 序列显示右侧骶髂关节髂骨及周围软组织团块状高信号影（箭头所示）；B. 轴位：STIR 序列显示右侧骶髂关节髂骨周围软组织团块状高信号影（箭头所示）

【病例 8】患者，女性，15 岁。主因"右侧臀区痛 3 月余"入院。3 个月前患者无明显诱因出现右侧臀区痛，对症治疗后稍缓解。2 个月前受凉后右侧臀区痛加重，伴有右侧大腿后侧放射性疼痛，弯腰、行走不能，翻身、起床困难，夜间疼痛明显，活动后减轻，伴发热，最高体温 38℃，于当地医院诊断为"未分化脊柱关节炎"，接受双氯芬酸、柳氮磺吡啶治疗后疼痛好转。既往有牛羊接触史。查体：右侧臀区压痛，右侧梨状肌牵拉试验阳性，右侧"4"字试验弱阳性，双侧直腿抬高试验阴性。化验检查：HLA-B27 阴性，CRP、ESR 均正常，布氏杆菌凝集试验阳性。骨扫描：提示双侧骶髂关节放射性浓聚（右侧为著），无其他骨异常浓聚征象。骶髂关节 CT：显示右侧骶髂关节边缘略模糊，考虑早期骶髂关节炎改变。骶髂关节 MRI 见图 9-1-23 及图 9-1-24。骶髂关节活检组织培养：提示布氏杆菌感染。诊断：骶髂关节感染（布氏杆菌）。正规抗布氏杆菌治疗后好转。

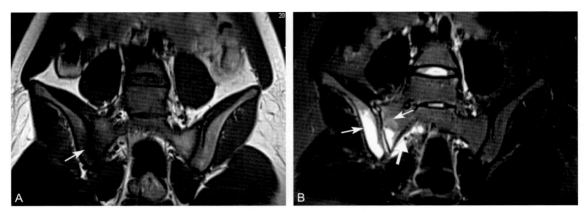

图 9-1-23　骶髂关节 MRI（斜冠位）

A. T_1WI 序列显示右侧骶髂关节间隙模糊，右侧骶骨及髂骨可见片状低信号影（箭头所示）；B. STIR 序列显示右侧骶髂关节髂骨、骶骨侧片状高信号影（细箭头所示）及周边软组织高信号影（粗箭头所示）

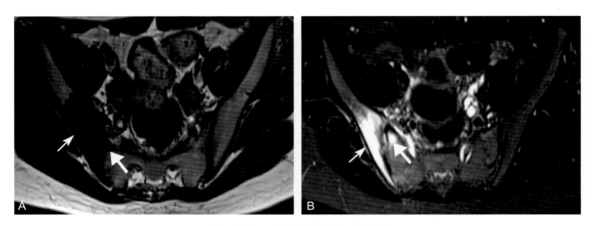

图 9-1-24　骶髂关节 MRI（轴位）

A. T_1WI 序列显示右侧骶髂关节间隙模糊，右侧髂骨（细箭头所示）、骶骨（粗箭头所示）可见片状低信号影；B. STIR 序列显示右侧骶髂关节髂骨（细箭头所示）、骶骨（粗箭头所示）侧片状高信号影

【病例 9】患者，女性，29 岁。主因"右侧臀区疼痛半年余"入院。患者于引产术后第 20 天出现右侧臀区疼痛，夜间无明显加重，服用非甾体抗炎药疼痛缓解不明显，曾使用克林霉素抗感染一个半月，疼痛有缓解，停药后疼痛加重。既往无结核病史。查体：右侧臀区压痛，右侧下肢活动受限。化验检查：CRP 1.79mg/L，ESR 25mm/h，降钙素原、HLA-B27 均为阴性。经阴道盆腔超声：子宫、附件未见异常。心脏彩超未见异常。骶髂关节 MRI 见图 9-1-25。骶髂关节组织活检：提示急性及慢性炎细胞浸润，伴有小微脓肿形成。诊断：骶髂关节感染。抗感染治疗 9 个月后复查骶髂关节 MRI（图 9-1-26），显示右侧骶髂关节及周围相邻部分皮下异常信号范围较治疗前明显减小。

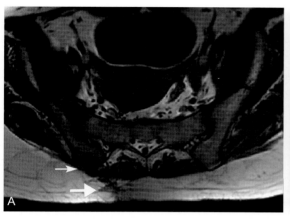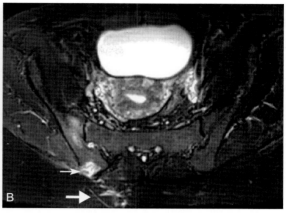

图 9-1-25　骶髂关节 MRI（轴位，治疗前）

A. T_1WI 序列显示右侧骶髂关节间隙尚清晰，右侧髂骨背侧部位可见类圆形低信号影（细箭头所示），右侧骶髂关节旁皮下软组织低信号影（粗箭头所示）；B. STIR 序列显示右侧髂骨背侧部位类圆形高信号影（细箭头所示），周围骶部皮下软组织内可见片状高信号影（粗箭头所示）

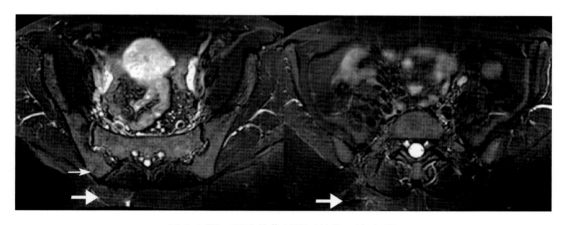

图 9-1-26　骶髂关节 MRI（轴位，治疗后）

抗感染治疗 9 个月后复查，STIR 序列显示右侧骶髂关节（细箭头所示）及周围相邻部分皮下（粗箭头所示）异常信号范围较治疗前明显减小

【病例 10】患者，女性，16 岁。主因"反复发热 3 个月，左侧臀区痛 2 月余"入院。患者病程中有反复发热，体温最高 39.1℃，伴有畏寒、寒战，无关节肿痛，无咳嗽、咳痰，无腹痛、腹泻，无尿频、尿急、尿痛，自行口服解热药后体温能下降。左侧臀区痛，同时有肿块形成，活动受限，开始能自行减轻，发热后疼痛加重。外院考虑"强直性脊柱炎"，口服塞来昔布胶囊后体温正常，疼痛减轻。查体：左侧骶髂关节叩痛，左侧臀区有一 2cm×2cm 的肿块，质韧，有触痛，四肢关节无肿胀、压痛，双下肢无水肿。化验检查：白细胞计数 $4.46×10^9/L$，中性粒细胞 0.488，淋巴细胞 0.410，CRP 13.6mg/L，ESR 5mm/h；结核感染 T 细胞检测、降钙素原、HLA-B27、自身抗体谱、类风湿因子及类风湿三项阴性；布氏杆菌凝集试验阳性，血培养＋鉴定提示布氏杆菌阳性，左侧臀区抽取积液普通细菌培养＋鉴定提示布氏杆菌。骶髂关节 MRI 见图 9-1-27。诊断：骶髂关节感染（布氏杆菌），

正规抗布氏杆菌治疗后病情好转。

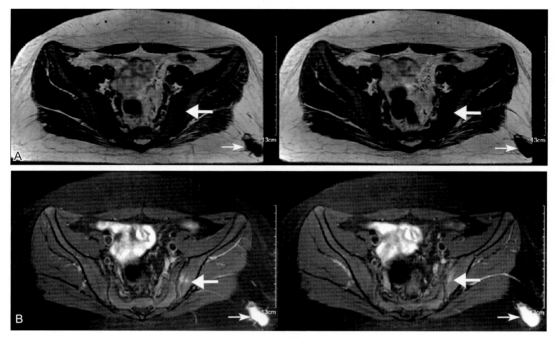

图 9-1-27　骶髂关节 MRI（轴位）

左侧骶髂关节可见斑片状信号影（粗箭头所示），T_1WI 序列呈低信号（A），STIR 序列呈高信号（B）；左侧臀区皮下软组织内可见椭圆形信号影（细箭头所示），T_1WI 序列呈低信号（A），STIR 序列呈高信号（B）

【病例 11】患者，女性，57 岁。左侧臀区痛 3 个月，伴有发热。患者体温 38℃，无关节肿胀、疼痛，服用 NSAID 效果欠佳；无眼炎、银屑病皮疹，无 AS 家族史。查体：弯腰、后仰明显受限，左侧臀区压痛，关节无肿胀、压痛，左侧"4"字试验阳性。化验检查：WBC 11.34×10^9/L，PLT 495×10^9/L，ESR 97mm/h，CRP 12.34mg/L，HLA-B27 阴性，肝、肾功能正常。骶髂关节 MRI 见图 9-1-28。骶髂关节穿刺活检：提示骶髂关节急性、慢性炎性细胞浸润。组织液培养：提示金黄色葡萄球菌感染。诊断：骶髂关节感染。给予抗感染治疗，病情缓解。

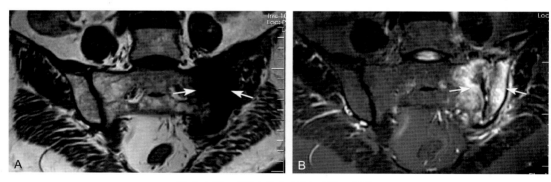

图 9-1-28　骶髂关节 MRI（斜冠状位）

A. T_1WI 序列显示左侧髂骨及骶骨弥漫性低信号，伴有骨面不连续，提示骨侵蚀（箭头所示）；B. STIR 序列显示左侧骶骨及骶骨弥漫性高信号（箭头所示），超出骶髂关节解剖结构

【病例 12】患者，男性，25 岁。左侧臀区痛，伴有低热。患者有晨僵，活动后无明显改善，无关节肿胀、疼痛，非甾体抗炎药治疗效果欠佳。查体：走路跛行，弯腰、后仰明显受限，左侧髋关节压痛，左侧"4"字试验不能完成，膝关节无肿胀、压痛，浮髌试验阴性，踝关节无肿胀、压痛。化验检查：HLA-B27 阴性，ESR 86mm/h，CRP 126mg/L，TB-spot 检测阳性。骶髂关节 MRI 见图 9-1-29。骶髂关节穿刺活检：提示骶髂关节骨及组织可见淋巴细胞浸润，伴有局部肉芽肿形成，考虑结核感染可能性大。诊断：骶髂关节结核。给予抗结核治疗后症状逐渐好转。

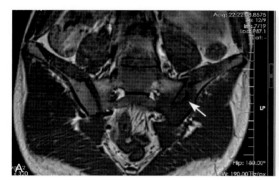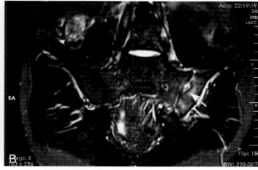

图 9-1-29　骶髂关节 MRI（斜冠状位）

A. T$_1$WI 序列显示左侧髂骨面弥漫性低信号伴有髂骨面明显的骨侵蚀（箭头所示）；B. T$_2$FS 序列显示左侧髂骨面弥漫性高信号的骨髓水肿影（箭头所示）

【病例 13】患儿，男，11 岁。主因"右侧髋部疼痛伴发热 6d"入院。患儿近 6d 无诱因出现右侧髋部疼痛，呈持续性并进行性加重，腹股沟处有红肿，伴轻压痛，后病情加重无法站立行走，伴有发热，体温最高 40.5℃，无咳嗽咳痰、腹泻症状，曾有咽喉部疼痛不适。由儿科转诊至骨科。查体：枕壁距 0cm，指地距无法完成，胸廓活动度 5cm，Schober 试验 6cm。化验检查：HLA-B27 阴性，WBC 16.120×10^9/L，CRP 64.2mg/L，ESR 69mm/h。髋关节 CT：提示右侧髋关节积液，滑膜炎不除外，两侧臀部皮下脂肪层水肿改变，见图 9-1-30。髋关节 MRI：提示右侧髋关节积液并髋关节周围软组织肿胀、积液，考虑为感染性病变，局部脓肿形成，以及左侧髋关节腔积液、双侧臀区皮下水肿，见图 9-1-31。胸部 CT：提示左肺上叶尖后段、下叶背段及右肺下叶背段、外基底段少许炎症；右肺上叶后段纤维条索灶；双侧胸膜增厚，双侧胸膜腔、心包腔少量积液，见图 9-1-32。髋关节组织活检：可见大量中性粒细胞、淋巴细胞及脓细胞浸润，伴炎性渗出及坏死，见图 9-1-33。诊断：右侧髋部化脓性关节炎、右侧髋关节剥脱性软骨炎及肺部感染。抗感染治疗后好转。

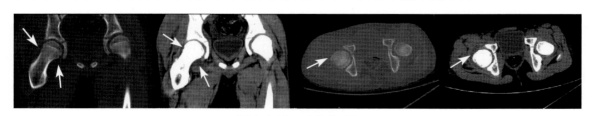

图 9-1-30　髋关节 CT

显示右侧髋关节积液，两侧臀部皮下软组织水肿（箭头所示）

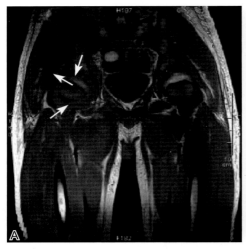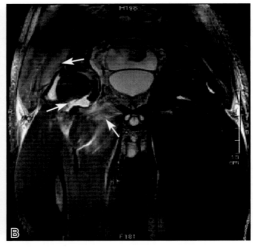

图 9-1-31 髋关节 MRI

A. 冠状位 T$_1$WI 序列：可见右侧髋关节积液，并有髋关节周围软组织肿胀、积液；B. 冠状位 T$_2$FS 序列：可见右侧髋关节积液，并有髋关节周围软组织肿胀、积液

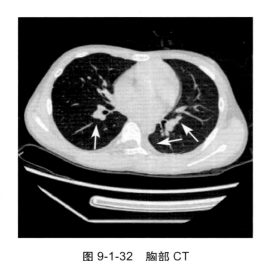

图 9-1-32 胸部 CT

双侧肺部可见斑点状、斑片状、条索状密度增高影，双侧胸膜增厚，双侧胸腔可见少量积液

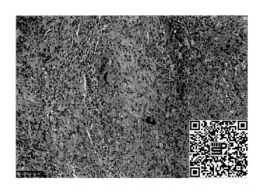

图 9-1-33 右侧髋关节穿刺组织活检（HE 染色）

镜下可见大量中性粒细胞、淋巴细胞及脓细胞浸润，伴有炎性渗出及坏死，未见肿瘤性病变。特殊染色：抗酸（－），PAS（－）

【病例 14】患者，女性，51 岁。因"反复左侧大腿根部疼痛 4 年余，加重 2 个多月"入院。患者左侧大腿根部胀痛不适，劳累后加重，休息后减轻，并出现间歇性跛行，无畏寒、发热，无夜间盗汗，无左下肢麻木。查体：腰部可见一长约 10cm 纵行陈旧性手术瘢痕，左侧大腿根部外侧触及一肿块，大小约 8cm×7cm×6cm，边界清，质软，活动度欠佳，局部有压痛，皮温正常，无红肿破溃。左侧髋关节活动受限，活动度：前屈 110°，后伸 10°，内收 30°，外展 10°，内旋 30°，外旋 15°。直腿抬高试验阴性，"4"字试验左侧阳性、右侧阴性。化验检查：HLA-B27 阴性，ESR 86mm/h，CRP 10.5mg/L。左侧髋关节 CT：提示左侧股骨大转子骨质破坏，考虑良性病变可能性大，并有左侧髋部及臀部骨化性肌炎可能，见图 9-1-34。

髋关节正位、骨盆正位 X 线平片：显示左侧股骨大转子骨质破坏，左侧髋部及臀部骨化性肌炎可能，见图 9-1-35。髋关节 MRI：显示左侧股骨上段至大粗隆骨质破坏，并有周围软组织广泛肿胀及积液，见图 9-1-36 及图 9-1-37。股骨肿块活检：符合慢性肉芽肿性炎伴局部坏死，见图 9-1-38。左侧大转子病灶活检见图 9-1-39。诊断：髋关节结核。

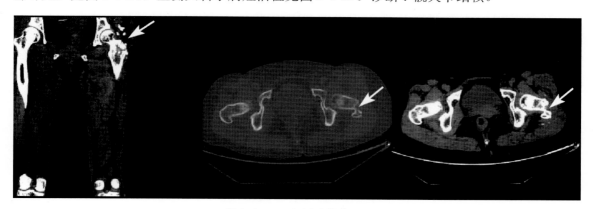

图 9-1-34　左侧髋关节 CT

可见左侧股骨大转子骨质破坏，局部骨皮质毛糙、不规整，破坏区见斑片状高密度影（箭头所示）

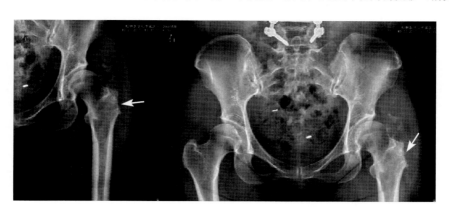

图 9-1-35　髋关节、骨盆正位 X 线平片

可见左侧股骨大转子骨质破坏，局部骨皮质毛糙、不规整，破坏区见斑片状高密度影（箭头所示）

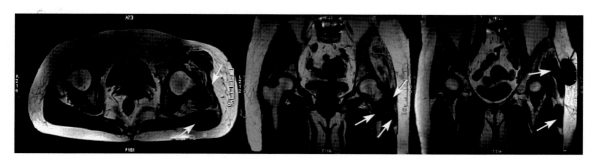

图 9-1-36　髋关节 MRI（T_1WI 序列）

可见左侧股骨头上段至大粗隆片状等信号影，左侧股骨大粗隆形状不规则，局部骨质破坏，其周围肌肉及软组织间隙肿胀（箭头所示）

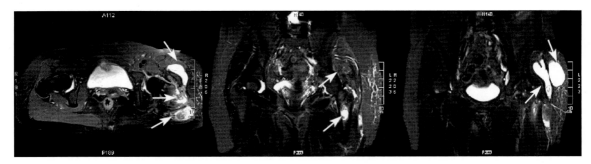

图 9-1-37　髋关节 MRI T_2FS 序列

可见左侧股骨头上段至大粗隆片状等信号影，左侧股骨大粗隆形状不规则，局部骨质破坏，其周围肌肉及软组织间隙肿胀（箭头所示）

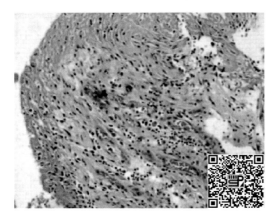

图 9-1-38　股骨肿块活检

符合慢性肉芽肿性炎，伴有局部坏死，抗酸（－），PAS（－），Ki-67 低表达，CK（－），请结合临床排除结核

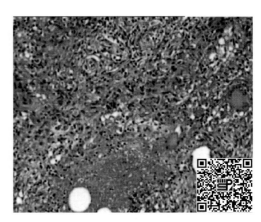

图 9-1-39　左侧大转子病灶活检

镜下可见大量干酪样坏死物，伴有上皮样细胞及多核巨细胞增生，另见碎骨组织及纤维肉芽组织增生，抗酸染色（－），请结合临床检查排除结核可能。免疫组织化学结果：CK（－），Ki-67 低表达，多核巨细胞 CD68（＋），银染和 PAS 未见真菌

【病例 15】患者，男性，53 岁。主因"左侧髋部疼痛伴活动障碍半年余"入院。患者近半年开始出现左侧髋部疼痛，活动时加重，伴有左下肢活动障碍，无寒战、发热；既往曾间断伴有腰背痛不适，活动后可以缓解。查体：枕壁距 0cm，指地距不能配合，双侧髋关节压痛，左髋外展受限，"4"字试验阳性，过伸、过屈试验阳性。化验检查：HLA-B27 阳性，WBC 9.33×10^9/L，PLT 476×10^9/L，CRP 80.1mg/L，ESR 86mm/h。骨盆正位 X 线平片：显示左侧股骨头缺血性坏死，左侧髋关节病变，结核不除外，见图 9-1-40。双侧髋关节 CT：提示左侧

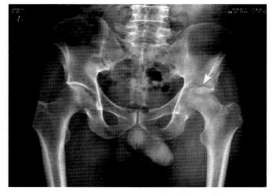

图 9-1-40　骨盆正位 X 线平片

显示左侧股骨头变形，中心密度增高，股骨颈变短、增粗，呈蕈样改变，左侧髋关节间隙模糊、消失，左侧髋臼边缘骨质密度不均匀（箭头所示）

髋关节骨质破坏并关节积液、软组织肿胀，左侧髂窝脓肿形成，不除外结核，见图 9-1-41。髋关节 MRI：显示左侧髋关节化脓性关节炎的可能性大，不排除结核可能，关节囊积液，见图 9-1-42 至图 9-1-44。在骨科行全髋关节置换及病灶清除术，病理结果：提示炎性渗出物、坏死组织、肉芽组织、纤维结缔组织及少量死骨，可见结节样结节形成及干酪样坏死物，符合肉芽肿性炎，考虑结核病，见图 9-1-45。诊断：左侧髋关节结核。抗结核及抗炎治疗后好转。

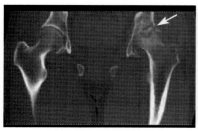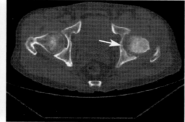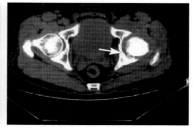

图 9-1-41　双侧髋关节 CT

可见左侧髂窝脓肿形成，左侧股骨头、髋臼可见不规则骨质破坏区，骨质碎裂、密度增高，关节间隙变窄，左侧髋关节积液，周围软组织肿胀（箭头所示）

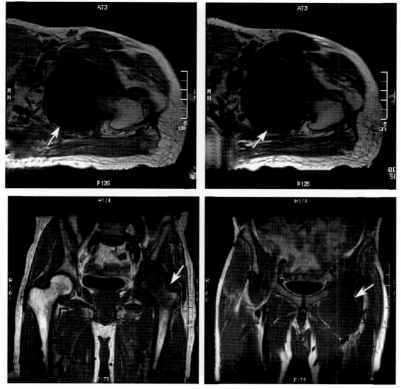

图 9-1-42　髋关节 MRI（T₁WI 序列）

可见左侧髋关节积液，周围软组织肿胀（箭头所示）

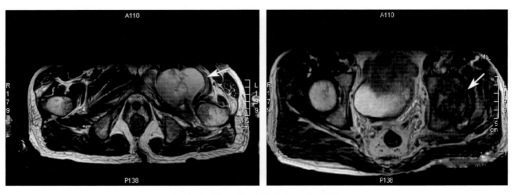

图 9-1-43　髋关节 MRI（轴位）

T_2WI 序列显示左侧髋关节积液，周围软组织肿胀（箭头所示）

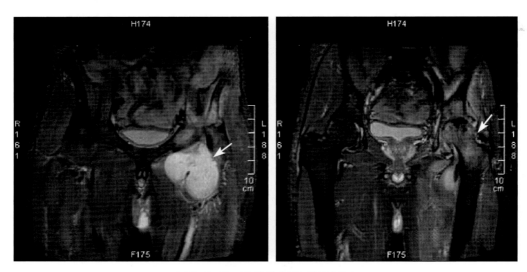

图 9-1-44　髋关节 MRI（冠状位）

T_2FS 序列可见左侧髋关节积液及周围软组织肿胀（箭头所示）

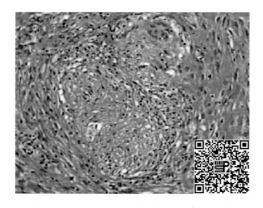

图 9-1-45　左侧髋部病灶冷冻病理

常规送检组织（左侧髋部病灶取出物）全部切片，镜下可见炎性渗出物、坏死组织、肉芽组织、纤维结缔组织及少量死骨，可见结节样结节形成及干酪样坏死物，符合肉芽肿性炎，考虑结核病。抗酸（－），PAS（－），Ki-67（＋，约 10%）

【病例 16】患者，女性，47 岁。主因"反复腰背部疼痛 2 月余"入院。患者近 2 个月开始出现腰背部疼痛，伴左侧大腿前部放射性疼痛，活动时疼痛加重，休息平躺时缓解，伴低热、盗汗、乏力等不适症状。查体：脊柱弯曲，后伸受限，指地距 10cm，胸廓扩张试验 5cm，Schober 试验 6cm，双侧髋关节外展受限，左下肢肌力 4 级，右膝反射亢进，左膝反射消失，右踝反射存在，左踝反射消失。化验检查：HLA-B27 阴性，CRP 68.86mg/L，ESR 97mm/h。骶髂关节 MRI：提示左侧骶髂关节面及髂腰肌、臀中肌异常信号，不排除感染性病变可能，见图 9-1-46。骶髂关节 CT 平扫：显示左侧骶髂关节面骨质破坏并周围软组织稍肿胀，考虑结核可能性大，不排除化脓性关节炎，见图 9-1-47。胸部（肺）CT：提示右肺上叶尖端多形性改变，考虑肺结核，见图 9-1-48。诊断：左侧骶髂关节结核，肺结核。规律抗结核治疗后好转。

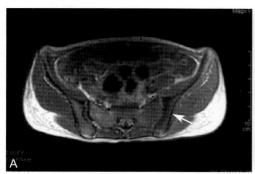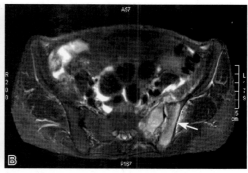

图 9-1-46　骶髂关节 MRI（轴位）

A. T_1WI 序列显示左侧髂腰肌、臀中肌内异常信号影（箭头所示）；B. T_2FS 序列显示左侧髂腰肌、臀中肌内异常信号影（箭头所示）

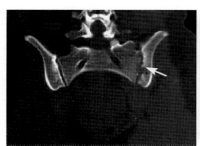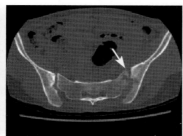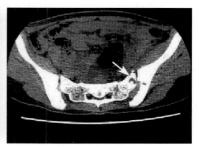

图 9-1-47　骶髂关节 CT

左侧骶髂关节面可见斑片状、虫蚀状骨质破坏区，边缘未见硬化，相应关节间隙稍增宽，周围软组织肿胀

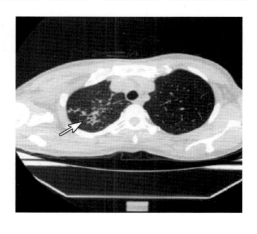

图 9-1-48　胸部（肺）CT

可见右肺上叶尖端多发结节状、斑片状、条索状高密度影，部分沿气管呈树枝状改变

【病例 17】患者，女性，24 岁。左侧臀区、左侧腰背部疼痛 2 月余。患者自然分娩一健康女婴 3 周后有一过性发热，体温最高 38.6℃，伴畏寒、咳嗽，左侧髂前上棘附近疼痛，恶露排出正常。之后出现左侧臀区、左侧腰背部疼痛，并逐渐加重，疼痛明显时影响睡眠，翻身困难，劳累后疼痛加重，休息后缓解，无晨起疼痛及僵硬感。给予塞来昔布、洛索洛芬钠等非甾体抗炎药后疼痛改善不明显。病程中有左肩、双手、双腕、双手掌指关节，以及双膝、双踝、右侧臀区痛。查体：痛苦面容，被动体位，部分查体动作不能完成，左侧"4"字试验阳性。化验检查：白细胞 6.35×10^9/L，谷丙转氨酶 128U/L，谷草转氨酶 83.3U/L，CRP 0.56mg/L，ESR 20mm/h，HLA-B27 阴性，类风湿因子（RF）< 20kU/L，乙肝病毒表面抗原阳性，乙肝病毒 E 抗原阳性，乙肝病毒核心抗体阳性，HBV-DNA 3.56×10^5U/ml，ANA（－），ENA（－）；布氏杆菌 IgG 抗体阴性，虎红平板凝集试验阴性。骶髂关节 MRI 见图 9-1-49 及图 9-1-50。左侧骶髂关节穿刺组织病理结果：骨小梁间纤维组织增生伴少许慢性炎性细胞浸润。穿刺组织培养结果为阴性。经验性抗感染治疗后症状好转，给予抗感染 6 周，之后停药。1 年后复查骶髂关节 MRI 见图 9-1-51 及图 9-1-52。诊断：骶髂关节感染。

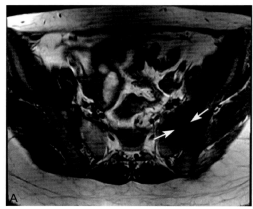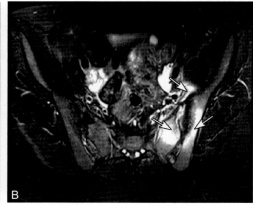

图 9-1-49　骶髂关节 MRI（轴位）

A. T$_1$WI 序列显示左侧髂骨面硬化伴明显骨侵蚀，骶髂关节间隙假性增宽（箭头所示）；B. T$_2$FS 序列显示左侧骶骨及髂骨明显骨髓水肿，伴有周边软组织高信号影（箭头所示）

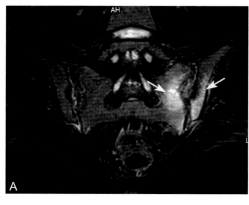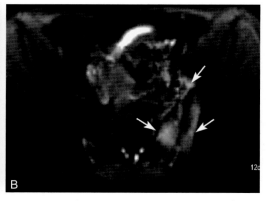

图 9-1-50　骶髂关节 MRI

A. 斜冠状位：T$_2$FS 序列显示左侧骶骨及髂骨明显骨髓水肿（箭头所示）；B. 轴位：DWI 序列显示左侧骶骨及髂骨明显骨髓水肿，伴有周边软组织高信号影（箭头所示）

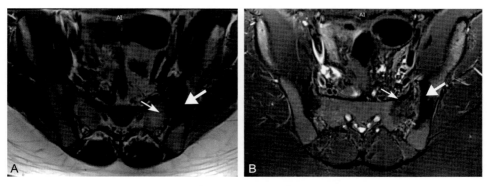

图 9-1-51　1 年后复查骶髂关节 MRI（轴位）

A. T₁WI 序列显示左侧髂骨面硬化（粗箭头所示），左侧骶骨高信号的脂肪沉积影（细箭头所示）；B. T₂FS
序列显示左侧髂骨面硬化（粗箭头所示），左侧骶骨低信号的脂肪沉积影（细箭头所示）

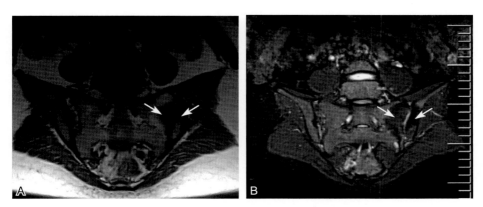

图 9-1-52　1 年后复查骶髂关节 MRI（斜冠状位）

A. T₁WI 序列显示左侧骶骨及髂骨低信号的骨硬化影（箭头所示）；B. T₂FS 序列显示左侧骶骨及髂骨低信
号的骨硬化影（箭头所示）

　　病情分析：该患者为青年女性，有产褥诱因，发热，臀区及外周关节痛，ESR、CRP
炎症指标正常，HLA-B27 阴性，骶髂关节 MRI 提示骶髂关节及周围软组织明显炎性信号，
且炎性信号跨越解剖结构，考虑骶髂关节病变为感染性病变所致，后期外周关节痛为感染
后继发的反应性关节痛。因感染性关节炎病原菌检出率较低，尽管该患者未培养出明确病
原菌，仍给予经验性抗感染治疗，治疗后症状明显好转，复查 MRI 炎性信号消失，进一步
印证了骶髂关节感染的诊断。

（王一雯　杨　敏　李　艳）

第二节　肿　瘤

　　【病例 1】患者，男性，22 岁。主因"反复发热、右侧臀区痛 2 个月，加重 10 余天"入
院。患者受凉后出现发热，体温最高 39.8℃，伴鼻塞、流涕、头痛，后逐渐出现右侧臀区痛，
夜间疼痛较重，发热时明显，活动后疼痛加重，不能行走。病程中，体重下降 2.5kg，有右侧
跟腱、踝关节、下肢肌肉痛。查体：脊柱侧凸，转侧、前屈、后伸因疼痛检查欠满意，枕壁

距 2cm；右侧臀区肌肉轻度萎缩，局部温度较左侧低，右侧臀区内下象限压痛明显，左髋关节后侧压痛明显；右侧下肢后伸臀区疼痛加重，双侧"4"字试验阳性。化验检查：血红蛋白77g/L，红细胞计数 2.71×10^{12}/L，白细胞计数 3.23×10^9/L，中性粒细胞 0.05，淋巴细胞 0.64，单核细胞 0.03，中幼粒细胞 0.01，嗜酸性粒细胞 0.02，有核红细胞 0.03，嗜碱性粒细胞原幼 0.25，血小板计数 71×10^9/L；ESR 80mm/h，CRP122mg/L，RF、HLA-B27 阴性。骶髂关节 MRI 见图 9-2-1 至图 9-2-3。骶髂关节 CT：显示双侧骶髂关节间隙尚可，骶髂关节面光整，图 9-2-4。骨髓病理检查提示急性淋巴细胞白血病。诊断：急性淋巴细胞白血病，骶髂关节转移。

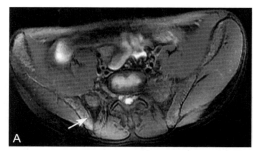 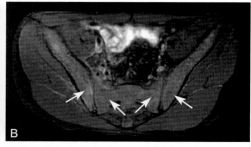

图 9-2-1　骶髂关节 MRI（轴位，STIR 序列）

A. 显示右侧骶髂关节髂骨面下骨髓高信号影（箭头所示）；B. 连续层面显示双侧骶骨、髂骨骨髓弥漫性高信号影，提示骨髓异常转化（箭头所示）

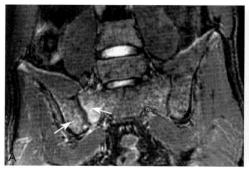 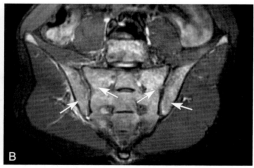

图 9-2-2　骶髂关节 MRI（斜冠状位，STIR 序列）

A. 显示右侧骶髂关节骶骨及髂骨面骨髓高信号影（箭头所示）；B. 连续层面显示双侧骶骨、髂骨骨髓弥漫性高信号影，提示骨髓异常转化（箭头所示）

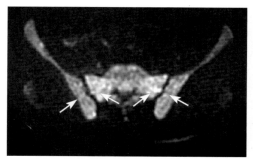 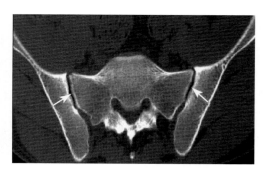

图 9-2-3　骶髂关节 MRI（轴位）

DWI 序列显示双侧骶髂关节弥漫性骨髓高信号影（箭头所示）

图 9-2-4　骶髂关节 CT

双侧骶髂关节间隙可见真空征（箭头所示）

【病例2】患者，男性，21岁。主因"右侧髋关节疼痛5月余"入院。5个月前患者无明显诱因出现活动后右侧髋部疼痛，伴右侧膝关节、踝关节痛，活动后疼痛明显；有夜间痛，伴有轻度腰痛、双足雷诺现象，并逐渐出现无明显诱因低热，伴有夜间盗汗，无咳嗽、咳痰、咯血。查体：右侧腹股沟可触及一大小约1cm×2cm的淋巴结，活动度可，边界清晰；脊柱无畸形，活动基本正常，右侧"4"字试验阳性。化验检查：HLA-B27阳性，CRP 82.3mg/L。胸部CT：显示两肺多发结节灶，右肺下叶外基底段少许炎性病变。磁共振（骨盆）检查：提示双侧骶髂骨、髋骨及右侧股骨、周围软组织多发异常信号，考虑恶性肿瘤可能性大，见图9-2-5。骨髓细胞分析报告：骨髓增生明显活跃，粒系占58.8%，红系占25.2%，巨核细胞各型多见。病理结果提示：小细胞恶性肿瘤，考虑原始神经外胚层瘤（PNET）/尤因肉瘤（Ewing sarcoma），见图9-2-6。诊断：Ewing肉瘤及肿瘤骨转移、肿瘤肺转移。

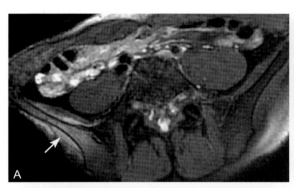
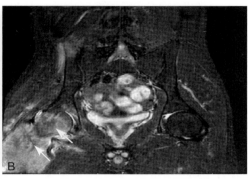
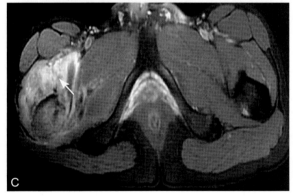

图 9-2-5　骨盆 MRI（T_2FS 序列）
A.轴位：显示右侧骶骨、髂骨及周围软组织片状高信号影（箭头所示）；B.冠状位：显示右侧髋骨、右侧股骨及周围软组织多发高信号影（箭头所示）；C.轴位：显示右侧髋骨、右侧股骨及周围软组织多发高信号影（箭头所示）

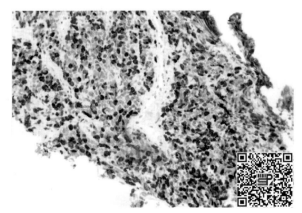

图 9-2-6　右髋病理
结果提示小细胞恶性肿瘤，免疫组织化学标记CD99弥漫（＋）、Ki-67（＋）约30%、Vim灶、Syn（－）、LCA（－）、CD31血管（＋）、CK（－）、EMA（－）、NSE（－）、Desmin（－），考虑PNET/Ewings

【病例3】患儿，男，14岁。主因"反复全身关节疼痛3月余"入院。患儿近3个月出现全身多处关节疼痛难忍，尤其是髋关节、脊柱、肩、膝、胸骨等处疼痛，呈持续性，中午明显，张口受限，行走困难，伴有发热，体温最高38℃。外院考虑"滑膜炎"，治疗后疼痛无明显好转，至风湿免疫科就诊。查体：双侧髋关节胀痛、活动受限，双侧膝关节少许酸胀不适，双下肢肌力尚好，骶髂关节挤压试验阳性，"4"字试验阳性，直腿抬高试验阴性。化验检查：WBC 18.87×10^9/L，CRP 119mg/L，ESR 102mm/h。骶髂关节MRI：提示双侧髂骨及L_4、L_5，以及骶尾骨、耻骨骨质异常改变，性质待定，考虑肿瘤性病变？见图9-2-7。诊断：肿瘤相关性骨病可能性大。右侧髋关节肿块活检见图9-2-8。诊断：Ewing肉瘤。

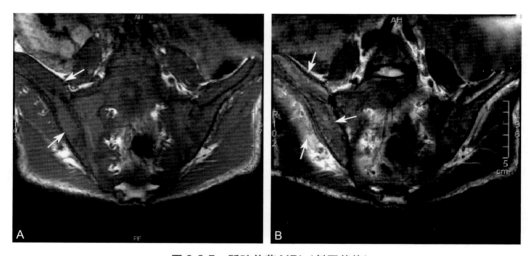

图 9-2-7　骶髂关节 MRI（斜冠状位）

A. T_1WI 序列显示双侧髂骨、L_4、L_5、骶尾骨骨质信号不均匀，可见斑片状异常信号影及右侧髂腰肌低信号影（箭头所示）；B. T_2WI 序列显示双侧髂骨、L_4、L_5、骶尾骨骨质信号不均匀，可见斑片状异常信号影及右侧髂腰肌及右侧臀大肌高信号影（箭头所示）

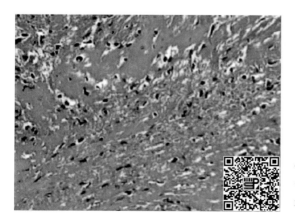

图 9-2-8　右侧髋部肿块活检

镜下可见纤维结缔组织中有轻度异型小细胞浸润性生长，初步考虑小细胞恶性肿瘤，不排除骨或骨外软组织 Ewing 肉瘤

【病例4】患者，女性，26岁。主因"髋部疼痛1年，加重1个月"入院。1年前患者无诱因出现左侧髋部疼痛，持续数日后可自行缓解，每月发作1次，夜间及凌晨症状较重，疼痛较重时翻身困难，至清晨缓解，无明显晨僵，弯腰不受限。症状逐渐加重并伴

有右侧髋部疼痛，坐位时疼痛明显，且疼痛时间延长，并逐渐累及左侧膝关节、腰部、颈部，伴有发热，体温最高达 39℃。近 1 年来体重减轻约 3kg。查体：脊柱生理弯曲存在，L_5 棘突压痛，骨盆挤压试验阳性，双侧"4"字试验阳性，左膝胫骨结节压痛，坐骨结节处轻微压痛。化验检查：白细胞计数 9.0×10^9/L，血红蛋白 69g/L，血小板计数 457×10^9/L。骶髂关节 MRI 平扫：见图 9-2-9。髂骨组织活检提示：小细胞恶性肿瘤，考虑淋巴造血系统来源，结合免疫组织化学结果考虑为弥漫大 B 细胞淋巴瘤，生发中心来源可能性大。诊断：非霍奇金淋巴瘤（弥漫大 B 细胞型，生发中心来源可能性大）Ⅳ期 B，肿瘤骨转移（髂骨）。

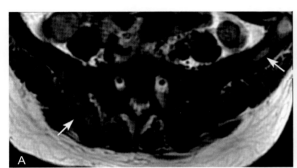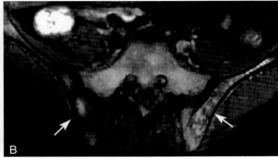

图 9-2-9 骶髂关节 MRI（轴位）

A. T_1WI 序列显示双侧骶髂关节间隙存在，关节面欠光滑；双侧骶骨及髂骨弥漫分布的斑片状高低信号混杂影（箭头所示），周围软组织未见异常。B. STIR 序列显示双侧髂骨及骶骨弥漫分布的斑片状高信号影（箭头所示），周围软组织未见异常

【病例 5】患儿，男，13 岁。主因"全身关节游走性疼痛伴双下肢无力 2 月余"入院。患儿病程中双侧膝关节、肘关节、肩关节，以及胸背部游走性胀痛，夜间疼痛明显，期间间断发热，体温波动于 37 ～ 39℃。双下肢疼痛、无力，伴感觉减退，无法自行站立和行走，翻身困难。曾于当地医院诊断为"特发性关节炎"，接受中医药、双氯芬酸钠缓释胶囊、萘普生及甲氨蝶呤（每次 7.5 ～ 10mg）等治疗，症状好转，但病情易反复。查体：因患儿无法站立未测腰椎活动度，$T_{5\sim7}$ 水平叩痛明显，棘突、棘间和椎旁无压痛；T_6 以下神经支配区浅感觉、温度觉减退，L_1 以下神经支配区深感觉减退，右侧足底痛觉过敏；双下肢肌力明显减弱，右侧为著，肌张力未见异常，双足踇趾背伸、跖屈无力。化验检查：CRP 122mg/L，ESR 51mm/h。椎旁病理提示：部分为横纹肌组织，边缘可见一灶性深染的恶性肿瘤细胞，结合临床及免疫组织化学结果，考虑高度恶性 B 细胞淋巴瘤。免疫组织化学染色结果：CD3（－），CD20（＋），CD56（－），Desmin（－），Myo-D1（－），Ki-67（＋75%），CD99（－），MPO（－）。骨髓形态学检查：提示肿瘤侵犯骨髓。骨髓染色体检查：核型为 46，XY，add（11）（q23）（4）/46，XY，inv（7）（p22q11.2）（1）/46，XY（16）。脊柱 MRI 见图 9-2-10。诊断：伯基特（Burkitt）淋巴瘤。抗肿瘤治疗后症状改善，复查脊柱 MRI（图 9-2-11），异常信号较前减少。

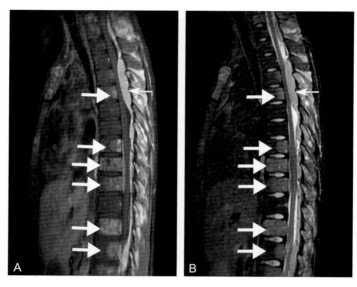

图 9-2-10　治疗前脊柱 MRI（矢状位）

A. T$_1$WI 序列显示颈胸椎体及胸骨弥漫性、浸润性改变，呈高信号影（粗箭头所示），未见溶骨性破坏；部分胸椎周围软组织肿块形成（细箭头所示），继发椎管狭窄；腰部、棘间脂肪间隙内异常信号影。B. T$_2$FS 序列显示颈胸椎体及胸骨弥漫性、浸润性改变，呈高信号影（粗箭头所示），未见溶骨性破坏；部分胸椎周围软组织肿块形成（细箭头所示），继发椎管狭窄；腰部、棘间脂肪间隙内异常信号影

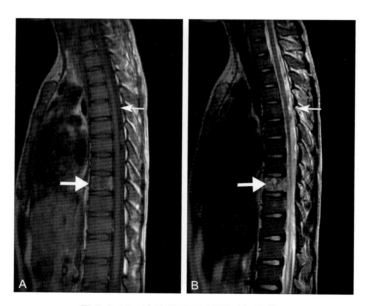

图 9-2-11　治疗后脊柱 MRI（矢状位）

A. T$_1$WI 序列显示弥漫性骨髓异常信号（粗箭头所示），伴有多阶段胸髓外硬脊膜下异常强化（细箭头所示）；B. T$_2$WI 序列显示弥漫性骨髓异常信号（粗箭头所示），伴有多阶段胸髓外硬脊膜下异常强化（细箭头所示）

　　【病例 6】患者，男性，20 岁。主因"间断发热伴关节疼痛 4 月余"入院。患者病程中有间断发热，体温最高 39.5℃，伴盗汗，无畏寒、寒战，伴腰部、双髋、右肩、左侧膝关节疼痛，发热时疼痛加重，热退后减轻。抗感染及对症治疗效果不佳。查体：双侧腰、

骶部压痛，左侧为著，无叩击痛。化验检查：血红蛋白 104g/L，红细胞计数 3.72×10^{12}/L，白细胞计数 6.48×10^9/L，血小板计数 580×10^9/L，CRP 54.7mg/L，ESR 60mm/h，乳酸脱氢酶 469.9U/L，HLA-B27 阴性，布氏杆菌凝集试验阴性。骶髂关节 MRI 见图 9-2-12及图 9-2-13，骶髂关节 CT 见图 9-2-14。左侧髂骨活检：骨小梁间可见弥漫浸润的、体积较大的异型肿瘤细胞，核异型性明显，可见蜡样胞质。免疫组织化学染色结果：Bcl-2（－），Bcl-6（－），CD3（－），CD10（－），CD20（－），CD30（＋），CD45RO（＋），CD56（－），EMA（＋），Granzyme B（－），Ki-67（+50%～60%），CD15（－），CK（－），CD79a（－），MPO（局灶＋），CD38（－），ALK（＋）。诊断：ALK 阳性间变性大细胞淋巴瘤。

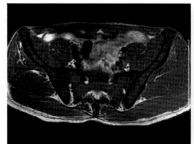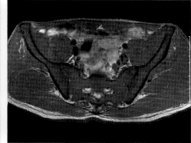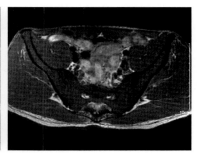

图 9-2-12　骶髂关节 MRI（轴位，连续层面）
T_1WI 序列显示双侧骶骨及髂骨弥漫性低信号影

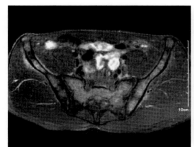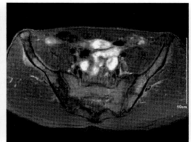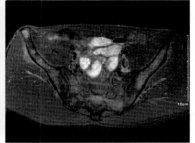

图 9-2-13　骶髂关节 MRI（轴位，连续层面）
STIR 序列显示双侧骶髂关节骶骨面片状低信号影，双侧骶髂关节弥漫性高信号影

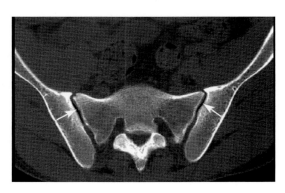

图 9-2-14　骶髂关节 CT
显示双侧骶髂关节真空征（箭头所示），未见关节面下骨侵蚀

【病例 7】患儿，男，11 岁。主因"发热及左膝、左髋痛两个半月"入院。患儿无明显诱因出现发热，最高体温达 38.7℃，热峰每日 1～2 次，发热多发生在傍晚、夜间，给予

解热药物后体温可降至正常,抗感染效果欠佳,10d 后出现左侧膝关节、左侧髋关节酸痛不适,后出现左下腹疼痛,并逐渐加重。家族史:父亲有 AS 病史。查体:疼痛面容,被动左侧卧位,脊柱正常生理弯曲;左侧膝、髋关节内收屈曲位,左膝伸展稍受限,左髋伸展、外旋、外展明显受限,骨盆挤压试验阳性,双侧"4"字试验不能完成,左侧腹股沟压疼痛,双下肢无水肿;四肢肌力正常,左下肢大腿肌肉紧张。化验检查:HLA-B27 阳性,抗核抗体 1∶160,ESR 41mm/h,WBC 17×10^9/L。盆腔 CT 见图 9-2-15,腹部 CT 见图 9-2-16,骶髂关节 MRI 见图 9-2-17。左侧髂窝肿块穿刺活检提示:弥漫浸润的异型淋巴样细胞,细胞大、核形间变,部分见蜡样胞质,可见胚胎形核、肾形核;免疫组织化学提示异型细胞:CD30(+),ALK(−),LCA(部分 +),CD45RO(少数 +),CD43(−),Granzyme B(+),Ki-67(+ > 75%),CD3(−),CD4(−),CD8(−),CD56(−),EMA(−),CD20(−),符合 ALK 阴性间变性大细胞淋巴瘤。诊断:ALK 阴性间变性大细胞淋巴瘤。给予化疗后复查盆腔 CT:显示病变明显变小,见图 9-2-18。

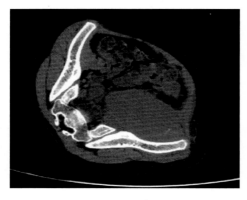

图 9-2-15　盆腔 CT

患者不能平卧,左侧卧位显示左侧髂窝髂腰肌走行区软组织密度影,最大截面约 6.0cm×9.4cm,边缘欠清晰,囊壁密度均匀,邻近骨质未见明显破坏;膀胱及直肠未见异常,盆腔内未见异常肿大淋巴结

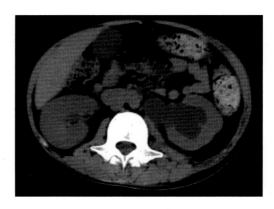

图 9-2-16　腹部 CT

显示左肾中度积水伴左侧输尿管上段扩张,因输尿管中、下段受压所致可能性大

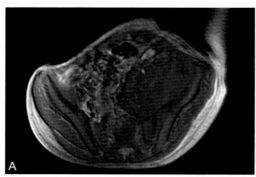
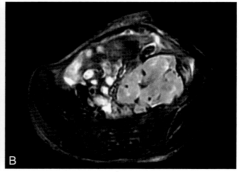

图 9-2-17　骶髂关节 MRI(轴位)

A. T_1WI 序列显示左侧髂窝髂腰肌走行区可见 7.6cm×5.5cm×12.5cm 的低信号影,骶髂关节未见明显异常;
B. STIR 序列显示左侧髂窝髂腰肌走行区可见 7.6cm×5.5cm×12.5cm 的高信号影,骶髂关节未见明显异常

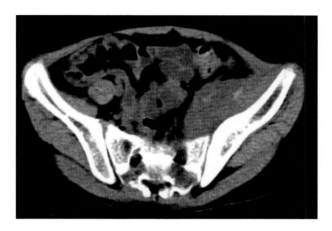

图 9-2-18 治疗后盆腔 CT
显示左侧髂腰肌肿块经治疗后明显减小

（冀肖健 文琼芳 樊立娜）

第三节 其 他

【病例 1】患者，女性，22 岁。主因"间断臀区痛 9 个月"入院。患者 8 个月前无明显诱因出现右侧臀区痛，放射至右侧腹股沟区，活动后加重，休息后减轻。5 个月前出现腰骶部疼痛，休息后缓解，布洛芬治疗效果欠佳。2 个月前出现双侧臀区交替疼痛，伴相应侧腹股沟区疼痛，久坐、久站及劳累后明显加重，偶有双膝、左肘、右踝疼痛。查体：左肘、双膝、右踝关节轻度压痛，无肿胀；右侧骶髂关节区压痛，右侧"4"字试验阳性。化验检查：TB-spot 阳性；血常规、CRP、ESR、HLA-B27、肿瘤标志物、布氏杆菌凝集试验、PPD 试验均为阴性。骶髂关节 MRI 见图 9-3-1，骶髂关节 CT 见图 9-3-2。诊断：骶髂关节血管瘤（术中证实）。

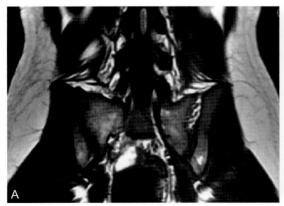
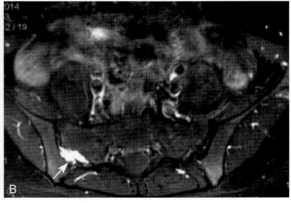

图 9-3-1 骶髂关节 MRI（斜冠状位）
A. T_1WI 序列显示双侧骶髂关节间隙存在，关节面正常；B. T_2 FS+C 序列显示右侧骶髂关节小条片状高信号影，动态增强扫描病变轻度不均匀异常强化（箭头所示）

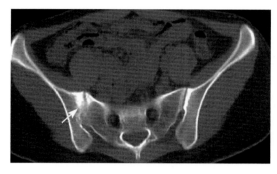

图 9-3-2　骶髂关节 CT

显示右侧骶髂关节间隙狭窄（箭头所示），左侧骶髂关节间隙尚可，骶髂关节面模糊毛糙

【病例 2】患者，男性，31 岁。主因"发作性关节肿痛 10 年，腰背痛 2 个月"入院。患者 10 年前饮酒后出现踝关节、膝关节、腕关节、肘关节、肩关节游走性肿痛，3 ～ 4d 可缓解，当地医院考虑强直性脊柱炎，给予柳氮磺吡啶、吲哚美辛（消炎痛）栓治疗后症状可缓解。6 年前出现发热及跖趾关节肿痛、尿酸增高，最高达 900 μ mol/L。之后在耳郭、足趾、手指、肘等多处出现黄豆至鸡蛋大的黄白色赘生物、易破溃。化验检查：肌酐 141.6 μ mol/L，尿素 10.88mmol/L，血清尿酸 694.7μmol/L。骶髂关节 MRI 见图 9-3-3。在 CT 引导下行骶髂关节穿刺抽液做病理和偏光显微镜检查，发现尿酸盐结晶（图 9-3-4）。诊断：痛风、痛风性关节炎（骶髂关节受累）。给予降尿酸治疗后症状好转。

【病例 3】患者，男性，24 岁。主因"发作性关节肿痛 3 年，左侧腰臀疼痛 4 个月，间断发热 3 个月"入院。患者病程中有发作性左侧踝关节肿、痛及左侧腰臀部疼痛，活动后疼痛加重，休息后减轻；病程中有低热，伴畏寒，多为午后发热，最高体温 38.5℃。查体：右侧肘关节伸侧可触及一大小约 2cm×1cm 的包块，质软，无压痛，左侧"4"字试验可疑阳性。化验检查：CRP 9.23mg/L，肌酐 112.5μmol/L，血清尿酸 346.9μmol/L，尿素 5.30mmol/L，HLA-B27、自身抗体谱、类风湿因子、布氏杆菌凝集试验及结核感染 T 细胞检测阳性。骶髂关节 MRI 见图 9-3-5。关节超声：右侧肘关节腔未见明显积液和滑膜增生；右侧肘关节伸侧皮下软组织内可见扁平囊状低回声区，低回声区内可见团块样高回声。左侧骶髂关节穿刺组织病理：可见骨及关节软骨组织，部分组织退变，呈不均匀的粉染无结构区域，偏光显微镜下观察未见明确的结晶体，周围见多核巨细胞反应，伴有肉芽组织反应。诊断：痛风性关节炎（骶髂关节受累）。

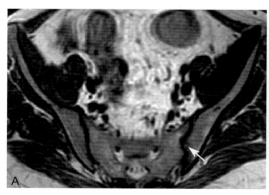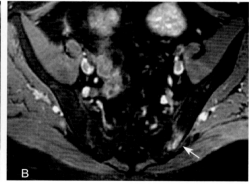

图 9-3-3　骶髂关节 MRI（轴位）

A. T₁WI 序列显示左侧骶髂关节髂骨面骨侵蚀（箭头所示）；B. STIR 序列显示左侧骶髂关节片状高信号影（箭头所示）

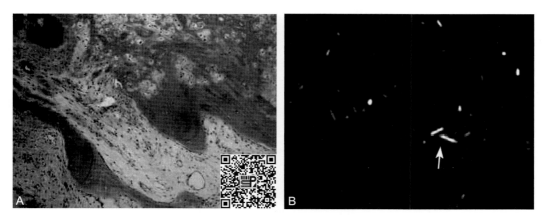

图 9-3-4 左侧骶髂关节穿刺液检查

A. 病理检查：骨组织及骨小梁形态正常、结构成熟，部分区域骨小梁间纤维组织增生伴多处红染、无定型物质及多核巨细胞反应，周边可见多量软骨细胞呈瘤样增生，考虑软骨瘤可能；B. 偏光显微镜检查：可见少量游离状态的针状晶体（箭头所示），未见炎性细胞

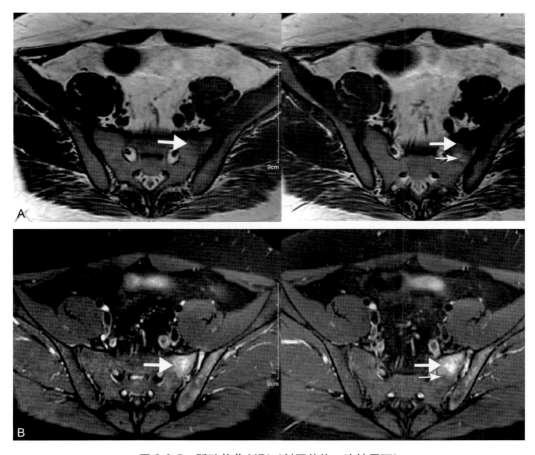

图 9-3-5 骶髂关节 MRI（斜冠状位，连续层面）

A. T_1WI 序列显示左侧骶髂关节面下局灶低信号的骨髓水肿影（粗箭头所示），左侧骶骨侧高信号的脂肪沉积影（细箭头所示）；B. STIR 序列显示左侧骶髂关节面下局灶高信号的骨髓水肿影（粗箭头所示），右侧骶骨低信号的脂肪沉积影（细箭头所示）

【病例4】患者，男性，45岁。主因"腰痛伴右下肢疼痛、麻木5个月，加重2个月"入院。5个月前患者无明显诱因出现腰痛，伴右下肢疼痛和麻木，休息时稍缓解，劳累后加重。查体：蹒跚步态，腰部平直，腰椎棘突及棘旁压痛明显，叩痛不明显，右下肢皮肤感觉减退，双侧足背动脉搏动未见明显异常。化验检查：HLA-B27阳性，ESR 56mm/h，CRP 34.5mg/L。腰椎MRI见图9-3-6，腰椎CT见图9-3-7。诊断：强直性脊柱炎、腰椎椎板骨折及腰椎间盘突出症。

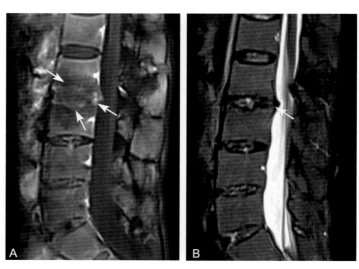

图 9-3-6　腰椎 MRI（矢状位）

A. T_1WI+C 序列显示 L_2、L_3 椎体片状低信号影，椎间盘炎，$L_{2\sim3}$ 椎间盘突出（箭头所示）；B. T_2FS 序列显示 $L_{2\sim3}$ 椎间盘突出（箭头所示）

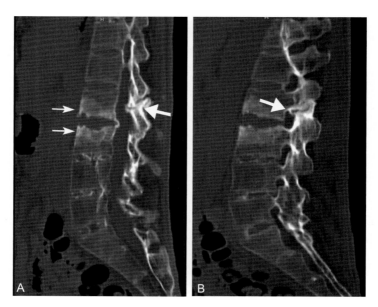

图 9-3-7　腰椎 CT

A、B. 显示 L_2、L_3 相对终板虫蚀样改变（细箭头所示）；L_2 双侧椎板骨折（粗箭头所示）

【病例 5】患者，男性，17 岁。腰背痛伴面部痤疮样皮疹 2 年，加重 1 个月。患者双侧胸锁关节肿胀、疼痛，无虹膜炎、银屑病，无 SpA 家族史。查体：面部及后背多发痤疮皮疹，双侧胸锁关节肿胀、压痛，双上肢抬举受限，弯腰、后仰轻度受限，指地距 10cm，Schober 试验 3.5cm。化验检查：HLA-B27 阳性，ESR 34mm/h，CRP 23.5mg/L。骶髂关节 CT 见图 9-3-8，骶髂关节 MRI 见图 9-3-9。诊断：SAPHO 综合征。

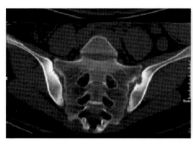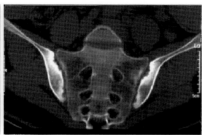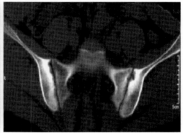

图 9-3-8　骶髂关节 CT

连续层面可见双侧骶髂关节骨侵蚀，伴有硬化

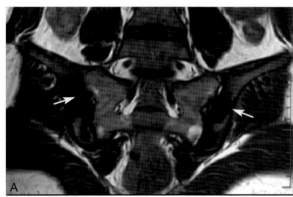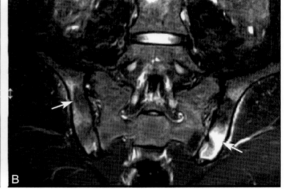

图 9-3-9　骶髂关节 MRI（斜冠状位）

A. T_1WI 序列显示双侧骶髂关节硬化伴左侧骨侵蚀（箭头所示）；B. T_2FS 序列显示双骶髂关节高信号的骨髓水肿影，伴有低信号的硬化性改变（箭头所示）

【病例 6】患者，男性，20 岁。主因"腰背痛、臀区痛半年，胸锁关节肿痛 2 个月"入院。患者腰背痛，伴晨僵，活动 30min 后改善，伴夜间痛、翻身困难，交替性臀区痛，后出现双侧胸锁关节肿痛，抬举上肢时疼痛明显；病程中无虹膜炎、银屑病、足跟痛，父亲有银屑病病史。查体：面部、前胸及后背多发毛囊炎（图 9-3-10），双侧胸锁关节肿胀、压痛，弯腰、后仰不受限，脊柱无压痛，下蹲尚可。化验检查：HLA-B27 阳性，ESR 54mm/h，CRP 43.9mg/L，IgA 7.39mg/L，IgG 21.3mg/L，血尿常规及肝、肾功能正常。骶髂关节 CT 见图 9-3-11，骶髂关节 MRI 见图 9-3-12，腰椎 MRI 见图 9-3-13。诊断：SAPHO 综合征。

【病例 7】患者，女性，49 岁。腰背痛 1 年余。患者夜间痛，翻身受限，痛醒，伴手足脓疱疹，无关节肿胀、疼痛；无虹膜炎、银屑病，无 AS 家族史。查体：双手、双足多发脓疱疹，无关节肿胀、压痛，弯腰、后仰不受限。化验检查：HLA-B27 阴性，ESR 25mm/h，CRP 10.8mg/L。骶髂关节 MRI 见图 9-3-14。诊断：SAPHO 综合征。

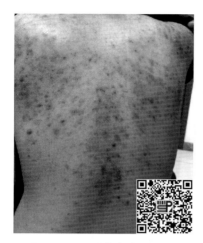

图 9-3-10　后背多发毛囊炎

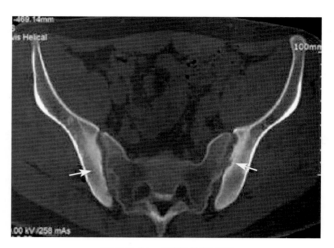

图 9-3-11　骶髂关节 CT

显示双侧骶髂关节硬化伴有明显骨侵蚀（箭头所示）

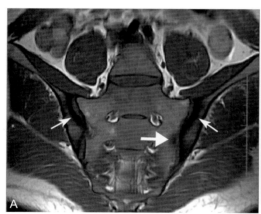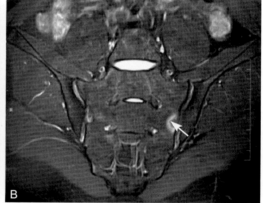

图 9-3-12　骶髂关节 MRI（斜冠状位）

A. T_1WI 序列显示双侧髂骨面硬化，伴有髂骨面骨不连续（细箭头所示），左侧骶骨面低信号影提示骨髓水肿（粗箭头所示）；B. T_2FS 序列显示左侧骶髂关节侧高信号的骨髓水肿（箭头所示）

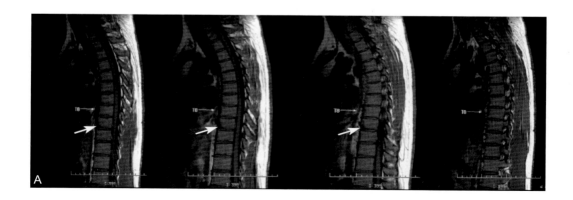

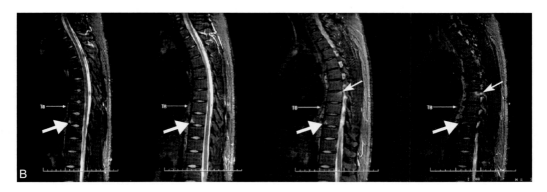

图 9-3-13 腰椎 MRI（矢状位）

A. T_1WI 序列显示 T_9 前椎下角可见低信号影，考虑为骨髓水肿（箭头所示）；B. T_2FS 序列显示 T_9 前椎下角连续层面均可见高信号影，考虑为骨髓水肿（粗箭头所示），T_7 椎弓根炎（细箭头所示）

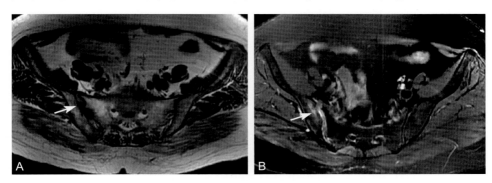

图 9-3-14 骶髂关节 MRI（轴位）

A. T_1WI 序列显示右侧骶髂关节间隙增宽，关节面欠光滑（箭头所示）；B. STIR 序列显示右侧骶髂关节髂骨面骨髓水肿（箭头所示）

【病例 8】患者，女性，44 岁。主因"腰背痛 25 年，胸肋痛 12d"入院。患者无明显晨僵，无夜间痛，无翻身困难，无关节肿胀、疼痛；无虹膜炎，无银屑病，无 AS 家族史。查体：胸腰椎多个椎体轻度压痛，胸锁关节轻度压痛。化验检查：HLA-B27 阴性，ESR 2mm/h，CRP 3.2mg/L。骶髂关节 MRI 见图 9-3-15，胸椎 MRI 图 9-3-16，腰椎 MRI 图 9-3-17。全脊柱正、侧位 X 线见图 9-3-18。诊断：脊柱骨骺发育不良。

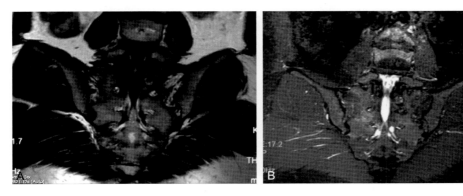

图 9-3-15 骶髂关节 MRI（斜冠状位）

A. T_1WI 序列显示双侧骶髂关节未见异常；B. STIR 序列显示双侧骶髂关节未见异常

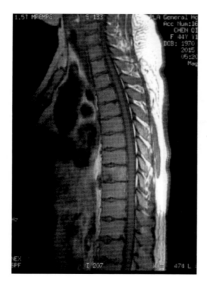

图 9-3-16　胸椎 MRI（矢状位）

T$_1$WI 序列显示胸椎椎体变扁，终板不规则，椎体上、下缘中部驼峰样隆起，前部低凹

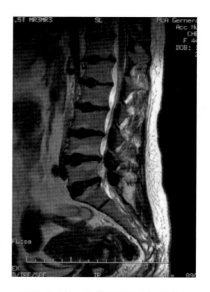

图 9-3-17　腰椎 MRI（矢状位）

T$_1$WI 序列显示腰椎间盘膨出，椎体变扁，终板不规则，椎体前部低凹

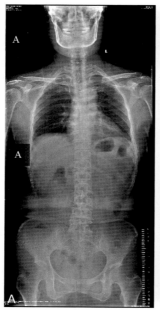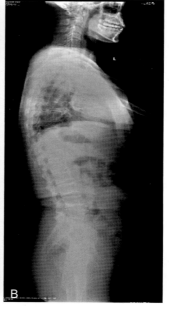

图 9-3-18　全脊柱 X 线

A. 正位片：显示脊柱侧凸，双侧骶髂关节未见异常；B. 侧位片：显示脊柱椎体普遍变扁，终板不规则，椎体上、下缘中部驼峰样隆起，前部低凹，椎间隙狭窄，骨赘增大，关节间隙狭窄

【病例 9】患者，男性，22 岁。腰痛 2 年。患者久坐后疼痛明显，休息后好转，无明显晨僵，夜间痛及翻身困难，偶有膝关节劳累后疼痛；无关节肿、虹膜炎、银屑病，无 AS 家族史。查体：弯腰、后仰均不受限，下蹲自如，外周关节无肿胀、压痛。化验检查：HLA-B27 阴性，ESR 2mm/h，CRP 3.2mg/L，血尿常规及肝、肾功能正常。腰椎正、侧位 X 线见图 9-3-19，

骶髂关节 CT 见图 9-3-20，骶髂关节 MRI 见图 9-3-21 及图 9-3-22。诊断：腰右 5 横突肥大，伴有假关节形成。

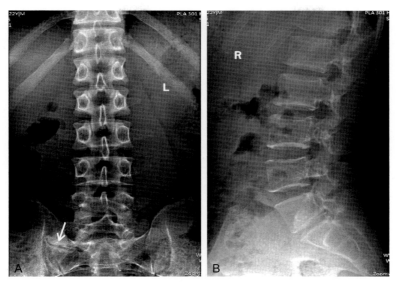

图 9-3-19　腰椎 X 线
A. 正位片：显示腰右 5 横突肥大，伴有假关节形成（箭头所示）；B. 侧位片：未见异常

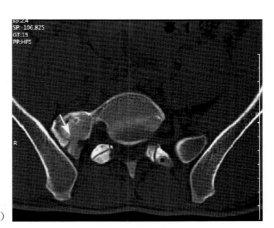

图 9-3-20　骶髂关节 CT
显示腰右 5 横突肥大，伴有假关节形成（箭头所示）

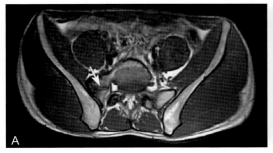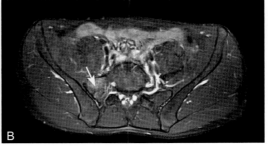

图 9-3-21　骶髂关节 MRI（轴位）
A. T₁WI 序列显示腰右 5 横突肥大，伴有假关节形成（箭头所示）；B. STIR 序列显示腰右 5 横突肥大，伴有假关节形成，周边有骨髓水肿（箭头所示）

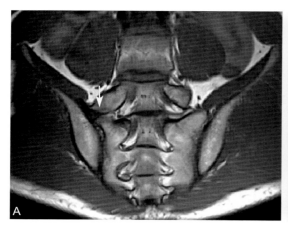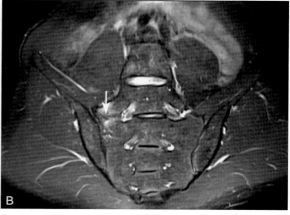

图 9-3-22　骶髂关节 MRI（斜冠状位）

A. T_1WI 序列显示腰右 5 横突肥大，伴有假关节形成（箭头所示）；B. STIR 序列显示腰右 5 横突肥大，伴有假关节形成，周边有骨髓水肿（箭头所示）

【病例 10】患者，女性，21 岁。主因"右侧髋关节疼痛 3 年，伴有下腰痛"入院。患者有晨僵，活动 15min 后缓解，无夜间翻身困难，无关节肿痛及足跟痛；无皮疹、眼炎，无 SpA 家族史。查体：弯腰、后仰不受限，指地距 0cm，Schober 试验 4.0cm。化验检查：HLA-B27 阴性，ESR 2mm/h，CRP < 1mg/L。骶髂关节 MRI 见图 9-3-23 及图 9-3-24。诊断：致密性骨炎。

【病例 11】患者，女性，30 岁。右侧臀区痛 1 年。患者有晨僵，夜间翻身困难，无关节肿痛；病程中有眼虹膜炎、右足腊肠趾，无银屑病，舅舅有 AS 病史。查体：弯腰、后仰不受限。化验检查：HLA-B27 阳性，ESR 4mm/h，CRP 3.2mg/L。骨盆 X 线平片见图 9-3-25，骶髂关节 CT 见图 9-3-26，腰椎 CT 矢状位见图 9-3-27，腰椎 MRI 见图 9-3-28，髋关节 MRI 见图 9-3-29。诊断：强直性脊柱炎，腰椎骨裂。

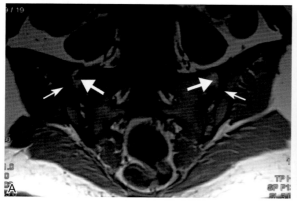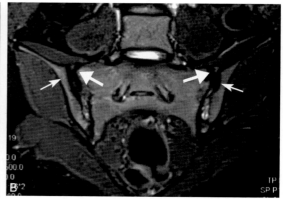

图 9-3-23　骶髂关节 MRI（斜冠状位）

A. T_1WI 序列显示双侧髂骨面低信号的骨硬化改变（细箭头所示），双侧骶骨片状高信号脂肪沉积影（粗箭头所示）；B. STIR 序列显示双侧髂骨面低信号的骨硬化改变（细箭头所示），双侧骶骨片状低信号脂肪沉积影（粗箭头所示）

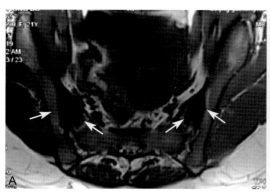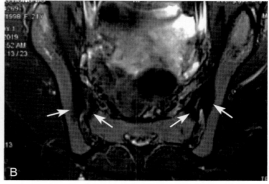

图 9-3-24　骶髂关节 MRI（轴位）

A. T_1WI 序列显示双侧髂骨面低信号的骨硬化改变，伴有周边高信号的脂肪沉积影（箭头所示）；B. STIR 序列显示双侧髂骨面低信号的骨硬化改变（箭头所示）

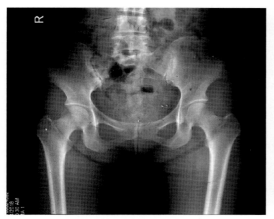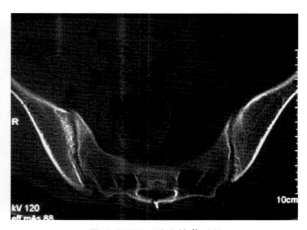

图 9-3-25　骨盆 X 线平片

显示双侧骶髂关节间隙变窄

图 9-3-26　骶髂关节 CT

显示双侧骶髂关节骨侵蚀，伴有左侧间隙变窄

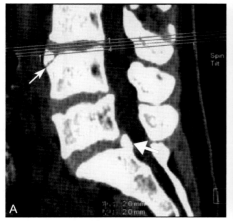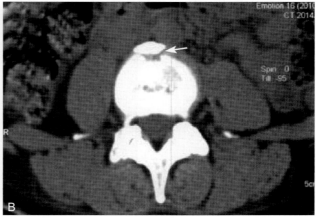

图 9-3-27　腰椎 CT

A. 矢状位：显示 L_4 椎体骨裂（细箭头所示），S_1 椎体后缘骨赘（粗箭头所示）；B. 轴位：显示 L_4 椎体骨裂（箭头所示）

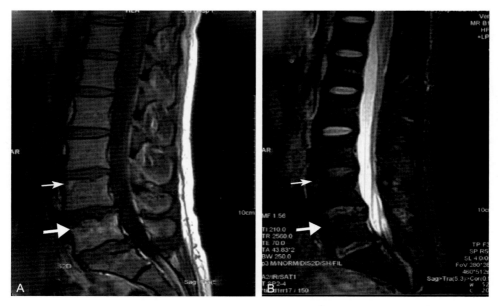

图 9-3-28　腰椎 MRI（矢状位）

A. T_1WI 序列显示 L_4 椎体前角脂肪沉积及骨折线（细箭头所示），L_5 椎间盘炎（粗箭头所示）；B. T_2FS 序列显示 L_4 椎体前角高信号的骨髓水肿影（细箭头所示），L_5 椎间盘炎（粗箭头所示）

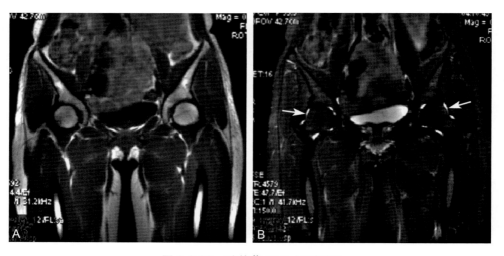

图 9-3-29　髋关节 MRI（冠状位）

A. T_1WI 序列未见明显异常；B. T_2FS 序列显示双髋关节少量积液（箭头所示）

【病例 12】患者，男性，24 岁。主因"左侧臀区痛伴发热 2 个月"入院。患者以右侧臀区痛起病，并伴有右侧髋关节、膝关节内侧疼痛，右侧足背肿痛，活动受限；病程中无虹膜炎、银屑病，无 AS 家族史。查体：弯腰、后仰受限，右侧"4"字试验阳性，右侧膝关节轻度肿胀、压痛，浮髌试验阳性，右侧足背肿胀、压痛。化验检查：HLA-B27 阳性，ESR 108mm/h，CRP 148mg/L。骨盆 X 线平片见图 9-3-30，骶髂关节 CT 见图 9-3-31，骶髂关节 MRI 见图 9-3-32 及图 9-3-33。左侧骶髂关节在 CT 引导下穿刺活检：见浆细胞及淋巴细胞浸润（图 9-3-34）。右侧膝关节超声：显示滑膜增生（图 9-3-35）。诊断：脊柱关节炎、骶髂关节感染。

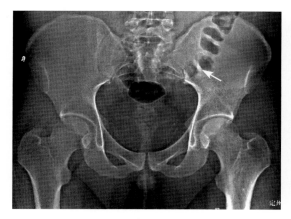

图 9-3-30　骨盆 X 线平片
显示左侧骶髂关节间隙可疑变窄（箭头所示）

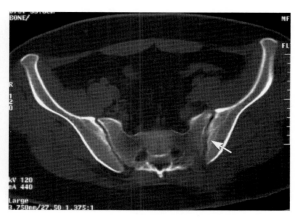

图 9-3-31　骶髂关节 CT
显示左侧骶髂关节面模糊（箭头所示）

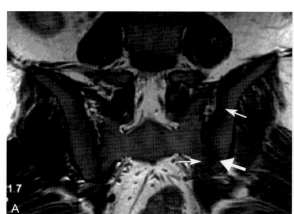

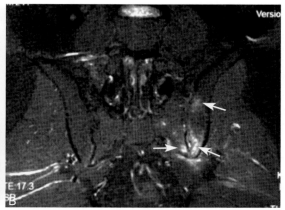

图 9-3-32　骶髂关节 MRI（斜冠状位）
A. T$_1$WI 序列显示左侧骶髂关节骨髓水肿（细箭头所示），左侧髂骨骨侵蚀（粗箭头所示）；B. STIR 序列显示左侧骶骨及髂骨骨髓水肿，伴有肌肉高信号影（箭头所示）

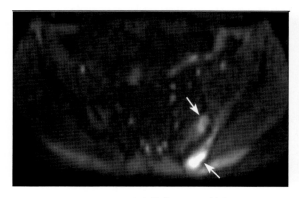

图 9-3-33　骶髂关节 MRI（轴位）
DWI 序列显示左侧骶骨及髂骨骨髓水肿（箭头所示）

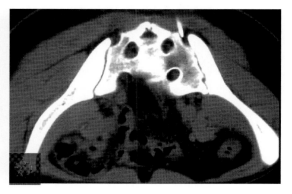

图 9-3-34　在 CT 引导下左侧骶髂关节穿刺活检进针影像

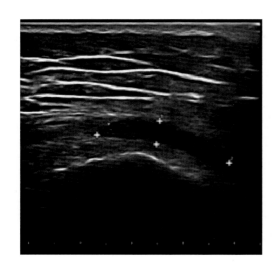

图 9-3-35　膝关节超声
显示右侧膝关节滑膜增生

诊疗思路：尽管我们认为脊柱关节炎是免疫性炎性疾病、骶髂关节感染为感染性疾病，而且两种疾病在同一患者同时发病比较罕见，但仍有极少数患者发生此类现象，因此，需要我们对疾病有足够的认识，防止误诊和漏诊的出现。

【病例 13】患者，男性，35 岁。腰背痛及髋关节痛 1 年半，伴有四肢关节酸麻不适。患者无关节肿胀，游走性疼痛，轻度晨僵，无夜间痛及无翻身困难；无虹膜炎、银屑病，无 AS 家族史。查体：弯腰、后仰轻度受限，胸椎、腰椎多部位压痛。化验检查：HLA-B27 阴性，ESR 2mm/h，CRP 3.2mg/L。腰椎正、侧位 X 线见图 9-3-36，髋关节 MRI 见图 9-3-37，骶髂关节 MRI 见图 9-3-38。诊断：纤维肌痛。

病例分析：纤维肌痛属于风湿病范畴，特征是弥漫性肌肉疼痛，常伴有多种非特异性症状，经常被误诊为脊柱关节炎。本病骶髂关节影像学表现多为正常，临床医师可以通过客观的影像学检查排除脊柱关节炎，明确纤维肌痛的诊断。

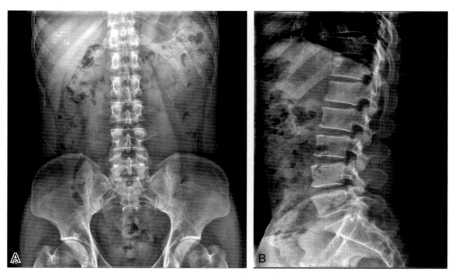

图 9-3-36　腰椎 X 线
A. 正位片：未见明显异常；B. 侧位片：未见明显异常

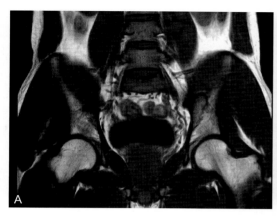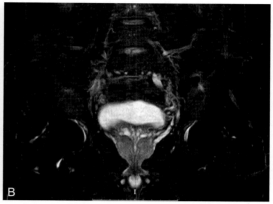

图 9-3-37 髋关节 MRI（冠状位）

A. T_1WI 序列未见明显异常；B. T_2FS 序列未见明显异常

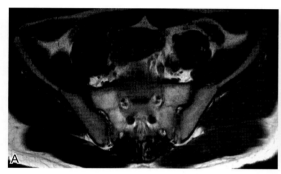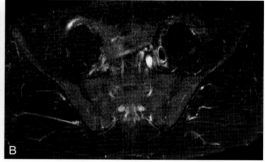

图 9-3-38 骶髂关节 MRI（轴位）

A. T_1WI 序列未见明显异常；B. T_2FS 序列未见明显异常

【病例 14】患者，男性，19 岁。主因"左侧臀区痛 1 个月"入院。患者 1 个月前轮滑摔倒后出现左侧臀区痛，疼痛性质为撕裂痛，伴左侧腰痛及左侧下肢放射痛，休息后略好转；近 1 周出现左侧膝关节痛，无关节肿胀，非甾体抗炎药治疗后症状可以明显改善。查体：脊柱生理弯曲正常，弯腰、后仰不受限，下蹲受限，左侧"4"字试验阳性，四肢关节无肿胀、压痛。化验检查：HLA-B27 阴性，ESR 8mm/h，CRP 3.2mg/L；布氏杆菌凝集试验阴性，TB-spot 阴性。骶髂关节 MRI 见图 9-3-39。左侧骶髂关节活检未见明显感染及肿瘤病变。诊断：骶髂关节炎（损伤后）。

【病例 15】患者，男性，31 岁。双侧髋关节痛 8 个月，伴有腰背、肩胛部及足跟痛。无关节肿胀，无虹膜炎、银屑病，无 AS 家族史。查体：腰部活动受限，棘突无压痛，双侧膝关节轻度压痛，浮髌试验阴性。化验检查：HLA-B27 阴性，ESR 20mm/h，磷（P）0.47mmol/L，维生素 D_3 12.9mg/L，碱性磷酸酶 195U/L。腰椎骨密度 T 值 - 2.7。骨盆 X 线平片见图 9-3-40，骶髂关节 CT 见图 9-3-41，骶髂关节 MRI 见图 9-3-42，髋关节 MRI 见图 9-3-43 及图 9-3-44，腰椎正、侧位 X 线见图 9-3-45。颈胸椎 MRI 见图 9-3-46，骨扫描见图 9-3-47，软组织超生见图 9-3-48，生长抑素受体断层扫描检查见图 9-3-49。诊断：肿瘤相关性低磷软骨病。治疗：转骨科手术。病理报告：富于血管的梭形细胞肿瘤伴有出血，局部见破骨样多核巨细胞，结合病史，考虑磷酸盐尿性间叶瘤。手术后血磷很快恢复正常，患者髋关节疼痛明显好转。

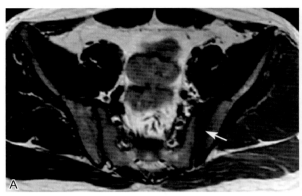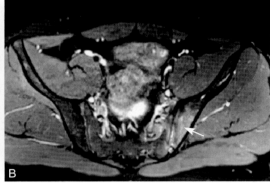

图 9-3-39　骶髂关节 MRI（轴位）

A. T₁WI 序列显示左侧骶髂关节低信号影，伴有轻度硬化（箭头所示）；B. STIR 序列显示左侧骶髂关节髂骨侧弥漫性高信号影（箭头所示）

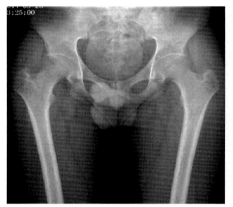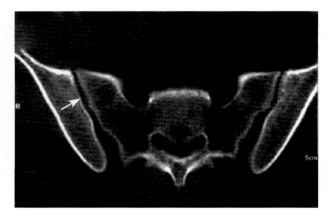

图 9-3-40　骨盆 X 线平片

显示双侧股骨头缺血性坏死

图 9-3-41　骶髂关节 CT

显示双侧骶髂关节面略模糊，右侧骶髂关节可见真空征（箭头所示）

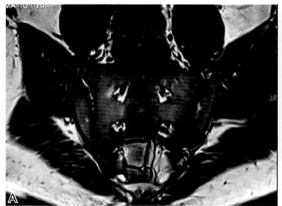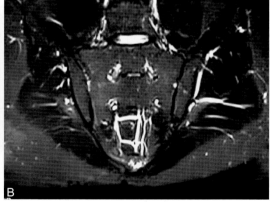

图 9-3-42　骶髂关节 MRI（斜冠状位）

A. T₁WI 序列未见明显异常；B. STIR 序列未见明显异常

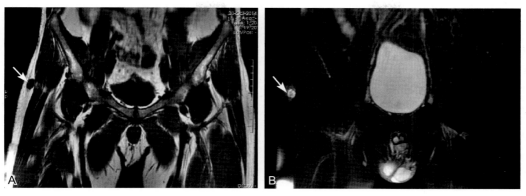

图 9-3-43 髋关节 MRI（冠状位）

A. T$_1$WI 序列显示右侧髋关节外侧肌层可见低信号的、边界清楚的小圆结节影（箭头所示）；B. T$_2$FS 序列显示右侧髋关节外侧肌层可见高信号、边界清楚的小圆结节影（箭头所示）

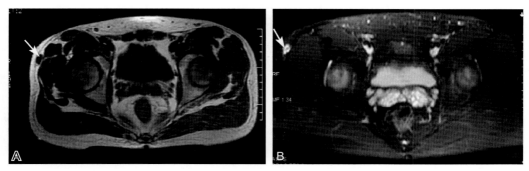

图 9-3-44 髋关节 MRI（轴位）

A. T$_1$WI 序列显示右侧髋关节外侧肌层可见低信号、边界清楚的小圆结节影（箭头所示），双侧股骨头缺血坏死；B. STIR 序列显示右侧髋关节外侧肌层可见高信号的、边界清楚的小圆结节影（箭头所示），双侧股骨头缺血坏死

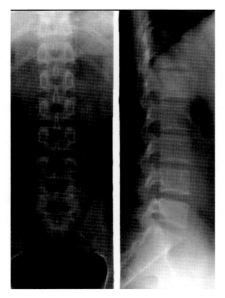

图 9-3-45 腰椎正侧位 X 线（未见异常）

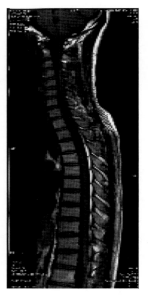

图 9-3-46 颈胸椎 MRI（矢状位）

T$_1$WI 序列未见异常

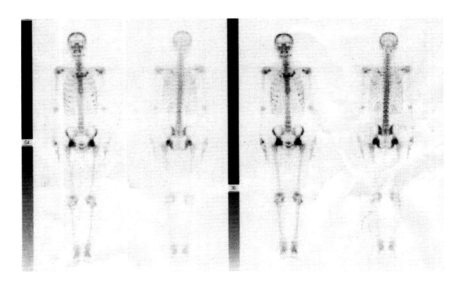

图 9-3-47 骨扫描

可见双侧第 1 肋、双侧髋关节放射性浓集

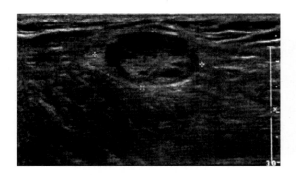

图 9-3-48 软组织超声

显示右侧近髂前上棘肌层浅部囊性实性结节，良性可能性大（神经源性？）

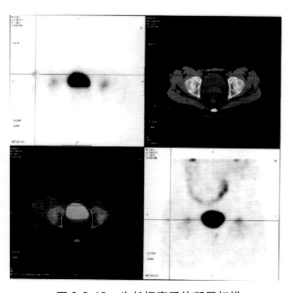

图 9-3-49 生长抑素受体断层扫描

显示双侧第 1 肋、双侧髋关节放射性浓集。奥曲肽检查显示右侧髋部皮下生长抑素受体高表达病灶，考虑为肿瘤性骨软化症（TIO）肿瘤病灶

【病例 16】患者，女性，27 岁。下腰痛 4 个月。患者分娩后（剖宫产）出现下腰痛，翻身时左侧骶髂关节区轻度疼痛，夜间痛，服用非甾体抗炎药部分改善；无关节肿胀、疼痛，无虹膜炎、银屑病、炎性肠病病史，无 SpA 家族史。查体：弯腰、后仰不受限，外周关节未见肿胀、压痛，下蹲不受限。化验检查：HLA-B27 阴性，ESR 8mm/h，CRP 3.2mg/L。骶髂关节 MRI 见图 9-3-50 及图 9-3-51。随诊 1 年未见明显脊柱关节炎等表现。诊断：产后骶髂关节炎。

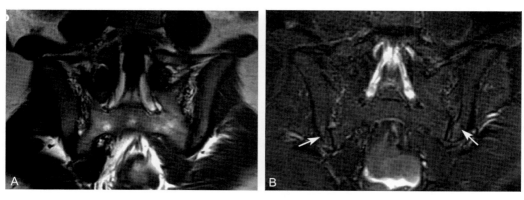

图 9-3-50 骶髂关节 MRI（斜冠状位）

A. T_1WI 序列显示双侧骶髂关节未见异常；B. T_2FS 序列显示双侧髂骨侧小片状高信号影（箭头所示）

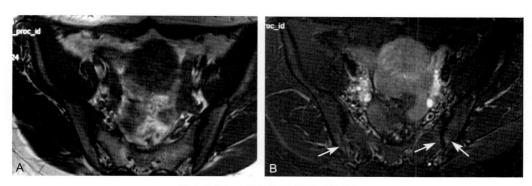

图 9-3-51 骶髂关节 MRI（轴位）

A. T_1WI 序列显示双侧骶髂关节未见异常；B. STIR 序列显示双侧髂骨侧小片状高信号影（箭头所示）

【病例 17】患者，男性，29 岁。右侧臀区痛半年，近指间关节（PIP）肿痛 3 个月。患者臀区痛，行走时明显，无夜间痛，劳累时明显。查体：左手中指近指间关节肿胀、压痛，弯腰无受限。化验检查：ESR 8mm/h，CRP 1.07mg/L，尿酸 621μmol/L，HLA-B27 阴性，抗 CCP 抗体阴性。骶髂关节 MRI 见图 9-3-52 及图 9-3-53，左手关节超声见图 9-3-54，骶髂关节 CT 见图 9-3-55，骶髂关节双源 CT 见图 9-3-56。诊断：痛风（骶髂关节受累）。

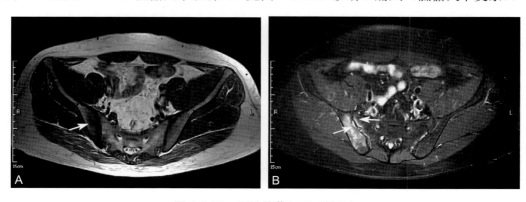

图 9-3-52 骶髂关节 MRI（轴位）

A. T_1WI 序列显示右侧髂骨面骨侵蚀（箭头所示）；B. T_2FS 序列显示右侧髂骨及骶骨骨髓水肿，髂骨面为重（箭头所示）

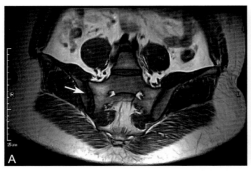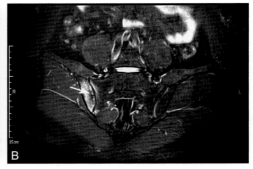

图 9-3-53　骶髂关节 MRI（斜冠状位）

A. T$_1$WI 序列显示右侧髂骨面骨侵蚀（箭头所示）；B. T$_2$FS 序列显示右侧髂骨及骶骨骨髓水肿，髂骨面为重（箭头所示）

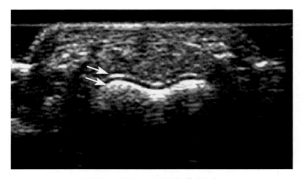

图 9-3-54　左手关节超声

左手中指 PIP 关节内可见与骨面近平行的高至强回声线，距离骨面 0.055cm。箭头所示为痛风石典型双轨征象

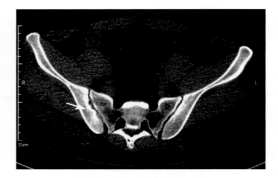

图 9-3-55　骶髂关节 CT

可见右侧骶髂关节关节面毛糙、破坏、硬化（箭头所示）

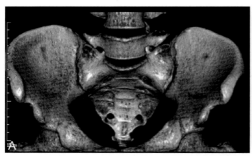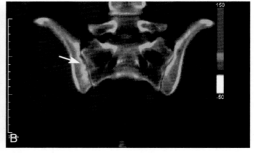

图 9-3-56　骶髂双源 CT

A. 显示双侧骶髂关节均有痛风石沉积；B. 显示右侧骶髂关节骨侵蚀（箭头所示）

　　病情分析：患者为青年男性，右侧臀区痛，手部小关节肿痛，骶髂关节可以看到明显炎症和破坏，考虑骶髂关节炎明确，但患者 HLA-B27 阴性，臀区痛呈非持续性，几天后可以自行好转，没有典型炎性腰背痛病史，诊断强直性脊柱炎证据不足；虽然有外周小关节肿痛，但有关类风湿关节炎检查 RF（－），抗 CCP（－），类风湿关节炎诊断不成立。追问病史，患者既往有痛风病史 3 年，曾有第 1 跖趾关节肿痛，考虑臀区痛极大可能是痛风石沉积在骶髂关节所致，完善骶髂关节双源 CT 进一步明确有痛风石沉积，因此，诊断为痛风所致骶髂关节炎，建议患者控制饮食、戒酒、适当锻炼、控制体重，给予非甾体抗炎药、

非布司他、碳酸氢钠治疗，症状好转，近期未再有急性发作。

【病例18】患者，男性，41 岁。右侧髋部间断疼痛 10 年，右侧膝关节肿痛 3 年余。患者右侧髋部疼痛严重时不能下床行走，翻身受限；3 年前出现右侧膝关节肿痛，近 3 个月肿痛加重；病程中无明显腰背痛，无虹膜炎、银屑病，无 AS 家族史。查体：右侧膝关节肿胀、压痛，皮温稍增高，浮髌试验阳性。化验检查：HLA-B27 阴性，ESR 2mm/h，CRP 3.2mg/L，类风湿因子阴性，CCP 抗体阴性。膝关节超声：显示右侧膝关节积液和重度滑膜增生，左侧膝关节少量积液和轻度滑膜增生。骶髂关节 CT 见图 9-3-57，膝关节 X 线见图 9-3-58，骶髂关节 MRI 见图 9-3-59，膝关节 MRI 见图 9-3-60 及图 9-3-61。诊断：右膝滑膜树枝状脂肪瘤。

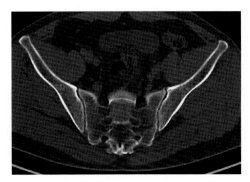

图 9-3-57　骶髂关节 CT
双侧骶髂关节未见明显异常

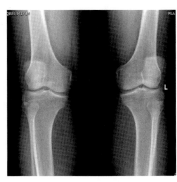

图 9-3-58　膝关节 X 线
正位片显示双侧膝关节退行性改变

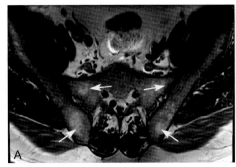
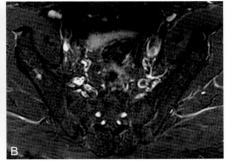

图 9-3-59　骶髂关节 MRI（轴位）
A. T$_1$WI 序列显示双侧骶髂关节脂肪沉积（箭头所示）；B. STIR 序列未见明显异常

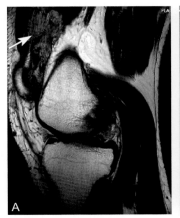
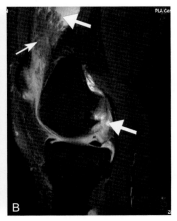

图 9-3-60　右侧膝关节 MRI（矢状位）
A. T$_1$WI 序列显示右膝髌上囊大量"树枝状"异常信号，弥漫滑膜脂肪瘤（箭头所示）；B. T$_2$FS 序列显示右侧膝关节腔及髌上囊、腘肌腱腱鞘积液（粗箭头所示），右膝髌上囊大量"树枝状"异常信号，弥漫滑膜脂肪瘤（细箭头所示）

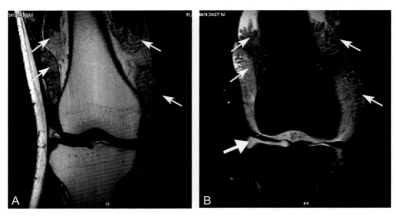

图 9-3-61　右侧膝关节 MRI（冠状位）

A.T$_1$WI 序列显示右侧膝关节腔及髌上囊大量"树枝状"异常信号，弥漫滑膜脂肪瘤（箭头所示）；B. T$_2$FS 序列显示右侧膝关节腔积液（粗箭头所示），右侧膝关节腔及髌上囊大量"树枝状"异常信号，弥漫滑膜脂肪瘤（细箭头所示）

（王一雯　冀肖健　孙　飞）

参 考 文 献

罗贵，赵征，朱剑．2013.脊柱磁共振成像在脊柱关节炎中的应用．中华风湿病学杂志,48(2): 95-98.

王炎焱，张江林，黄烽，等．2009.4 例误诊为强直性脊柱炎的化脓性骶髂关节感染的临床分析及文献复习．军医进修学院杂志,30:24-26.

王炎焱，赵征，张江林，等．2013.骶髂关节炎 509 例临床资料分析．中华内科杂志,52:924-927.

赵征，王炎焱，金京玉，等．2014. 34 例骶髂关节异常误诊为脊柱关节炎的磁共振成像分析．中华内科杂志,53:724-729.

朱剑，张江林，黄烽．2003.化脓性骶髂关节炎的临床特点．中华风湿病学杂志,8:502-504.

Cohn SM,Schoetz DJ.1986.Pyogenic sacroiliitis:another imitator of the acute abdomen.Surgery,100:95-98.

Haug M,Oresen J.1999.Psoas abscess in pyogenic sacmiliitis.Ugeskr Laeger,161:1123-1124.

Hermet M,Minichiello E,Flipo RM,et a1.2012.Infectious saeroiliitis:a retrospective,muhicentre study of 39 adults. BMC Infect Dis,12:305.

Klein MA,Winalski CS,W MR,et al.1991.MR imaging of septic sacroiliitis J Comput Assist Tomogr,15:126-132.

Malaviya AP,Ostor AJ.2011.Eady diagnosis crucial in ankylosing spondylitis.Practitioner,255:21-24.

Nair KR,Jayachandran R.2013.Postpartum tuberculous sacroiliitis.Am J Orthop(Belle Mead NJ),42:El6-17.

Vyskocil JJ,Mcllroy MA,Brenman TA,et a1.1991.Pyogenic infection of thesa croiliac joint:case reports and review of the literature.Medicine Baltimore,70:188-197.